BASTEI
LÜBBE

Bernd Herbort

BIS ZUR LETZTEN INSTANZ

BASTEI LÜBBE

BASTEI-LÜBBE-TASCHENBUCH
Band 61378

Originalausgabe

Printed in Germany, September 1996
Einbandgestaltung: Manfred Peters
Titelfoto: B. Herbort u. Bavaria, Gauting
Satz: Textverarbeitung Garbe, Köln
Druck und Bindung: Ebner Ulm
ISBN 3-404-61378-3

Es ist schön, Menschen hinter sich zu wissen …

Für meine Eltern
und
Angelika F.

Vorwort

Als ich anfing, dieses Buch zu schreiben, war ich gerade verurteilt worden. Völlig ungewiß war es, welchen Verlauf meine Geschichte nehmen würde. Zwischenzeitlich sah es so aus, als könnte das Buch niemals fertig werden, da sich über einen langen Zeitraum hinweg nichts Entscheidendes an den Gerichten bewegte – bis zu jenem Tag, an dem ein Oberlandesgericht eine bemerkenswerte Entscheidung traf …

Der vorgegebene Umfang des Buches wäre bei weitem gesprengt worden, hätte ich alle Fakten zu Papier gebracht, die während meiner Odyssee durch die Gerichte ihre Spuren in mir hinterlassen haben. Jedoch haben die unerwähnten Geschehnisse für ihre Geschichte keine so tragende Bedeutung, und das Buch kann sie entbehren.

Des besseren Verständnisses wegen wurden von mir durch eine geringfügig geänderte Chronologie die Ereignisse entzerrt und entwirrt.

Weiterhin sah ich mich genötigt, für einige Personen frei erfundene Namen zu verwenden, um eventuelle Rechtsfolgen gegen mich abzuwenden.

Zu meinem Bedauern konnten nicht alle Menschen in meinem Buch Erwähnung finden, die sich in liebenswerter Weise für mich engagiert haben. Zwei von ihnen möchte ich jedoch nicht ungenannt lassen. Zum einen ist da Frau Christiane Vaupel, die mich in einigen Familienrechtsprozessen mit bemerkenswertem Engagement vertreten hat. Mehr als einmal hat sie für mich stundenlang Gesetzesbücher gewälzt und in langen Gesprächen verzweifelt versucht, meine hochfliegenden, laienhaften juristischen Phantastereien auf ein Maß nüchterner Juristenrealität zurückzuschrauben.

Zum anderen möchte ich meinen Lektor Herrn Arnd Kösling, erwähnen, der – so ist es zu vermuten – noch lange Alpträume haben wird bei dem Gedanken daran, mit welcher Heftigkeit ich gegen jede noch so kleine Streichung in meinem Text rebelliert habe. Er brauchte viel Geduld.

Beiden danke ich.

Last but not least – was wäre ein vom Leben gebeutelter Mensch ohne eine Stammkneipe, die ihn ab und zu für einige Stunden die Erschütterungen des Lebens vergessen läßt. Ohne Horst's »Tuba« wären viele Abende quälender gewesen …

Paderborn, den 13.07.1996

1

Ich versuchte mich zu entspannen. Lang ausgestreckt, die Hände unter den Kopf geschoben, lag ich in meinem Bett und lauschte dem Regen, der an die Fensterscheiben trieb. Allmählich überkam mich eine bleierne Ruhe, jene Ruhe, die nur nach durchstandener höchster Belastung einsetzt, eher noch ein Erschöpftsein wie nach einem Kampf gegen eine alle Kräfte aufzehrende Attacke auf die eigene Existenz. Mit weiten Augen starrte ich die Decke an und hatte nur noch diese neblige Leere in meinem Kopf, in die sich unkontrolliert einige bruchstückhafte Gedanken schoben, Fragmente aus Kindertagen, meiner Internatszeit, Momentaufnahmen vom lachenden Gesicht meiner ehemaligen Frau, von blühenden Bäumen in unserem Garten und von meiner kleinen Tochter mit ihrem roten Köfferchen bei ihrem ersten Besuch, nachdem sich meine Frau von mir getrennt hatte. Ich weigerte mich, einen dieser Gedanken weiterzudenken.

Begonnen hatte alles heute morgen, am 18. Februar 1988, einem jener schmuddeligen Wintertage, die nur ein Ziel zu haben scheinen, dem Leben alles Erfreuliche zu nehmen. Wie jedesmal, wenn gegen halb sieben der nervtötende Piepton des kleinen Quarzweckers allmählich mein Bewußtsein erreichte, war ich noch müde. Ich haßte das Aufstehen an diesen düsteren Wintertagen.

Meine Freundin lag noch schlafend neben mir. Vorsichtig kuschelte ich mich an sie und spürte ihren ruhigen Atem. Obwohl es mir schwerfiel, war es jetzt an der Zeit, sie zu wecken. Ich streichelte behutsam durch ihr zerzaustes Haar und mußte einige Male ihren Namen flüstern, bis sie endlich so etwas wie ein »Guten Morgen« brummelte. Ich stand auf und wußte, ich würde sie ein zweites Mal wecken müssen. Als ich kurz danach in Florians Zimmer ging und das Licht anknipste, mußte ich lachen. Der vierjährige Sohn meiner Freundin war kaum auszumachen zwischen seinen wichtigen Kuscheltieren, geliebten Bilderbüchern und seinen besonders unentbehrlichen Spielsachen. Ein Arm hing aus dem Bett, und bei jedem Atemzug flatterte der Zipfel seines Schmusetuchs vor seinem leicht geöffneten Mund. Wir schafften es einfach nicht, ihm die Grundregeln von Ordnung beizubringen, und so bot das Zimmer ein Bild des Chaos.

Zwischen etlichen Holztieren aus Florians Bauernhof, Pantoffeln, Knetgummistangen und kreuz und quer stehenden Spielzeugautos lagen seine Jeans und das T-Shirt von gestern. Seine Söckchen knubbelten sich neben den Kinderkochtöpfen, in denen noch vom Vortag undefinierbare Bröckchen in Wasser schwammen. Ich setzte mich auf seinen Bettrand, ergriff die kleine Hand des runterhängenden Arms und kitzelte ihn mit meiner freien Hand am Ohr. Ich mochte den kleinen Knirps. Anfänglich war es recht schwierig für uns beide gewesen, Zugang zueinander zu finden. Jetzt hatten wir eine gute Beziehung und wußten miteinander umzugehen. »Aufstehen, mein Kleiner!«

»Hm?«

»Aufstehen.«

»Ich will noch schlafen, geh weg.«

»Geht nicht, Mama und ich müssen gleich zur Arbeit und du in den Kindergarten.«

»Ich will nicht. Will noch schlafen.«

»Na komm schon, du alte Frikadelle.«

»Bist selbst 'ne Frikadelle.«

Das war das Stichwort zum Wachwerden. Er rappelte sich hoch und versuchte blinzelnd mich zu provozieren:

»Du bist ne Frikadelle.«

»Bin ich nicht.«

»Bist du doch.«

»Dann bist du ein Würstchen, okay?«

»Okay.«

»Na los, raus aus den Federn.«

Florian setzte sich gähnend auf den Bettrand und streckte sich. Ich verschwand in dem winzigen Badezimmer, um mich halbwegs frischzumachen. Nach einem zweiten Wecken quälte sich auch Barbara langsam hoch und versuchte tastend, ihre Brille zu finden. Nach dem Frühstück gab ich den beiden das obligate Abschiedsküßchen, schnappte mir meine mit Büchern vollgestopfte Tasche, polterte die alte Holztreppe runter, schloß die Haustür auf und stapfte in die Dunkelheit der Straße.

Es regnete, wie so oft in den letzten Tagen, und das Licht der trüben Straßenlaterne brach sich in den Tropfen auf meinen Brillengläsern. Die Schultasche hing mir im Weg, als ich wegen des Sauwetters versuchte, möglichst schnell die Tür meines alten BMW aufzuschließen. Wegen der feuchten Luft dauerte es eine Weile, bis das altersschwache Gefährt ansprang. Die naßglänzende Straße reflektierte die Autolichter, und der Schmierfilm auf meiner Windschutzsscheibe verlangte mir in dieser frühen Morgenstunde große Konzentration ab. Seit drei Jahren fuhr ich nun täglich dieselbe Strecke. An hellen Sommertagen, an denen man schon morgens die Sonnenblende runterklappen mußte, hatte dieser Weg etwas wunderbar Romantisches. Weite Felder, grüne Wiesen, kleine Wäldchen, entfernt ein kleiner Bach und Unmengen von Blumen, die der Grenze zwischen der Straße und den Feldern die klare Kontur nahmen. Heute blieb nur die Erinnerung an schönere Jahreszeiten. Im trüben Scheinwerferlicht drängten sich statt friedlich grasender Kühe nur das Schwarz der nassen Straße und die schmutzig-weißen, noch nicht geschmolzenen Reste alten Schnees in mein Blickfeld.

Bald tauchten vor mir verschwommen die ersten Laternen der einzig nennenswerten Straße des Provinzdörfchens auf, an dessen Realschule ich seit drei Jahren unterrichtete. Eine Dorfschule, die bei selbstkritischem Hinsehen viele Vorurteile gegen Schulen auf mehr oder minder amüsante Art bestätigte. Es war eine Frage der inneren Einstellung, wie man mit den unwichtigen und wichtigen alltäglichen Zwistigkeiten zwischen Kollegen und Schülern klarkam. Zu oft gab es Auseinandersetzungen aus kleinlicher, provinzieller Gesinnung heraus oder aus der Neigung, sich als Träger, Hüter und Vermittler von Bildungsgut zu ernst und zu wichtig zu nehmen. Wirklich tragisch waren die Probleme selten, und demzufolge konnten sie meistens nach kleinen Hahnenkämpfen zu aller Zufriedenheit gelöst werden. Kleine Querelen, aber auch lustige Episoden würzten den Schulalltag mit einer Portion Feuerzangenbowlenromantik.

Wer waren wir schon? Menschen, Lehrer, die irgendwann nach mühsamem Studium mit mehr oder minder guten Examina irgendeiner Schule aufgezwungen worden waren. Unsere Ausrüstung bestand aus kultusministeriellen Erlassen, Richtlinien, Lehrplänen und einem Häufchen im Lauf der Jahre zusammengeschrumpfter Ideale in bezug auf pädagogische Wertvorstellungen und deren erzieherische Machbarkeit. In der Studienzeit angelesene, mit ausschweifenden Worten beschriebene Pädagogikmodelle konnten im Kampf mit den Belangen des Schulalltags kaum umgesetzt werden.

Mancher Kollege wurde hier allmählich genau der von der Öffentlichkeit beschmunzelte typische Lehrer mit erhobenem Zeigefinger, der sich der Wirkung eines strengen Blicks bewußt war und sich der Macht der Zensuren bediente, um von den Schülern hofiert zu werden und dem eigenen schmalen Profil ein wenig erschreckenden Glanz zu verleihen. Andere profilierten sich durch ihren verständnisvollen Umgang mit Schülern und gewannen über eine eher distanzierte Kameradschaft eine ebenso große Autorität, ohne erhobenen Zeigefinger, ohne Zensurendruck, nur hierbei fühlten sich beide Parteien wohler.

Ich bog auf den Parkplatz der Schule ein und hatte Glück, eine freie Lücke zu erwischen. Für mich war das keine Selbstverständlichkeit, da ich gewöhnlich erst nach dem ersten Schellen kam, um ja keine Minute länger als unbedingt nötig im Lehrerzimmer sitzen zu müssen, gerade lange genug, um Änderungen im Stundenplan einzusehen oder mir irgendwelche Termine von anstehenden, in der Regel langweiligen Konferenzen zu notieren. Einige Schülerinnen und Schüler aus der achten Klasse warteten am Eingang. Sie hatten offenbar ein wichtiges Problem und rannten drängelnd auf mich zu.

»Guten Morgen. Na, was habt ihr denn auf dem Herzen?«

»Moin«, quäkte ein etwas rundliches Bürschchen, »gehen wir heute in den Fachraum oder bleiben wir in der Klasse?«

»Wir gehen in den Musikraum. Gibt's sonst noch was?«

»Klar«, schnatterte der Rundliche wieder, »Sie sollten sich mal 'ne neue Karre anschaffen, ist doch echt das letzte Gerät.«

Die beiden Mädchen kicherten. Wie recht er hatte!

»Aber sie fährt noch ganz gut – die Karre.« Ich tat so, als sei ich böse, und mit einem breiten Grinsen spottete er: »Dann sollten Sie die Gurke wenigstens mal waschen lassen.«

Ich mußte schmunzeln und konterte: »Ich bin beruhigt, daß du dich um mein Auto kümmerst. Finde ich wirklich gut von dir.«

»Toll, ne?« frotzelte er.

»Und ich kümmere mich gleich um deine Hausaufgaben. Toll, ne?« erwiderte ich ironisch.

Keine Antwort, nur ein etwas irritiertes Lächeln. Er wußte, ich würde ihn in der kommenden Stunde nach seinen Hausaufgaben fragen; ich wußte, daß er sie nicht hatte. Beide grinsten wir uns jetzt an, ich triumphierend, er ein wenig ertappt.

So lief das Spiel; solange es nicht böswillig gespielt wurde, war es eher belustigend. Das kleine Grüppchen wandte sich kichernd und tuschelnd ab und verschwand hinter der nächsten Ecke.

Damit hatte mich der routinierte Schulalltag wieder mit seinen oft überbewerteten Animositäten zwischen Lehrern und Schülern, seinen erfreulichen Szenen und seinen zuweilen hirnverbrannten Debatten im Lehrerzimmer, etwa ob der Kaffee 35 statt 30 Pfennig kosten sollte. Zu diesem Alltag gehörte das Gerangel der Schüler untereinander ebenso wie der Hausmeister mit seinem triefenden Doggenblick und der immer adrett gekleidete und beschlipste Chef mit seinem aalglatten »Guten-Morgen-wie-geht's«. Ein Mann mit einem nicht greifbaren Wesen, immer ordentlich frisiert, verbindlich lächelnd – ein Politikertyp.

Nach einem mehr oder minder gelungenen Unterricht streute man ein freundliches »Tschüs« an kleine Schülergruppen oder ein »Bis dann« an manche Kollegen. Einige allerdings, denen wegen ihrer miesen Haltung Schülern oder Kollegen gegenüber eher die Pest als ein guter Tag zu wünschen war, blieben einfach unbeachtet.

Das zweite Läuten zwang mich dazu, nach einem kurzen Blick ins Lehrerzimmer meine Müdigkeit zu verscheuchen. Vorbei an rempelnden, tobenden und schwatzenden Schülern, vorbei an Kollegen, die ein freundliches »Viel Spaß« herüberwarfen oder auch ein mühsam abgerungenes »Na?«, marschierte ich in Richtung Klasse. Auf der Treppe begegnete ich einer meiner Kolleginnen, einer immer lachenden Frau, die es oft genug durch ihre lebensbejahende Art fertigbrachte, den grauen Aspekten des Schuldaseins ein wenig Farbe zu geben. Sie hatte heute in der Klasse neben mir zu unterrichten. Wenn wir in angrenzenden Räumen zu arbeiten hatten, plauderten wir gelegentlich noch einige Minuten vor Unterrichtsbeginn auf dem Flur. Wir lachten über die Marotten von Kollegen, fachsimpelten über die Anwesenheitspflicht des aus unserer Sicht viel zu häufig abwesenden Schulleiters oder lästerten, wie immer, wenn wir uns gute Laune verschaffen wollten, mit schlüpfrigen Bemerkungen über jene Kollegin, die allmorgendlich während der großen Pause mit geschlossenen Augen und großer Lust eine Banane verspeiste. Es wurde Zeit, in die Klasse zu gehen, jeder für sich hinein in seine Welt der Schule, um dem gesetzen Ziel Rechnung zu tragen, die eigene Bildung den Kindern zu vermitteln.

Der Vormittag verstrich, und mittlerweile war die vierte Stunde erreicht. Als ich die Klasse betrat, stolperten die Schüler, über Taschen und Stühle kletternd, auf ihre Plätze – ein immer leiser werdendes Gemurmel, noch einmal ein lautes Auflachen, dann herrschte Ruhe. Es war jener Augenblick, in dem an guten Tagen die Spannung knisterte und das Lehrerdasein einfach Spaß machte: eine Einheit zwischen Lernenden und Lehrendem, weit weg von allen pädagogischen Rezepturen, kein kopfgesteuerter Zustand, sondern ein reiner Gefühlsakt. Dann stimmten die Schwingungen. Jetzt war ein solcher Moment und die Spannung hielt sich bis zur Mitte der Stunde, bis die Tür aufging, ohne daß angeklopft worden war, und der Hausmeister mich, kurzatmig vom langen Weg bis hierher, knapp informierte: »Ein Telefongespräch für Sie in meinem Kabuff.«

Die Schüler zur Ruhe mahnend, wandte ich mich zur Tür und verließ den Klassenraum.

»Wer ist am Apparat?«

»Ich glaube, es ist Ihre Frau.«

»Hat sie gesagt, was sie will?«

»Nö.«

Ich war neugierig und erstaunt. Nach unserer Trennung war es erst das zweite Mal, daß sie anrief. Das erste Mal letzte Woche, weil unsere Tochter angeblich krank war und ich sie aus diesem Grund am Wochenende nicht holen sollte. Ich hatte sie gebeten, mich nicht während des Unterrichts anzurufen. Es mußte also sehr dringend sein.

Auf dem Weg zur Hausmeisterloge beschleicht mich ein ungutes Gefühl. Ich nehme in der Loge ebenso verunsichert wie gespannt den Hörer in die Hand. Nach meinem »Hallo, was gibt's?« höre ich die Stimme meiner ehemaligen Frau: »Bist du's?«

»Ja, was ...«

Ohne mich den begonnenen Satz beenden zu lassen, platzt sie heraus: »Anna hat mir alles erzählt. Versuch ja nichts abzustreiten. Das hat sowieso keinen Zweck. Sie hat alles gestanden. Sie hat alles ausgepackt. *Meine* Tochter wirst *du* nie wiedersehen.«

Die Worte sind hart und deutlich – unüberhörbare innere Anspannung, hektische Atemzüge: »Ich habe dich angezeigt.«

Pause. Ich brauche einen Augenblick der Besinnung. Mit scharfem Unterton frage ich: »Und wie ist das Wetter bei dir?«

»Hörst du nicht richtig, ich habe dich angezeigt.«

»Willst du mich verarschen?«

»Anna hat ausgesagt. Du weißt, was das bedeutet.«

Pause. Ich brauche einige Sekunden, um mir den Inhalt ihrer Worte klarzumachen. Ich bin völlig irritiert. Sie meint es ernst.

»Wovon redest du überhaupt? Wovon um Himmels willen redest du? Was hat Anna gesagt?«

»Du weißt das besser als ich«, stößt sie hervor.

»Nun beruhige dich doch. Können wir uns nicht treffen? Oder sag mir wenigstens ...«

»Ich mich mit dir treffen? Machst du Witze? Wozu? Für mich ist alles klar.«

»Was ist für dich ...«

»Ich habe dir nichts mehr zu sagen.«

»Cornelia, warte doch, ich ...«

»Den Rest über die Gerichte.«

Der Hörer am anderen Ende wird eingehängt. Kopflos und versteinert stehe ich in der Hausmeisterloge. Ich spüre jeden Herzschlag. Wie durch einen Schleier registriere ich den Hausmeister, der, statt mich taktvollerweise während des Gesprächs alleinzulassen, lieber in der *Bildzeitung* blättert, um hautnah die Wirrungen meines Lebens aufzusaugen. Im Gegensatz zu den Sensationsartikeln seiner morgendlichen Lektüre ist dies gelebte Wirklichkeit. Für ihn genug Rechtfertigung für seine Taktlosigkeit.

Die Pendeltür schwingt auf. Unvermittelt steigt mir der penetrante Geruch einer Zigarre in die Nase. Ein Kollege hat während des Telefonats den Raum betreten. Offensichtlich sieht er mir meine Verstörung an und fragt behutsam: »Willst du den Hörer nicht auflegen?«

»Ach ja«, antworte ich geistesabwesend.

»Was ist los mit dir? Schlechte Nachrichten?«

Schulterzuckend, ohne darauf zu antworten, verlasse ich durch die gläserne Pendeltür den Raum. Tausend Gedanken fliegen mir durch den Kopf, ohne daß ich auch nur einen festhalten kann. Wie benommen gehe ich ins Lehrerzimmer und setze mich in meinen Sessel. Nervös fingere ich Tabak aus dem Tabakbeutel. Nach einigen vergeblichen Anläufen halte ich so etwas wie eine Zigarette in der Hand. Die Bleistifte auf dem Tisch machen auf mich den Eindruck giftiger Stacheln. Ruckartig schiebe ich den Sessel nach hinten und trete an die Fensterfront. Noch ist der Schulhof leer. Meine Gedanken schießen wie tausend unheilvolle Blitze durcheinander, greifen in Sekundenschnelle Erinnerungsfetzen, lassen sie wieder fallen und zerren neue Bilder hervor. Ich entferne mich vom Fenster, versuche mich auf einen einzigen Punkt zu konzentrieren. Was wirft sie mir vor? Immer noch rast mein Puls. Geistesabwesend gehe ich im Lehrerzimmer auf und ab, bemühe mich tief durchzuatmen. Was hatte ich falsch gemacht? Ich gehe zum Spülstein und befeuchte mein Gesicht mit kaltem Wasser. Das tut gut. Nochmal atme ich tief durch, sehe in den Spiegel über dem Waschbecken und starre ungläubig mein Spiegelbild an.

Was will sie von mir? Ganz allmählich nur löst sich der Schock; mein Kopf wird wieder klarer. Mein erster Versuch, die Gedankenfetzen zu gliedern, scheitert an der Absurdität des Ganzen.

»Es ergibt keinen Sinn.« Ich erschrecke vor meiner eigenen Stimme. Welchen Reim sollte ich mir auf das eben Gehörte machen? Was meinte sie mit »Ich habe dich angezeigt«? Das war kein Scherz. Aber wenn das eben kein Scherz war, wenn es ihr ernst ist, was sollte ihr Grund sein, mich anzuzeigen? Nicht eine Antwort finde ich auf die vielen drängenden Fragen. Ich weiß nur, ich liebe meine Tochter, habe nichts gegen meine Exfrau und habe mir nichts vorzuwerfen. Ich kann mir beim besten Willen keinen Reim auf das Telefonat machen.

Die Glut der Zigarette verbrannte mir fast die Finger. Wütend warf ich den Stummel in den Aschenbecher, erhob mich und schlenderte langsam, tief versunken in meine Grübeleien, zurück über die langen Flure, an deren Wänden dicke, bunte Jakken, Mützen und Schals darauf warteten, bald wieder lebendige Körper zu wärmen. Ich ging über zwei Treppen hinab und hörte schon von weitem die randalierende Klasse. Beim Öffnen der Tür trat, wie durch einen Zauberspruch, sofort Ruhe ein. Irgendwer fragte: »Dürfen wir schon auf den Schulhof?«

»Nein!« War meine gereizte Antwort.

Ich setzte mich ans Pult, beschäftigte die Schüler mit irgendeiner unsinnigen Aufgabe und versuchte, mich zu sammeln. Ich zuckte zusammen, als die Klingel mit ihrem Schrillen das Ende der Stunde ankündigte. Die Schüler stürmten nicht wie sonst aus der Klasse. Sie mußten meine Anspannung gespürt haben und schafften es, halbwegs gesittet und leiser als gewohnt zu gehen. Ihr Feingefühl berührte mich. Zeigte es doch, wie sensibel Kinder Situationen wahrnehmen können.

Eine Weile blieb ich noch an meinem Pult sitzen, und ließ den Kontrast von lebenerfülltem Raum und stiller Leblosigkeit auf mich wirken: ein liegengebliebenes Etui, unter einem Tisch ein verknitterter Comic, ein in der Hektik des Zusammenpakkens aus der Tasche gekullerter Apfel, einige Papierschnitzel auf dem grauen Boden, das Summen der Neonröhre und die matt durch die Fenster dringenden Geräusche des nun vor Leben sprudelnden Schulhofs. Allen Bemühungen zum Trotz, die Gedanken an das Telefonat zu verscheuchen, waren sie in meinem Kopf unerbittlich gefangen, lösten immer wieder Gedankenwirbel aus, deren Kern meine Tochter war. Ich schob meinen Stuhl zurück, erhob mich ungelenk, nahm meine in vielen Jahren speckig gewordene Ledertasche und schlich zum Lehrerzimmer.

Die nächsten Schulstunden verliefen sehr unkonzentriert: Ich machte Fehler an der Tafel, Versprecher, fand keine klare Linie. Ich beendete den Unterricht einige Minuten vor dem Schellen und hastete zu meinem Auto. Ich wollte keinem begegnen, der mir noch ein Gespräch aufzwingen würde, war dann endlich wieder auf der Straße, allein in meinem alten BMW.

Ich fuhr nicht wie gewöhnlich nach Hause, sondern war auf dem Weg zu meinen Eltern. Selten genug stattete ich ihnen einen Besuch ab. Für heute aber hatte ich mich schon vor Tagen zum Mittagessen angemeldet.

Dieser verregnete graue Tag ließ das morgendliche Erlebnis noch unangenehmer erscheinen. Ich konnte nichts verdrängen, immer enger schlossen sich die Kreise meines Denkens um dieses beschissene Telefongespräch. Was wollte sie von mir? Ich hatte mir nichts vorzuwerfen, was eine Anzeige gerechtfertigt hätte. Wieso wollte sie meine Zufriedenheit zerstören? Warum drohte sie mir? Was führte sie im Schilde? Fragen über Fragen bedrängten mich. Ich wollte keine Kraft an irgendwelche idiotischen Auseinandersetzungen mit meiner Exfrau verschwenden. Kraft hatte es mich schon genug gekostet, mein Leben nach der Trennung neu zu sortieren und in den Griff zu bekommen. Die Androhung, meine Tochter nicht mehr sehen zu dürfen, entsetzte mich. Selten genug hatte ich das Beisammensein mit ihr in den letzten Jahren genießen dürfen. Allein vier Anträge an das Familiengericht hatte ich gestellt, um eine akzeptable Ordnung für die Besuchsregelung zu erwirken und jetzt, wo es halbwegs lief, sollte ich Anna wegen irgenwelcher mysteriösen Gründe gar nicht mehr sehen? Bei zwei Besuchstagen im Monat, an denen ich sie jeweils für vier Stunden sehen durfte, konnte ich sowieso kaum mehr als ein Gummibärchenonkel für meine Tochter sein.

Es war immer schmerzlich, Anna an diesen Samstagen wieder zurückzubringen, ihr Weinen zu ertragen, wenn die Begegnungen sich dem Ende näherten, und dabei noch den eigenen Trennungsschmerz zu unterdrücken, der während der Dreiviertelstunde des Zurückbringens in mir anwuchs. Dann das Abschiedsküßchen vor der Tür ihrer Mutter, ein letztes In-den-Arm-nehmen, ein Drücken, das Verschwinden der kleinen Gestalt in der Haustür, ein letztes Winken. Aus. Schluß für zwei Wochen mit Vatersein; in der Zwischenzeit gab es andere Papas ... Bei diesem Gedanken mußte ich tief durchatmen. Doch diese Gefühle und Erinnerungen änderten nichts. Jedes Aufbegehren war überflüssig, vergeudetete Zeit. Diese Realität war jetzt Bestandteil meines Lebens, und diese Realität hatte ich widerwillig akzeptiert.

Ganz bewußt konzentrierte ich mich auf den Straßenverkehr, zwang mich, mein Augenmerk auf Äußeres zu richten. Nach fast einstündiger Fahrt hielt ich vor dem Haus meiner Eltern, und eine Ahnung deutete auf eine nicht erfreuliche Begegnung. Mein Magen verkrampfte sich, als ich den Klingelknopf drückte. Meine Mutter öffnete. Ich bemerkte die Spuren hastig weggewischter Tränen in ihrem Gesicht, und intuitiv stellte ich eine Verbindung zwischen dem Anruf in der Schule und ihrem traurigen Gesicht her. Die Richtigkeit meiner Vermutung bestätigte sich in ihrer knappen, grußlosen Bemerkung: »Cornelia hat angerufen.«

Ich brauchte sie nicht zu drängen, weiterzusprechen.

»Sie hat gesagt, ich solle mich erst mal hinsetzen, bevor sie mir etwas über dich erzählt.«

Auf's höchste angespannt, drängte ich sie unwirsch: »Nun sag' schon, was ist denn?«

Nur mühsam brachte sie den nächsten Satz über die Lippen. »Sie behauptet, du hast – du sollst ...« Sie stockte.

»Was habe ich? Was soll ich getan haben?« Ich schrie sie fast an.

»Du sollst ... du sollst Anna sexuell ...«

Nun war es heraus. Ihre letzten Worte – »mißbraucht haben« – kamen nur noch ganz dünn bei mir an. Fassungslos stand ich neben meiner Mutter, die ihren Schmerz jetzt nicht mehr unterdrückte. Sie weinte hemmungslos. Viel zu sehr dröhnte es in meinem eigenen Schädel, viel zu aufgewühlt war mein Inneres, um ein paar tröstende Worte zu stammeln. Unbändige Wut stieg in mir hoch, eine ohnmächtige Wut, wie ich sie niemals zuvor in meinem Leben gespürt hatte. Ich wollte das Gehörte nicht glauben, wollte es nicht wahrhaben. Das war es also, was sie mir heute früh nicht hatte sagen wollen. Unbändige Haßgefühle stiegen in mir auf.

Ich wußte nicht, wohin mit mir. Ziellos rannte ich aus dem Haus auf die Straße, hetzte einfach nur über das Trottoir, ohne den Regen zu spüren, überquerte, ohne nach rechts oder links zu sehen, die kleine Kreuzung, steuerte auf den lindenumsäumten Sandweg zu und rempelte fast ein älteres Ehepaar an. Obwohl es meine eigene Unachtsamkeit war, warf ich ihnen böse Blicke zu. Ich fühlte mich unendlich allein, schrie einmal laut »Scheiße, ich mach sie fertig«, blieb dann nahe der kleinen Kapelle völlig außer Atem stehen und heulte einfach drauflos. Angesichts der Kapelle dachte ich an den Gott, der einem helfen sollte.

Gott, ach ja, Gott, der fehlte mir noch. Der saß auf seinem Bilderbuchthron und hatte einem seiner Schäfchen gerade wieder so richtig gezeigt, wo es langzugrasen hatte. Ein alter Sack, dieser Gott. Erst wurde man unter seinen gütigen Augen in den Morast gezerrt, anschließend sollte man darum beten, von ihm wieder herausgezogen zu werden. Ein verdammter Sadist, dieser Gott. Mein Ventil war gefunden. Weitere gotteslästerliche Gedanken und meine Tränen nahmen den ersten großen Druck von mir. Plötzlich spürte ich den Regen in meinem Gesicht, und das Essen fiel mir wieder ein. Es würde unerfreulich werden. Trösten konnte ich meine Eltern nicht. Trost brauchte ich selbst.

Das Essen verlief, wie nicht anders zu erwarten, schweigend und in beklemmender Atmosphäre. Mein Vater war inzwischen von seinem Einkauf aus der Stadt zurück, und jetzt stocherten wir alle drei, jeder seinen schweren Gedanken nachhängend, appetitlos im Essen herum. Meine Mutter und ich trugen die reichlichen Reste aus dem Eßzimmer in die Küche. Ich kochte Kaffee. Anschließend im Wohnzimmer löste sich vorsichtig die erdrückende Sprachlosigkeit. Zögernd sagte mein Vater: »Junge, Junge.«

In seinem Blick verschmolzen tiefes Bedauern, Trauer und Angst. »Junge«, das Wort wählte er trotz meiner 38 Jahre immer dann, wenn ihn in bezug auf mein Leben etwas belastete. Oft spürte ich einen Vorwurf in diesem Wort, jetzt schwangen nur Mitleid und Hilflosigkeit mit. Ich hätte schreien können.

»In *unserem* Badezimmer sollst du ›das‹ gemacht haben.« Meine Mutter sprach mehr zu sich selbst als zu mir und schaute, während sie das sagte, mit leeren Augen aus dem Fenster. Sie war erschöpft. Diese ungeheuerliche Anschuldigung gegen ihren Sohn höhlte sie aus. Im Badezimmer sollte ich ›das‹ also gemacht haben – Das Unaussprechliche zu begreifen gelang mir einfach nicht.

Ich stand auf und wanderte einige Male im Wohnzimmer hin und her, versuchte mir ein neues Raster im Kopf zu schaffen, in dem so eine unfaßbare Behauptung Platz hatte, versuchte einen Sinn zu finden und diesen neuen Aspekt in irgendeiner Weise einzuordnen. Dieses ›das‹ war zu diesem Zeitpunkt für mich mit absolut keiner Vorstellung verbunden, doch bald schon sollte sich das ändern. Jetzt aber dachte ich ins Leere. Jeder Versuch, jenes Wörtchen ›das‹ zu definieren, endete in der Weigerung meiner Phantasie. Alle Vorstellungen zu diesem Wörtchen verboten sich mir von selbst. Ich war in dem Konflikt gefangen, mehr wissen zu wollen und gleichzeitig Angst vor mehr Wissen zu haben.

Es regnete immer noch, und die Äste der kahlen Bäume vor dem Garten meiner Eltern wirkten gegen den trüben Himmel bizarr und bedrohlich. Man hätte schon längst das Licht in der Wohnung anschalten können, aber keiner von uns tat es. Es schien, als wollten wir alle weiter in dieser Lethargie verweilen, wollten weiter in dieser Stille unseren Gedanken nachhängen, um zu begreifen und Antworten zu finden. Doch ich mußte mehr erfahren und durchbrach nach längerem Schweigen die deprimierende Atmosphäre. Was hatte es für einen Sinn, sich quälenden Gedanken hinzugeben? Nur die Realität zählte. Ohne Tatsachen konnte die Phantasie keine Lösungen finden.

»Hat Cornelia sonst noch was verlauten lassen?«

»Ich glaube nicht. Das war eigentlich alles.«

Meine Mutter wollte sich offenbar das Telefonat nicht mehr in Erinnerung rufen. Sie wirkte geistesabwesend. Mich drängte es, mehr zu wissen. Ich brauchte Anhaltspunkte, brauchte Fakten.

»Sie hat doch bestimmt noch mehr erzählt«, behauptete ich fordernd.

»Sie hat nur noch betont, daß sie keinen Satz mehr dazu sagen wird, und hat den Hörer aufgelegt.«

Ich spürte, sie wollte nicht weitersprechen, aber ich ließ trotzdem nicht locker.

»Das war also das ganze Gespräch?«.

Meinen Vater störte meine Beharrlichkeit. Er wollte Ruhe.

»Junge, mehr wissen wir doch nicht.« Dann fügte er noch hinzu: »Was sollen wir nur machen? Weißt du überhaupt, wo sie sich aufhält?« Seine Verzweiflung war nicht zu überhören.

»Keine Ahnung, was würde uns das auch nützen? Hat sie wirklich sonst nichts mehr gesagt?« drängte ich.

Meine Mutter atmete tief durch und schaute an mir vorbei. »Sie hat dich wohl bei der Kriminalpolizei angezeigt.« Sie dehnte diesen Satz, als glaube sie selbst nicht an die Worte, die sie sprach.

Erschrocken schaute ich von einem zum anderen. »Warum sagt ihr das denn nicht gleich?«

»Ja, wir wollten ...« setzte meine Mutter an. »Vielleicht hat sie das ja auch nur so ...« stammelte sie weiter, »vielleicht stimmt das ja gar nicht.«

Es war wohl der mütterliche Beschützerinstinkt, der sie veranlaßt hatte, mir diesen Umstand bis jetzt vorzuenthalten. Sie wollte mir einfach nicht weiter weh tun, doch jetzt hingen diese Worte bleiern im Raum. Ich mußte schlucken, mußte gegen meine aufsteigenden Tränen ankämpfen, war unfähig zu weiteren Worten. Cornelia hatte mir gegenüber zwar auch von einer Anzeige gesprochen, doch das hatte für mich etwas Irreales und Unverständliches gehabt. Jetzt aber verdichteten sich meine Befürchtungen. Einige Sekunden lang schlugen meine Gedanken Purzelbäume, doch dann hatte ich mich gefangen. Überraschend ruhig und entschlossen brachte ich abrupt Klarheit in mein Denken.

»Egal, was Cornelia behauptet hat oder noch behaupten wird, eins weiß ich mit Sicherheit: Niemals werde ich mir von ihr oder irgendjemandem solch jämmerliche Sauereien unterstellen lassen. Ich werde mich wehren und mich nicht fertigmachen lassen. Nicht von Cornelia.«

Es fiel mir ein, daß sie gesagt hatte, ich dürfte Anna nicht mehr besuchen. Das würden wir ja sehen. Nicht mit mir. Mein Vatergefühl und mein Selbsterhaltungstrieb machten mich kampfbereit. Um mir diese Bereitschaft selbst zu beweisen, ging ich zum Telefon und ließ mir von der Auskunft die Nummer der zuständigen Kripo geben. Bald hatte ich die Verbindung, und ein freundlicher Beamter wurde von mir kurz über den Sachverhalt unterrichtet.

»Moment, ich bin dafür nicht zuständig, einen kleinen Augenblick Geduld, ich verbinde Sie.«

Kurze Zeit später hörte ich am anderen Ende eine Frauenstimme. »Ja? Hier Findig. Mit wem spreche ich bitte?«

Ich nannte ihr meinen Namen.

»Was kann ich für Sie tun?«

»Ich hätte gerne eine Information. Ich möchte wissen, ob gegen mich eine Anzeige meiner Frau, meiner ehemaligen Frau, vorliegt.«

»Wie heißt Ihre Exfrau?«

»Genauso wie ich.«

»Wenn Sie mir bitte noch einmal Ihren Namen sagen würden.«

Ich nannte ihn diesmal betont deutlich und buchstabierte ihn außerdem noch.

»Einen Augenblick bitte.«

Ein Klicken am anderen Ende, und die Leitung war für etliche Sekunden unterbrochen. Zeit genug, um mein eigenes Blut durch den Kopf jagen zu hören.

»Hallo?«

»Ja.« Ich brachte vor lauter Aufregung kaum einen Ton zustande.

»Ja, uns liegt eine Anzeige Ihrer Frau, Entschuldigung, Exfrau, gegen Sie vor.«

Meine Eltern saßen mit gespannten Gesichtern da und versuchten, die aufgefangenen Gesprächsfetzen in Gedanken zu vervollständigen.

»Könnten Sie mir bitte sagen, worum es in der Anzeige geht?«

»Das kann ich Ihnen am Telefon nicht sagen.«

Ich ließ nicht locker. »Geht es um sexuellen Mißbrauch an meiner Tochter?«

»Aha«, staunte sie, »Sie wissen also schon, worum es geht?« Sie betonte diesen Satz so, als sei ich kurz davor, ein Geständnis abzulegen. Prompt folgte eine bohrende Frage: »Haben Sie etwas Derartiges getan?«

Was immer sie auch unter diesem ›Derartigen‹ verstehen mochte, ich beantwortete die Frage mit einem entschiedenen: »Nein! Niemals!«

Ich spürte, daß mir am anderen Ende der Leitung nicht geglaubt wurde. Ohne mir auch nur eine halbe Sekunde Zeit zu geben, schoß die Kriminalbeamtin nun ihre nächste Frage ab: »Wie kommt Ihre Frau dann dazu, Sie anzuzeigen, wenn Sie sich niemals an Ihrer Tochter vergangen haben? Es wird ja wohl Gründe dafür geben müssen.«

Ich ließ mich nicht provozieren. »Woher soll ich das wissen?«

Das Gespräch fing an, mich zu nerven. Ich wollte mich weder ausquetschen lassen, noch gab es etwas auszuquetschen, noch hatte ich eine Aussage zu machen oder etwas zu gestehen. Den kriminalistischen Spürtrieb dieser Dame konnte ich beim besten Willen nicht befriedigen. Jetzt stieß ich nur noch aggressiv heraus: »Offensichtlich ist meine Exfrau nicht ganz dicht im Kopf!«

Ich hielt nicht mit meiner Empörtheit über diese Anzeige zurück, sagte noch etwas von einem Rechtsanwalt, den ich mir suchen würde, ein knappes »Danke für die Information« und knallte den Hörer auf.

Jetzt wußte ich auch von offizieller Seite Bescheid. Keine Finte, kein makabrer Scherz. Ich war von meiner Exfrau angezeigt worden wegen sexuellen Mißbrauchs unserer gemeinsamen sechsjährigen Tochter. Gerade die Absurdität dieses Gruselstücks ließ mich trotz meiner Fassungslosigkeit einen klaren Kopf behalten.

Meine Eltern waren trotz der erschöpfenden Anspannung neugierig und überschütteten mich mit Fragen. Meine Antworten waren knapp, denn ich hatte das Gefühl, daß wir uns nicht allein weiter unterhalten sollten. Wir würden uns, eingeengt durch diese direkte Betroffenheit, ohne Ziel und ohne Ergebnis immer wieder mit der gleichen Frage quälen: Warum hatte meine Exfrau so etwas in Szene gesetzt? Denn jeder von uns wußte – und Cornelia selbst mußte es am besten wissen –, daß alles, was sie mir unterstellte, jeglicher Grundlage entbehrte. Trotz der entschiedenen Proteste meiner Eltern ging ich entschlossen nochmal zum Telefon und wählte die Nummer meiner Tanten, die ebenfalls in diesem Städtchen wohnten. Die drei Geschwister waren nicht die Menschen, die einen bei Besuchen zur Begrüßung in den Arm nahmen. Eher waren sie von vornehmer Distanz, äußerster Disziplin, fast englischer Steifheit, doch das Wort Familie hatte bei ihnen einen besonderen Stellenwert. Ihre Neigung zu Konservativem, Konventionen und Etikette beinhaltete daher eine große Hilfsbereitschaft. Das hatte ich schon einige Male erfahren, und wenngleich ich auch niemals gewagt hätte, ohne telefonische Anmeldung bei ihnen zu erscheinen, war ich doch oft genug glücklich darüber gewesen, mein Herz bei ihnen ausschütten zu dürfen, wenn in meinem Leben mal alles drunter und drüber ging. Gelegentlich war es heilsam, ihren Rat einzuholen, und genau das war es, was ich jetzt wollte.

Ich hatte im Lauf der letzten Jahre zu einer der drei ein besonderes Verhältnis gewonnen. Sie war die Älteste und für mich Weiseste. So lange ich sie kannte, trug sie ihre grauen Haare zu einem Knoten zusammengefaßt. Sie wirkte dadurch streng. Trotz ihres hohen Alters war sie noch sehr aktiv und von einer geistigen Wendigkeit und Toleranz, die mich immer wieder erstaunte.

Ich freute mich, daß gerade sie es war, die jetzt den Hörer abnahm. Ich wollte ihr am Telefon nicht offenbaren, was mich bewegte, sondern bat sie nur, vorbeizukommen. Sie verstand, ohne nachzufragen, wie ernst und dringend meine Bitte war. Zehn Minuten später klingelte es, und ich war erleichtert. Zu wissen, daß wir mit unseren Problemen nicht mehr allein waren, tat gut. Der magische Kreis war durchbrochen, und während meine Tante, immer wieder ungläubig den Kopf schüttelnd, sich alles von mir berichten ließ, spürte man, wie sich die erdrückende Anspannung durch ihre Anwesenheit allmählich löste. Auch wenn von ihr trotz ihres scharfen Verstandes keine Lösung zu erwarten war, brachte sie es fertig, uns ein wenig Ruhe und Hoffnung zu geben. Noch war ja von keiner Staatsanwaltschaft Klage erhoben worden, noch würde es ja genügend Möglichkeiten geben, sich zu wehren oder gar mit einer Gegenanzeige den Spieß umzudrehen. Also alles gar nicht so tragisch.

Dennoch war mir klar, als ich wenige Minuten nach meiner Tante das Haus verließ, daß schon bald die Sorgen wieder schwer auf meinen Eltern lasten würden. Während ich hinter mir die Haustür ins Schloß zog, taten mir mein Vater und meine Mutter unendlich leid.

Hätte ich zu diesem Zeitpunkt geahnt, wie viele Jahre ihres verdienten Lebensabends durch diese Geschichte überschattet werden würden – mir wäre wohl vor lauter Elend schlecht geworden.

Ich war meinem Auto dankbar, es machte trotz des Wetters keine Zicken und sprang sofort an. Der Regen hatte aufgehört. So etwas wie Erleichterung stieg in mir hoch, als ich daran dachte, bald wieder in Barbaras Nähe zu sein. Ein paar wohltuende Schmuseeinheiten waren genau das, was ich jetzt zur Entspannung brauchte. Ich wollte heute abend unter Leute, gehen, einige Gläser Wein trinken, den Streß abfallen lassen, mit Barbara in einer Kneipe sitzen, ein bißchen mit ihr flirten und über alle möglichen unwichtigen Dinge reden. Natürlich würde ich ihr die entsetzliche Geschichte erzählen, allerdings bemüht, keine Tragödie daraus erwachsen zu lassen. Das Problem hatte mich heute lange genug beschäftigt. Jetzt wollte ich nicht mehr daran denken. Wer konnte wirklich zur Stunde sagen, was aus diesem Theaterstück werden sollte? Die Dramaturgie würde sich erst viel später zeigen. Heute war heute.

Nach dem Schock des hinter mir liegenden Tages wollte ich wenigstens den letzten Stunden eine angenehme Wende geben. Mit einem flüchtigen Blick auf die Uhr – es war gegen halb sechs – stieg ich vor unserer Wohnung aus. Als ich die Wohnungstür öffnete, sah ich niemanden. Florian und Barbara schienen ausgeflogen zu sein. Ich war ein wenig enttäuscht, andererseits brauchte ich nicht gleich mit dieser Wahnsinnsstory rauszurücken. Ich setzte mir Kaffee auf, machte es mir vor dem Fernseher bequem und ließ mich mit den Bildern irgendeiner Serie berieseln, ohne die Handlung aufzunehmen. Das Relaxen tat gut. Zwischendurch lauschte ich immer wieder auf das Gurgeln und Blubbern der altersschwachen Kaffeemaschine. Die Geräusche störten, wenn man in der Küche arbeitete. Aber jetzt entdeckte ich den Vorteil dieses Geräts, denn als es ruhig wurde, wußte ich, der Kaffee ist fertig. Eine praktische Entdeckung! Florian kam herein, blickte wortlos in die Küche und tauchte in seinem Zimmer unter.

»Hallo Florian!« rief ich hinüber.

»Hallo! Ich suche mein ferngesteuertes Motorrad, weißt du, wo es ist?«

»Keine Ahnung! Kannst ja dein Zimmer mal aufräumen. Vielleicht gräbst du es irgendwo aus.«

Ich wußte, wie vergebens mein Wink mit dem Zaunpfahl war, und mit dem nächsten Satz nahm er mir auch schon triumphierend den Wind aus den Segeln.

»Brauch' ich nicht, hab's schon gefunden.«

So war er. Ich mußte bei dem Gedanken, daß meine Mutter mir genauso ergebnislos Ordnung beizubringen versucht hatte, lächeln.

»Wo ist deine Mama?« rief ich.

»Unten bei Helga.«

»Kommt sie gleich hoch?«

Er registrierte die Frage nicht, fegte an mir vorbei und tobte die Treppe runter. Ich nahm meine Tasse Kaffee und ging vorsichtig, bemüht, nichts über den Rand schwappen zu lassen, hinter ihm her. Unten öffnete ich die Tür zu Helgas Wohnung. Anzuklopfen brauchte ich nicht. Wir kannten uns zu gut. Sie wohnte hier zusammen mit ihrer fünfjährigen Tochter und ihrem Lebensgefährten Lars. Ich kannte sie seit fast zwanzig Jahren. Zwischen uns war in der Vergangenheit eine fast geschwisterliche Freundschaft gewachsen, und als Barbara hier eingezogen war, hatte sich auch zwischen den beiden Frauen bald so etwas wie eine Freundschaft entwickelt. Trotz der getrennten Wohnungen lebten wir in diesem Haus in einer angenehmen Wohngemeinschaft, in der man sich gegenseitig respektierte und half, wann immer es notwendig war.

Die beiden Kinder, Flori und Mira, hatten sich erstaunlich schnell angefreundet. Trotz Floris Vorliebe für Motorräder und

Spielzeuggewehre – letztere waren immer wieder Anlaß zu hochgestochenen Pazifismusdebatten – spielte er oft mit Mira Mutter-und-Kind-Spiele, wobei er mal die Mutter und mal das Kind darstellte.

Die Türen der Wohnungen waren nie verschlossen, und jeder war im Kreis der anderen willkommen. Ich hörte in Miras Zimmer Gackern und Quieken, während ich die Wohnung betrat. Offenbar war man gerade dabei, dem Kinderzimmer mit viel Spaß ein anderes Ambiente zu verleihen. Barbara und Helga fand ich im Wohnzimmer, und beide schien das Getöse im Kinderzimmer, entgegen ihrer sonstigen Gewohnheit, nicht im geringsten zu stören. Sie saßen im Schneidersitz an einem kleinen Tischchen, ebenfalls Kaffee und einen randvollen Aschenbecher vor sich. Ihr Gespräch verstummte augenblicklich, als sie mich bemerkten. Offenbar störte ich und blieb irritiert stehen.

»Gibt es was, das ich nicht hören darf?« Ich kam mir bei dieser Frage völlig blöd vor. Gewöhnlich ging ich zu Barbara, gab ihr einen Begrüßungskuß, und wir unterhielten uns kurz über unseren Arbeitstag. Sie war als Dramaturgin am hiesigen Theater beschäftigt, und ihre Erlebnisse mit dem recht exaltierten Schauspielervölkchen waren nicht selten ausgesprochen amüsant.

Meine tägliche Begrüßungsfrage an Helga: »Wie schaut's aus?« wollte mir nicht über die Lippen kommen. Wenn ich Helga sonst fragte, kannte ich ihre stereotype Antwort vorher: »Riesig, wie soll's mir sonst gehen?«

Dieses Frage- und Antwortspiel war fast ein Ritual. Ihr ging es immer riesig. Ihre Glückseligkeit bestand aus einem Buch, einer Zigarette, einer Tasse Kaffee und einem ungestörten Eckchen zum Lesen. Heute aber lag etwas in der Luft, das diese kleinen Begrüßungsgewohnheiten nicht zustandekommen ließ. Ich stand unbeholfen im Raum und fühlte mich unwohl. Zögernd bemerkte Barbara: »Nein, wir reden nicht über dich, äh, das heißt, eigentlich geht es doch um dich.«

Sofort kam mir die unheilvolle Erleuchtung: »Cornelia?«

»Ja.«

Sie hatte also auch hier angerufen. Das war zuviel, und ich hatte große Mühe, meine Tasse noch ruhigzuhalten. Helga, die selten mitleidige Gefühle nach außen zeigte, sagte sanft: »Setz dich erst mal hin.«

Wie eine Marionette bewegte ich mich auf den Sessel zu und stellte meine Tasse ab. Ich schwieg und wartete, bis eine der beiden Frauen etwas sagen würde.

»Cornelia hat mich vor dir gewarnt. Ich soll auf meine Tochter aufpassen. Also faß sie ja nicht an – du Lüstling!«

Eigentlich wollte Helga das wohl witzig rüberbringen. Wir kannten uns lange genug, und ich hätte es verstehen müssen, doch bei mir kam der Witz nicht an, es entstand nur Bitterkeit. Es gab nichts Witziges mehr für mich. Als Florian plötzlich ins Zimmer stürmte und sich auf meinen Schoß setzen wollte, stieg in mir statt väterlicher Gefühle Panik hoch. Meine Unbefangenheit ihm gegenüber war wie weggeblasen, und fast verängstigt schaute ich Barbara an. Sie bemerkte meine Unsicherheit und kam mir zu Hilfe.

»Florian, bitte laß uns allein.«

Murrend rutschte er von meinen Knien und spazierte betont langsam aus dem Wohnzimmer.

Ähnlich wie bei meinen Eltern hatte Cornelia auch hier ihren Spruch über den sexuellen Mißbrauch losgelassen. Lediglich die Warnung wegen Helgas Tochter war neu.

Die Vermutung, Cornelia könnte noch mehr Leute telefonisch heimgesucht haben, lag nahe. Jetzt war ich darauf gefaßt. Am selben Abend erfuhr ich es dann erwartungsgemäß von meiner Schwester: Sie und ihr ehemaliger Freund waren auch angerufen worden. Mit ähnlichen Worten war ihnen dieselbe infame Lüge unterbreitet worden. Somit waren jetzt aus meinem Verwandten- und Bekanntenkreis schon sechs Leute am selben Tag von Cornelia über ›das‹ unterrichtet worden. Menschen, mit denen meine Exfrau seit der Trennung vor drei Jahren nichts zu tun gehabt hatte.

Abends setzte ich mich auf ein Glas Wein mit Barbara, Helga und Lars zusammen. Man konnte die Sache drehen und wenden, wie man wollte, die Geschichte blieb – gelinde gesagt –

reichlich unangenehm, auch wenn die vielen Telefonanrufe darauf hindeuteten, daß Cornelia unter gewissen Kontrollverlusten litt. Keiner von uns fand eine stimmige Erklärung.

Eine schmale Hoffnung konnte darin liegen, Cornelias Vater anzurufen, und mich mit ihm zu besprechen. Ich hatte seit dem Ende unserer Ehe nichts mehr von ihm gehört. Er war mir als ein patenter und realistischer Mensch in Erinnerung. Als Cornelia und ich damals das alte Bauernhaus renoviert hatten, hatte er uns, wann immer er Zeit fand, mit seinem Können unterstützt. Es hatte Spaß gemacht, mit ihm zusammenzuarbeiten und zwischendurch angeregt mit ihm zu diskutieren. Nun also fiel er mir ein. Ich selbst hatte aber nicht den Mut, unter diesen Gegebenheiten mit meinem ehemaligen Schwiegervater zu telefonieren.

Nur mit halbem Ohr registrierte ich, wie Barbara und Helga in weingelöster Stimmung über Cornelia spitzzüngige Witze rissen. Ich unterbrach die beiden und bat Helga darum, dieses unangenehme Gespräch für mich zu führen. Helga war keineswegs angetan von meiner Bitte. Erst als ich etwas von Freundschaftsdienst faselte, ging sie wenig begeistert zum Telefon. Sie kannte meinen ehemaligen Schwiegervater. Wenig später war der Kontakt hergestellt.

»Ja, hier ist Helga Keller. Erinnern Sie sich noch an mich?« Sie klang etwas unsicher. Er hatte offensichtlich die Frage bejaht, denn sie redete ohne Erklärung weiter.

»Bernd würde gerne mit Ihnen reden. Er sitzt hier neben mir. Hätten Sie etwas dagegen?«

Jetzt wurde am anderen Ende gesprochen.

»Aber er würde Sie gerne ein paar Dinge fragen.«

Irgend etwas schien der Schwiegervater wissen zu wollen.

»Aber vielleicht läßt sich doch einiges klären.«

Sie hörte weiter zu

»Wirklich nicht? Na dann, tschüs!«

Helga schaute mich an und schüttelte den Kopf.

»Er will nicht. Er hat gesagt, bevor du so was mit Anna gemacht hast, hättest du mit ihm reden können.«

Barbara meinte nur lakonisch: »Blöde Argumentation.«

Mich schockte die Auskunft nicht. Ich hatte die Reaktion fast erwartet. Eine Behauptung der eigenen Tochter wog eben mehr als die Äußerungen des ehemaligen Schwiegersohns.

Lars konnte sich eine freche Bemerkung nicht verkneifen: »Bescheuerter Typ! Vielleicht war's Cornelias Vater selbst. Dann würde ich jetzt auch nicht mehr reden wollen.«

»Müßte man mal ernsthaft drüber nachdenken«, war meine Antwort. Das war zwar sarkastisch, aber wohltuend. Und bei Licht besehen, warum sollte es nicht so sein? Absurder, als mir so etwas anzulasten, war diese Überlegung auch nicht. Im Gegenteil. Er war täglich mit Anna zusammen. Ich, Barbara und Florian nur alle vierzehn Tage einen Nachmittag lang.

Barbara signalisierte mit einem Blick auf die Uhr, daß es Zeit war, die Runde aufzulösen. Helga hatte diese Woche Nachtdienst und mußte bald los. Beim Rausgehen meinte sie zu mir: »Tja, dann schlaf nachher schön. Ist nach diesem netten Tag sicher eine leichte Übung für dich«. Sie grinste frech.

Mir fiel keine gute Antwort auf diese liebevolle Bemerkung ein, ich wünschte ihr lediglich einen gruseligen Dienst. Barbara hörte ich inzwischen schon im Bad. Ich wußte, sie würde morgen einen anstrengenden Tag vor sich haben. Ich ging kurz zu ihr und wünschte ihr eine gute Nacht. Auch ich brauchte dringend meine Ruhe. Morgen früh konnte ich ausnahmsweise zwei Stunden länger schlafen. Mein Unterricht begann erst um fünf vor zehn, und viel Schlaf würde mir jetzt guttun.

Im Arbeitszimmer setzte ich mich noch einige Minuten in den Schaukelstuhl und ließ den Tag Revue passieren. Der Regen trommelte wieder gegen die Scheiben, und der Gedanke an das kalte Wetter ließ mich frieren. Ich fühlte mich erschöpft. Nach einem kurzen Blick in Florians Zimmer kroch ich ins Bett und streckte mich neben Barbara aus. Sie schlief schon fest. Die Versuche meiner Freunde, meine Anspannung aufzulockern, waren fehlgeschlagen. Während ich an die Decke starrte, beschlich mich die Gewißheit: Mit einer derartigen Anzeige brauchte ich, ungeachtet meiner Unschuld, dringend einen guten, einen verdammt guten Anwalt.

2

Richter in schwarzen Roben, viel Publikum in den Sitzreihen. Nichts, nicht das leiseste Geräusch. Mitten im Saal meine kleine Tochter mit ihrem blonden, zu einem Pferdeschwanz gerafften Haar, bleich, mit blassen Lippen, den Finger auf mich gerichtet. Ein Finger, der mich endgültig zum Täter macht.

Alle, Richter, Beisitzer, die gespannte Zuhörerschaft und meine Tochter, starren verachtend und unerbittlich in dieser anklagenden Stille aus wächsernen Gesichtern auf mich, ihren Täter. Hohe Fenster lassen nur fahles Licht in den Gerichtssaal dringen, und das riesige Kreuz an der Wand direkt über dem Kopf des gebeugten Vorsitzenden verleiht der Situation etwas erschreckend Sakrales.

Schweißgebadet wachte ich auf. Mich schauderte. In den Sekunden zwischen Schlaf und erstem Wahrnehmen der Realität drängte sich der Traum in mein erwachendes Bewußtsein. Endlich rappelte ich mich schlaftrunken hoch und fingerte nach dem Ausstellknopf an meinem Wecker. Barbara und Florian hatten schon vor anderthalb Stunden das Haus verlassen. Jetzt wurde es Zeit für mich. Langsam setzte ich mich auf den Bettrand und schloß noch mal die Augen. Da waren sie wieder, die nächtlichen Traumbilder, überdeutlich und bizarr hingen sie schwer in meinem Kopf. Es war einer jener Träume, die es verstanden, sich bisweilen tagelang aufzudrängen, und gegen deren Eindrücke sich zu wehren ein hoffnungsloses Unterfangen blieb. Wenn man einschlafen wollte, beschlichen sie in der Dunkelheit des Zimmers Bild für Bild den Geist, um zu schikanieren. Ich schlug die Augen auf, und sofort hatte mich die Realität wieder, doch sie war genauso bedrückend. Ich angelte mir meinen Tabak und drehte mir bedächtig eine Zigarette. Während ich den ersten tiefen Zug tat, wußte ich intuitiv, daß meine Geschichte noch längst nicht ihr Ende gefunden hatte. Ich war sicher, am Anfang eines harten Weges zu stehen.

Ich wollte mich von dem Traum lösen. Nachdem ich die Kaffeemaschine angestellt hatte, ging ich ins Bad. Während ich mich auf Vordermann brachte, versuchte ich, alle Kleinigkeiten in diesem Raum bewußt wahrzunehmen. Ursprünglich war die Tür weiß gewesen, jetzt wirkte die Farbe gelblich; die dunkelbraun gestrichenen Felder und der Rahmen der Tür zeigten abgesprungene Stellen. Noch nie hatte ich vorher das mit alter Farbe überpinselte Schloß bewußt registriert. Der Schlüssel für diese Tür mußte schon vor langer Zeit verschwunden sein, lange bevor wir hier eingezogen waren. Keiner war bisher auf die Idee gekommen, dieses Schloß funktionsfähig zu machen. Wozu auch? Wir drei kamen gut ohne dieses Sinnbild für Ausgrenzung klar. Wir wußten nicht, wie lange wir noch in dieser kleinen Wohnung von 52 Quadratmetern wohnen würden, und begnügten uns damit, nur die notwendigsten Renovierungsarbeiten vorzunehmen. Sicherlich war unser Aufenthalt hier von begrenzter Dauer, und kostenintensive Arbeiten hätten sich einfach nicht gelohnt.

Das Badezimmer war sehr klein. An der rechten hinteren Seite, vor weißen Kacheln mit kleinen, häßlichen Blümchen, stand auf einem Sockel, durch den die Rohre geleitet wurden, ein uralter Heizkörper. Zwischen Tür und Heizkörper blieb nur wenig Platz für ein schmales Regal. In ihm lagen zusammengequetscht Handtücher und obendrauf Kosmetiksachen. Über dem Regal baumelte ein Seidenschal, an dem modische Straß- und Eloxohrringe neben verrückten Haarspangen klemmten. Daneben hing an einem kleinen Haken eine Reihe bunter Ketten. Utensilien, mit denen Barbara sich behängte und schmückte, wenn sie Lust hatte, ihren großen Auftritt als typische Theaterfrau zu haben.

Mir gefiel ihr ausgeflipptes Outfit. Es war so schön weit weg von spießiger Steifheit mit Zuchtperlenkette, Kostümchen und Aigner-Handtäschchen und verlieh ihrem zigeunerhaften Aussehen einen Hauch von kitschiger Romantik, jene Spur von Sinnlichkeit, die Männer unruhig werden ließ. Es paßte zu ihrem Leben – immer auf der Suche nach Neuem und sich nicht um das verständnislose Kopfschütteln der anderen scherend. Nun also hingen diese Attribute gelegentlicher Bürgerprovokation artig und unbedeutend an der Wand.

Zwischen die Regentropfen auf dem Glas des alten Klappfensters in der Dachschräge über der Toilette mischten sich Schneeflocken. Kaum daß sie die Scheibe berührten, lösten sie sich auf und erschlängelten als kleines Rinnsal ihre zufälligen Wege. Mich nervte die Schräge. Beim Pinkeln konnte ich mich nicht gerade hinstellen, sondern stand mit einem Hohlkreuz da wie ein Fragezeichen, den Kopf halb in der Dachluke. Es war nicht immer praktisch, Mann zu sein. Der freie Raum zwischen der Wand des Badezimmers und der Badewanne mit dem ständig tropfenden Hahn und den emaillierten Löwenfüßen war sehr schmal. Der grüne Duschvorhang, den wir wegen der Dachschräge nur mühsam hatten installieren können, war eher ein Notstand als eine Lösung. Ständig klebte er, wenn man wassersparend duschen wollte, an den Beinen, und das Wasser lief nur gezielter auf den Boden als ohne den Vorhang. Von Duschvergnügen konnte keine Rede sein, eher von einer ungeliebten täglichen Notwendigkeit.

Ebenfalls an der linken Seite, zwischen Tür und Badewanne, hing das Waschbecken. Darunter stand ein lieblos installiertes Schränkchen für diverse Putzmittel, Lappen und andere Reinigungsutensilien. Das Spiegelschränkchen über dem Waschbekken zeigte mir beim Rasieren wegen der zu schmalen Spiegelsegmente immer ein an zwei Stellen durchtrenntes Gesicht. Immerhin bot es Platz für einige Fläschchen, Tiegel, Rasierzeug und Kopfschmerztabletten.

Meine bewußte Badezimmerbetrachtung zeigte mir, wie blind man sich an Räume gewöhnen kann. Man schenkt den Details keine Beachtung mehr, obwohl es viel zu entdecken gibt. Nach und nach zusammengetragene Kleinigkeiten lassen den Raum leben und geben ihm eine nicht bemerkte Dynamik.

Während ich dem Schimmelfleck an der Decke meine Aufmerksamkeit widmete, ahnte ich noch nicht, daß diese Örtlichkeit in meiner zukünftigen Lebensgeschichte eine große Rolle spielen würde.

Der Kaffee war inzwischen durchgelaufen. Etwas Zeit blieb mir noch. Ich ließ meinen Blick über die Überschriften der noch von Barbara aufgeschlagenen Zeitung gleiten. Ein Artikel über asbestverseuchte Schulen weckte mein Interesse. Eine von ihnen sollte vorübergehend geschlossen werden und neue, asbestfreie Decken bekommen. Unsere Schule war etwa gleich alt, und die Frage lag für mich nahe, ob nicht auch in diesem Gebäude asbesthaltige Materialien verwendet worden waren.

Der Gedanke an meine Schule ließ mich zusammenfahren. Im ersten Augenblick konnte ich nicht einordnen, warum sich mir der Magen zusammenzog. Doch dann war es wieder übergroß in meinem Kopf: Die Anrufe meiner Frau bei mir und meinen Freunden, das Gespräch mit der Kriminalbeamtin, der Traum. Mein Hunger war mir vergangen, und unvermittelt drängte sich mir die Idee auf, daß Cornelia möglicherweise auch Leute aus dem Schulort oder gar den Schulleiter selbst angerufen hatte oder es noch tun würde. Es wäre ein Drama für die kleine zweizügige Realschule, deren Existenz aufgrund zurückgehender Schülerzahlen bereits in Frage gestellt worden war. Das Bekanntwerden einer solchen Anzeige gegen einen Lehrer hätte das schnelle Aus bedeutet.

Meine Hände wurden bei dieser Überlegung feucht. Die Gedanken sponnen die Idee weiter, und in meiner Phantasie spürte ich jetzt schon die verstohlenen Blicke der Kollegen. Der Chef würde mich ohne verbindliches Lächeln ernst und freundlich, aber distanziert in sein Büro rufen, würde mich bitten, Platz zu nehmen, und umschweifig die Katze aus dem Sack lassen. Ich würde mit hochrotem Kopf vor ihm sitzen, Erklärungen stammeln und ihn bitten, ausnahmsweise in seinem Zimmer rauchen zu dürfen.

Je länger ich dieser niederdrückenden Vorstellung nachging, um so klarer wurde mir: Ich mußte in der Schule anrufen – mich krank melden. Ich hatte entsetzliche Angst, mich möglicherweise diesen wissenden Blicken preisgeben und mich durch das Getuschel hinter vorgehaltener Hand verletzen und erniedrigen lassen zu müssen – für eine Tat, die ich nicht begangen hatte. Manch einer würde mich entsetzt und verwirrt ansehen, und keiner würde fragen: »Wie geht es dir?« Keiner würde mich mehr nach Hause einladen, denn das hieße, Partei zu ergreifen und sich mit dem Problem beschäftigen zu müssen. Denn immerhin, man konnte ja nicht wirklich wissen, was geschehen war. Die Möglichkeit einer solchen Tat bestand, und wer wollte so jemanden schon zu Hause haben? Einige meiner Bekannten würden mit einer Mischung aus christlichem Mitleid einerseits und leicht sadistischer Vorfreude auf eine sich anbahnende Sensation andererseits reagieren. Wenn sie überhaupt auf das Gehörte einige Gedanken verschwendeten, würden die sich auf die Sensation, nicht aber auf ernstgemeinte Hilfestellung erstrecken. Der Volksmund sagt ja nicht umsonst: Kein Rauch ohne Feuer. Kaum vorstellbar, daß eine Mutter es fertigbrachte, dem Vater der eigenen Tochter und damit auch der Tochter selbst, so etwas Widerwärtiges grundlos anzuhängen. Welches Motiv sollte eine Mutter zu so einer erniedrigenden und diffamierenden Handlungsweise treiben? Die Folgerung lag nahe. *Etwas* Wahres mußte dran sein. Unvorstellbar. Man wußte durch einschlägige Sendungen und Artikel, daß jeder dritte Mann ein potentieller Mißbrauchstäter sein sollte, und nun kannte man sehr wahrscheinlich selbst einen.

Ich bekam Angst vor meiner eigenen Phantasie. Obwohl ich mir beim besten Willen nicht ausmalen konnte, daß Cornelia jemanden in der Schule oder gar das Regierungsderzernat informieren würde – nach ihren gestrigen Aktionen mußte ich mit dem Schlimmsten rechnen, und das beklemmte mich zutiefst. Gestern hatte in der Schule noch keiner Bescheid gewußt, aber heute?

Es war gerade neun Uhr. Mein Entschluß stand fest. Ich mußte meinen Chef in der Schule selbst anrufen und mich mit dem zuständigen Regierungsdezernat kurzschließen. Ich nahm den Telefonhörer in die Hand und wählte die Nummer meiner Schule. Erstmals mußte jetzt von mir selbst diese entwürdigende Angelegenheit angesprochen werden. Ich mußte es tun, um mich selbst zu schützen. Von diesem Augenblick an war ich in einer Verteidigungsposition, würde mich oft erklären müssen, ohne die Möglichkeit zu haben, bei Bekannten und sogar Freunden letzte Zweifel ausräumen zu können.

Die Leitung war frei. Ich fürchtete mich vor den ersten Sätzen. Wie sollte ich das Gespräch beginnen? Ich hatte mir keine Gedanken darüber gemacht. Was also sollte ich sagen? Voller Panik drückte ich die Telefongabel wieder runter. Ich mußte erst nachdenken. Es schoß mir durch den Kopf, daß ich eigentlich schon im Auto sitzen müßte, wollte ich noch rechtzeitig zum Unterrichtsbeginn in der Schule sein. Vielleicht sollte ich Helga bitten, mich krankzumelden. Sie arbeitete als Nachtschwester und war folglich heute um sieben nach einer arbeitsreichen Nacht todmüde ins Bett gefallen. Ich verwarf den Gedanken. Sie zu wecken wäre nicht fair gewesen. Es war zudem eine feige Überlegung. Ich hatte den Schlamassel am Hals und mußte selbst sehen, wie ich damit klarkam. Über kurz oder lang hatte ich ja doch Rede und Antwort zu stehen. Zunächst würde ich den Schulleiter einfach fragen, ob ihn meine Exfrau angerufen habe. Alles weitere würde sich dann schon ergeben. In diesem verdammten Augenblick fehlte mir der Zauberring, der mir drei Wünsche gewährte.

Mit wenig Mut griff ich zum Hörer und drückte die Wahlwiederholung. Besetzt. Ich schwankte zwischen Erleichterung und Frust. Einen kurzen Augenblick lang überfiel mich noch einmal die Idee, trotz meiner Verspätung zur Schule zu fahren. Ich drückte ein weiteres Mal die Wahlwiederholungstaste und erschrak. Die Leitung war frei. Die Sekretärin meldete sich mit traniger Stimme. Ohne meinen Namen zu nennen, bat ich sie ungewollt unfreundlich, mich mit dem Chef zu verbinden. Vor dem Durchstellen hörte ich etwas von »schlecht gelaunt heute morgen«.

Sie mußte mich an meiner Stimme erkannt haben, denn der Direktor begrüßte mich mit Namen und fragte in väterlichem Ton: »Was haben wir denn auf dem Herzen?«

Diese Formulierung schaffte eine Art persönlicher Nähe, und obwohl ich dieses »Wir« eigentlich verabscheute, tat es jetzt gut.

»Guten Morgen. Ich weiß nicht recht, wie ich anfangen soll ...« Ich mußte gegen den Kloß im Hals ankämpfen.

Er schien zu spüren, wie aufgewühlt ich war, und versuchte mir zu helfen: »Geht es Ihnen nicht so gut?« Offenbar glaubte er, ich sei krank.

»Doch, eigentlich schon. Das heißt, äh, es gibt ein reichlich blödes Problem.«

»Na, dann erzählen Sie mal.«

Ich war überrascht, wie behutsam er war.

»Es fällt mir sehr schwer, darüber zu sprechen, es geht um ...« Es hatte keinen Zweck. Der Kloß saß zu dick im Hals, und alles Zusammenreißen nützte nichts. Ich heulte los.

»Mein Gott, was haben Sie denn? Ist etwas in Ihrer Familie passiert?«

Mit erstickter Stimme stammelte ich: »Nein, nein, das ist es nicht.«

Ich spürte die Hilflosigkeit in seiner Stimme: »Nun beruhigen Sie sich doch. Erzählen Sie einfach.«

Ich brachte nur noch »einen Moment bitte« heraus, und legte erst einmal den Hörer zur Seite, atmete einige Male tief durch, kramte irgendwo ein Papiertaschentuch hervor und versuchte, mich wieder in den Griff zu bekommen. Die ganze Situation war mir höchst unangenehm, aber die Sache mußte auf den Tisch. Jetzt. Der nächste Versuch sollte besser gehen. Ich nahm den Hörer wieder auf: »Entschuldigen Sie.« Meine Stimme war noch nicht fest, aber ich würde das Gespräch jetzt heil überstehen. »Ich habe ein sehr unangenehmes Problem.« Ich stockte wieder. Alles in mir wehrte sich, mit der Wahrheit rauszurücken. Ich wußte genau, es würden Zweifel bei ihm zurückbleiben. Dennoch war es nötig – nicht nur im eigenen, sondern auch im Interesse der Schule –, ihm von der Anzeige zu erzählen. Ich setzte ein zweites Mal an:

»Also, ich habe ein sehr unangenehmes Problem.«

»Na, dann erzählen Sie mal, wo drückt der Schuh?«

»Was ich Ihnen zu sagen habe, muß unter allen Umständen unter uns bleiben. Können Sie mir das versprechen?«

Nach kurzer Überlegung kam die Antwort: »Sie werden ja wohl keine goldenen Löffel geklaut haben? Schießen Sie los.«

»Wenn es nur das wäre«. Jetzt brach es heraus: »Ich bin von meiner Exfrau wegen sexuellen Mißbrauchs an meiner Tochter angezeigt worden. Sie hat alle meine Bekannten und Freunde angerufen, und ich habe Sorge, daß sie sich auch bei Ihnen oder Eltern von Schülern aus dem Dorf meldet. Sie wissen besser als ich, daß damit das Ansehen der Schule ruiniert wäre. Es gäbe mit großer Sicherheit gewaltigen Ärger mit den Eltern. Genau aus diesem Grund bin ich entschlossen, mich vorerst krankschreiben zu lassen. Ich will nicht mehr in die Schule, ich habe Angst. Ich weiß nicht, was ich machen soll. Es ist ganz furchtbar. Ich weiß nicht, wie meine Frau auf so einen Irrsinn kommt. Ich schwöre bei Gott, ich habe niemals so etwas mit meiner Tochter gemacht. Wenn ich es nicht schaffe, das klarzustellen, darf ich mein Kind bestimmt nicht mehr sehen. Es ist alles ganz fürchterlich.«

Die Worte sprudelten nur so aus mir heraus, und ich verspürte Erleichterung. Dieser Schritt war geschafft. Mir war es egal, was er jetzt dachte oder mutmaßte. Es war heraus, und ich war froh darüber. Sollte er denken, was er wollte.

Von Ferne drang – ohne die geringste Verblüffung – seine Stimme an mein Ohr:

»Ihre Frau hat hier nicht angerufen, und von Eltern habe ich bis jetzt auch nichts gehört. Wirklich eine schreckliche Situation für Sie. Bleiben Sie zu Hause, und erholen Sie sich von dem Schock. Dennoch möchte ich Sie eindringlich bitten, im Schuldezernat anzurufen und den Dezernenten von dieser Sache in Kenntnis zu setzen. Sie wissen ja, Dr. G. ist ein umgänglicher Mensch. Haben Sie also keine Angst.«

»Meinen Sie wirklich, das sollte ich tun?«

»Auf jeden Fall möchte ich dringend dazu raten. Wenn es Ihnen allerdings Probleme macht, will ich das gerne für Sie übernehmen.«

»Nein, nein, ich mach das schon«, war meine eilige Antwort.

»Ich möchte Sie bitten, das heute noch zu erledigen. Dann haben Sie es hinter sich, und wahrscheinlich hat er auch ein paar gute Ratschläge für Sie parat.«

Den letzten Satz betonte er fürsorglich. Ich war mir nicht sicher, ob diese Fürsorge mir galt oder ihm selbst – falls herauskam, daß er über die Geschichte Bescheid wußte, und als Chef der Schule die Regierung nicht umgehend selbst informiert hatte.

»Okay, ich versprech's. Ich werde versuchen, den Dezernenten zu erreichen.«

»Tja also – mehr kann ich für Sie im Moment nicht tun. Ich wünsche Ihnen viel Glück. Sehen Sie zu, daß alles wieder ins Lot kommt.«

Jetzt hatte er seine routinierte Stimme wieder. Er war wieder der Chef. Ich bedankte mich für sein Verständnis und legte auf.

Das anschließende Gespräch mit dem Regierungsdezernenten verlief – jedenfalls in Anbetracht der Umstände – angenehm. Er hielt meine Überlegung für sinnvoll, zunächst der Schule fernzubleiben. Sie hätte bei ihrer geringen Größe das Bekanntwerden einer solchen Sache nicht so leicht verkraftet.

Nach den beiden Telefonaten fiel mir ein Stein vom Herzen. Ich wußte instinktiv, daß ich vorerst unter meine Arbeit an der Schule einen Strich ziehen mußte. Ein vorübergehender Ausstieg war in dieser ungeklärten Situation eine vernünftige, wenn auch bedauerliche Konsequenz. Zwar hatte ich früher schon bisweilen mit dem Gedanken gespielt, dem Schuldienst den Rücken zu kehren, doch ein Ausstieg wegen einer solch infamen Anschuldigung wäre mir nicht einmal im Alptraum eingefallen.

Aber immerhin hatte ich jetzt eine abgesegnete Möglichkeit, mit mehr Ruhe an die Problematik heranzugehen und mir ohne Angst vor Anrufen in der Schule oder bei Eltern Gedanken über Lösungen zu machen. Noch gab ich mich, trotz des über mir schwebenden Damoklesschwerts, der Hoffnung auf eine baldige Klärung hin, ohne zu ahnen, wie trügerisch diese

Hoffnung war. Noch glaubte ich an Gerechtigkeit, an die Umsicht der Gerichte, noch sah ich keine Notwendigkeit, den Grundsatz unserer Rechtsprechung »Im Zweifel für den Angeklagten« in Frage zu stellen. Sicher gab es ab und zu Justizirrtümer. Richter waren auch nur Menschen – mit all ihren Schwächen und Launen. Sie waren nicht unfehlbar. Nur, bei klarer Sachlage eines Falls – und für mich war mein Fall klar – konnte und durfte nicht verurteilt werden. Daran glaubte ich ganz fest.

Selbst wenn meine Exfrau, aus welchen niederen Motiven auch immer, ihre abartigen Behauptungen aufrecht erhielte, würden meine, Barbaras und Helgas Vernehmung bei der Polizei zweifelsfrei der Geschichte ein Ende setzen.

Diese Sicht der Dinge machte den Morgen erträglich. Der Regierungsdezernent hatte meine Überlegungen bezüglich der Schule bestätigt. Seine freundlichen und mitfühlenden Worte hatten mir Mut gemacht. Ich hatte nicht die geringste Ahnung, wie lange meine ungewollten Ferien dauern sollten, aber ich rechnete fest damit, in spätestens zwei Wochen den Schreck vergessen zu haben. Er würde dann nur noch Bestandteil einer unangenehmen Erinnerung sein. Meine Absicht, mir einen Rechtsanwalt zu suchen, behielt ich im Kopf und entschloß mich, einige Freunde und Kollegen anzurufen, von denen ich wußte, daß sie privat Kontakte zu verschiedenen Juristen pflegten. Ich wollte sie nach einem Anwalt fragen, der sich mit dieser Thematik auskannte.

Gestern abend hatte keiner von uns mehr die Neigung verspürt, die Gläser und den überquellenden Aschenbecher wegzuräumen. Barbara war in der morgendlichen Hektik nicht dazu gekommen. Alles war hastig an das Ende des Tischs geschoben worden, und die Reste von Barbaras und Florians übereiltem Frühstück rundeten das Chaos ab. Florians Hausschuhe lagen mitten im Zimmer, unter dem Tisch standen noch Barbaras Pumps, die sie irgendwann gestern abend von ihren müden Füßen gestreift hatte. In der Küche stapelte sich ungespültes Geschirr. Erst gegen Mittag machte ich mich daran, das Durcheinander zu ordnen, und es dauerte eine Zeit, bis sich die

Wohnung – Florians Zimmer ausgenommen – wieder von einer Seite zeigte, die Bewohner einer zivilisierten Spezies vermuten ließ.

Barbara kam, im Gegensatz zu mir, oft spät nach Hause. Aus diesem Grund gab es die stille Übereinkunft zwischen uns, daß ich mich mehr als sie um Wohnung und Abwasch kümmerte. Ich war nicht sonderlich glücklich darüber, aber es ließ sich nicht anders einrichten. Manches Mal fragte ich mich in diesem Zusammenhang, ob das nun die vielzitierte Doppelbelastung war. Gerade wegen meiner Abneigung gegen Hausarbeit genoß ich es, mich nach ihrer Erledigung mit einer Zigarette und einer zweiten Tasse Kaffee an den sauberen Tisch zu setzen und ins Blaue hineinzudenken.

In ihrer Mittagspause holte Barbara Florian gewöhnlich aus dem Kindergarten ab und brachte ihn anschließend zu seiner Tagesmutter. Meistens kam sie dann kurz nach Hause, um eine Kleinigkeit zu essen, und fuhr anschließend zurück zum Theater. Ich hatte gerade den Staubsauger zurückgestellt, als die Tür aufflog und eine, wie so häufig tagsüber, gehetzte Barbara mit einem »Hallo« an mir vorbeirauschte und sich in der Küche am Kühlschrank zu schaffen machte. Erst da fiel ihr auf, daß ich normalerweise mittwochs erst gegen 16 Uhr aus der Schule kam. Sie fragte erstaunt: »Schon hier? Keine Arbeitsgemeinschaft heute?«

Für lange Erklärungen hatte sie keine Zeit, und so antwortete ich nur: »Keine Arbeitsgemeinschaft heute, nächste Woche auch nicht.«

»Hm?«

Ich wußte nicht, ob sie mich nicht verstanden hatte oder mit diesem »Hm« ihr Erstauenen äußerte. War auch egal. Später würde noch genug Zeit sein, sie über meinen Entschluß und die morgendlichen Anrufe ausführlich zu informieren.Jetzt hatte das gar keinen Zweck, denn sie fragte geistesabwesend: »Was hast du eben gesagt?«

»Erzähl ich dir alles heute abend.«

Ohne weiter nachzufragen, stürzte sie ein Glas Saft runter, stellte sich mit einem letzten Bissen im Mund kurz vor den

Flurspiegel, drehte, ohne ihr Spiegelbild aus den Augen zu verlieren, ihren Kopf nach rechts und links, ordnete mit schnellem Griff ihre Haare, steckte die Kämme neu, fluchte, als sie nicht schnell genug ihre Handtasche aufbekam, schimpfte, daß sie ihren Lippenstift nicht sofort fand, zupfte einige Flusen von ihrem schwarzen Blazer, rief mir im Rausgehen über die Schulter ein »Bis heute Abend« zu und war verschwunden.

Das war der typische Auftritt einer gestreßten, berufstätigen Frau. Nicht einmal eine kleine Bemerkung über die aufgeräumte Wohnung hatte sie gemacht. Ich fühlte mich in diesem Moment absolut solidarisch mit all jenen Hausfrauen, deren Männer die Hausarbeit ihrer Gattinnen kommentarlos übersehen, und kam zu dem bewegenden Schluß, daß die Nichtwürdigung der Hausarbeit fast unangenehmer war als die Hausarbeit selbst. Diesen Gedanken sponn ich weiter. Hier bot sich doch eine Chance, den Geschlechterkonflikt zu lösen. Ein bißchen Lob, und alles würde wunderbar funktionieren: Frau war glücklich, Mann war, weil Frau glücklich war, auch glücklich, und in diesem Kollektivglück konnten dann glückliche Kinder heranwachsen. Welch eine Aussicht!

Ich war stolz auf diese ebenso einfache wie effektive Lösung. Die Scheidungsraten würden zurückgehen, und auf den Straßen würde man sich zufrieden anlächeln. Heute abend würde ich Barbara meine Lösungsidee für die Partnerschaft des modernen Menschen unterbreiten. Wir würden uns wieder herrlich über Rollenverteilung, Sinn und Unsinn der Quotenregelung und andere brisante Themen streiten.

Zum Schluß der heißen Debatte würde ich Barbara mit einem diabolischen Grinsen fragen, ob sie nicht Lust hätte, mir ein paar Bratkartoffeln zu brutzeln, und sie würde antworten:

»Du bist der letzte Idiot.«

Natürlich wußte sie, daß ich sie provozieren wollte, und meistens nahm sie solcherlei Geplänkel auch nicht sonderlich ernst. Meine Idee zur Konfliktlösung belustigte mich. Heute waren diese Kopfspielereien eine kleine Flucht vor den aufreibenden Gedanken, die mich in diesen Tagen nicht loslassen wollten.

Gegen halb vier ging ich runter zu Helga. Ich traf sie noch etwas verschlafen mit einer Tasse Kaffee in ihrer Küche an und setzte mich zu ihr. Erfahrungsgemäß war sie nach dem Aufstehen, wenn sie Nachtdienst gehabt hatte, nie sonderlich gesprächig, eher muffelig und abweisend. Doch heute fragte sie, mich über den Rand ihrer runden Goldrandbrille musternd:

»Na, schon was Neues gehört?«

»Nichts, aber ich bin heute nicht in die Schule gegangen.«

»Warum nicht?« erwiderte sie erstaunt.

»Weil ich nicht weiß, ob Cornelia bei irgend jemandem in der Schule oder vielleicht sogar bei Eltern von Schülern anruft. Würde ich dann noch unterrichten, wäre das zu riskant.«

»Wieso denn? Das ist doch Quatsch. Du bist doch nicht verurteilt. Es ist doch noch nichts Ernsthaftes passiert, oder?«

»Nein, natürlich nicht. Aber ich habe heute meinem Chef und dem Regierungsdezernenten die Geschichte erzählt. Beide hielten meine Entscheidung für vernünftig. Denn falls Cornelia doch noch mit Eltern von Schülern oder sonst irgendwem im Dorf Kontak aufnimmt, würden die Leute Sturm laufen. Das Risiko ist einfach zu groß.«

»Ist doch Quatsch. Warum sollte sie in der Schule oder bei Eltern anrufen? Glaube ich nicht. Was hätte sie davon?«

Eine berechtigte Frage. Ich wußte keine Antwort darauf. Andererseits, was hatte sie davon gehabt, meine Bekannten und Freunde anzurufen? Offenbar ging es doch nur um Diffamierung. Wenn das der Grund für ihre Inszenierung war, lag es nahe, Eltern oder die Schulleitung ebenfalls zu benachrichtigen. *Sie* würde das nur einen Anruf kosten, *mich* vorerst meinen Beruf. Wir grübelten eine Weile vor uns hin, dann meinte Helga unvermittelt: »Da muß doch noch mehr dran sein. Bist du sicher, daß nichts anderes in Frage kommt?«

Ihre Skepsis brachte mich in Sekundenbruchteilen auf hundertachtzig. Das konnte ja wohl nicht wahr sein! Helga, die mich mittlerweile zwanzig Jahre kannte, mit der ich seit fast zwei Jahren im selben Haus wohnte, die oft genug die Besuche von meiner Tochter mitbekommen hatte und Barbaras und mein Leben besser als jeder andere kannte – diese Frau äußerte Zweifel an meiner Glaubwürdigkeit! Mein Gesichtsausdruck zeigte ihr, daß ich innerlich kochte. Sie hatte gemerkt, wie unsensibel ihr Satz formuliert war, und hob beschwichtigend die Hand.

»Nein, nein, so hab ich das nicht gemeint …«

»So?« fiel ich sarkastisch ins Wort. »Wie denn dann, bitte? Du willst also nicht damit sagen, Cornelias Behauptung könnte wahr sein? Wirklich toll!«

Jetzt wurde auch Helga deutlich: »Bleib doch ganz ruhig! Hör doch wenigstens erst mal zu, bevor du explodierst. Du weißt doch gar nicht, wie ich das gemeint habe. Ich …«

»Ja, es wäre sehr freundlich, wenn du mir das genauer erklären könntest«, unterbrach ich ihren Satz erregt.

»Kann ich jetzt ausreden?«

Ich war aufgestanden. Ich war beleidigt und aufgebracht. Ihr halb zugewandt, wartete ich auf die bedeutende Ausführung. »Mach schon. Bin gespannt. Mußt dir echt was einfallen lassen.«

Bei Helgas anschließenden Worten ging mir ein Licht auf, und meine heftige Reaktion tat mir leid.

»Erinnerst du dich an das Telefonat zwischen Cornelia und dir nach deinem letzten Besuchswochenende?«

Mir fiel es wie Schuppen von den Augen. Natürlich, das war's. Ich hätte eher darauf kommen können.

»Du hast recht. Da könnte der Schlüssel liegen. Ich bin bei dem ganzen Theater tatsächlich nicht auf das Nächstliegende gekommen.«

»Weißt du noch, was sie dir gesagt hat?«

»Klar. Da hat sie mich ja abends angerufen, nachdem ich Anna weggebracht hatte.«

»Es ging doch darum, daß Anna in der letzten Zeit so aggressiv zu Cornelia war, oder?«

»Ja sicher. Anna weinte, als ich sie wegbringen mußte, und wollte nicht nach Hause, sondern bei mir bleiben. Und als Cornelia mich dann anrief und mich fragte, ob ich mir Annas Aggressionen erklären könne, erzählte ich ihr, daß Anna mehrfach gesagt hatte, daß sie lieber bei mir wohnen wolle, und daß sie möglicherweise mit diesem Konflikt nicht klarkomme.«

»Siehst du, da hast du doch einen Grund.«

Jetzt hatte ich das Telefonat wieder präsent. Cornelias Reaktion war eigenartig gewesen. Sie hatte gesagt: »Wenn das so ist, und wenn Anna wirklich irgendwann zu dir ziehen will, dann wird das furchtbar hart für mich, aber irgendwie werde ich das mit Gottes Hilfe schon überstehen. Er wird mir dabei schon helfen.«

Ich mußte grinsen, als ich mich an diese Formulierung erinnerte, denn Cornelia war schon während unserer Ehe aus der Kirche ausgetreten. Aber anscheinend hatte sie wieder zurückgefunden zu dem, der ihr helfen würde, eine Trennung von Anna zu verkraften.

»Sag mal«, fragte Helga, »da war doch vor ein paar Wochen noch so ein komischer Anruf von Cornelia, oder? Du oder Barbara, ich weiß nicht mehr, wer mir davon erzählt hat. Ging's dabei nicht um irgend etwas Esoterisches?«

Von mir konnte sie das nicht haben. Barbara, die das Telefongespräch mitbekommen hatte, mußte ihr davon erzählt haben. Die Geschichte war völlig überdreht, peinlich und bescheuert.

Helga drängte neugierig: »Komm, erzähl doch mal. Kann doch vielleicht noch wichtig werden.«

Plötzlich stürmte Florian in die Wohnung. Barbara hatte heute wohl zeitig Feierabend gemacht und ihn schon nachmittags von der Tagesmutter abgeholt. Der Kleine schäumte über vor Energie – mit einer Wasserpistole kam er in die Küche geschossen und zielte mit ein paar Spritzern auf uns. Ich wurde sauer und bedeutete ihm zu verschwinden. Er nahm das nicht ernst, sondern feuerte noch einen Wasserstrahl auf uns ab. Ich sprang auf und nahm ihm genervt die Wasserpistole weg.

»Du bist blöd!« heulte er los. »Gib her!«

Genau in diesem Augenblick kam Barbara herein und raunzte mich unvermittelt an: »Was soll das? Laß Florian zufrieden, auch wenn du schlechte Laune hast.«

Das war typisch. Das brave Söhnchen heulte, und Mutter suchte einen Schuldigen. Ich hielt die Wasserpistole noch in der Hand und bespritzte Barbara damit.

»Was soll der Scheiß?« reagierte sie sauer.

»Frag deinen Sohn.«

Es dämmerte ihr allmählich, daß nicht ich der Übeltäter war, sondern ihr flennender Sprößling. Die moderne Mutter nahm ihren Flori in die Arme und besprach mit ihm das Problem. Flori tat sehr verständnisvoll und bat mich dann sehr höflich: »Tut mir echt leid. Gibst du mir bitte, bitte, meine Pistole wieder?«

Barbara guckte mich stolz an und meinte: »So macht man das!«

Ich traute der Sache nicht und drückte ihm das lästige Spielzeug nur widerwillig in die Hand. Kaum hatte er es, verpaßte er uns laut gackernd noch ein paar Spritzer und war mit einem Sprung aus der Küche. Wir schimpften durcheinander hinter ihm her, und vom Flur hörte man ein lachendes »Ihr seid ganz schön doof.«

»So läuft das also mit der Pädagogik. Wirklich super!«

Wir konnten nicht mehr ernst bleiben, und während Barbara ihre Brille trockenwischte, kommentierte sie grinsend:

»So ein verdammter Kerl.«

Helga kam übergangslos auf unser Gespräch zurück: »Komm, erzähl doch mal. Wie war das mit diesem esoterischen Anruf?«

Barbara sagte bloß: »Die spinnt doch.«

»Ja eben«, stimmte Helga zu und meinte in meine Richtung: »Vielleicht bekommst du ja durch diese Spinnerei und das Theater, das sie jetzt veranstaltet, doch noch dein Sorgerecht für Anna.«

Ich hatte mich mit Barbara schon häufiger über einen Sorgerechtantrag bezüglich meiner Tochter unterhalten. Ohne einen massiven Grund allerdings, das war klar, wäre jede Anstrengung vergeblich gewesen. Und da ich den Eindruck hatte, daß Anna sich, trotz ihres gelegentlich geäußerten Wunschs, bei mir wohnen zu wollen, bei ihrer Mutter im Prinzip wohlfühlte, hatte ich bislang keinen Grund gesehen, mich darum zu bemühen. Nach diesem merkwürdigen Anruf allerdings hatte ich mir immer wieder Gedanken über das Sorgerecht gemacht, weil ich Anna gefährdet sah, denn die Esoterik nahm in Cornelias Leben offenbar mehr Platz ein, als es für eine Mutter aus meiner Sicht der Dinge zuträglich war.

Auf Helgas Drängen hin gab ich den Inhalt des Gesprächs zwischen Cornelia und mir wieder.

»Also, es lief ungefähr auf folgendes hinaus: Cornelia und ich haben schon einmal gelebt, und zwar irgendwann im Mittelalter während der finstersten Inquisition. Im jetzigen Leben sind wir uns zwangsläufig wieder begegnet, da wir damals ein folgenschweres Problem hatten. Irgendwann nämlich, vor einigen hundert Jahren, wurde sie angeblich als Freidenkerin – ich glaube, aus dem Elsaß – vertrieben. Das hat sie mit Traumdeutung, Pendeln, Geisterbefragung und noch anderem merkwürdigen Hokuspokus rausgefunden, zusammen mit ihrer Busenfreundin Monika König. Daß sie sich das alles jetzt wieder in Erinnerung rief, hing wohl unter anderem damit zusammen, daß sie mit einem ihrer Freunde im Elsaß einen ziemlich katastrophalen Urlaub verbracht hat.

Die tiefere Ursache für die verpatzte Urlaubswoche hat sie dann mit Hilfe ihrer Busenfreundin rausgefunden, die angeblich ständig mit Geistern in Kontakt steht, das heißt, sie spricht mit ihnen und hat die Gnade, sie in ihrem alltäglichen Leben zu sehen. Cornelia hält sich selbst auch für ein Medium, und sie hat mit dieser Monika – offensichtlich ein Megamedium – herausgefunden, daß da vor ein paar hundert Jahren im Elsaß eine ganz heiße Kiste abgelaufen ist.«

An dieser Stelle machte ich eine Kunstpause und steckte mir eine Zigarette an. Helga bemerkte ironisch: »Meine Herren, so abgedreht hatte ich die Geschichte gar nicht mehr in Erinnerung!«

Barbara wiederholte lakonisch: »Die spinnt eben. Die hat echt einen Sprung in der Schüssel.«

»Erzähl weiter«, drängte Helga und sah Barbara vorwurfsvoll an. »Du hast mir das damals gar nicht richtig erzählt.«

Ich ließ sie ein wenig zappeln. »Wart's ab. Die Story wird noch viel verrückter.« Ich kam mir vor wie ein Märchenonkel, der zuviel Edgar Allan Poe gelesen hatte. Meine weiterer Bericht ließ Helga immer ungläubiger gucken.

»Paß auf« – es fiel mir gar nicht so leicht, diese Gruselgeschichte halbwegs auf die Reihe zu kriegen – »ich verstehe das so, daß der Typ, mit dem sie im Elsaß war, in seinem vorherigen Leben, da kannten sich die beiden nämlich auch schon, Cornelia als Freidenkerin aus seiner Landesregion vertrieben hat. Er selbst muß da ein ganz hohes Tier gewesen sein. Auf jeden Fall ist sie dann in unsere Gegend geflüchtet, und ich glaube, ihre Freundin Monika war auch dabei.«

Barbara warf sarkastisch ein: »Wenn sie damals schon soviel abgedrehtes Zeug geredet hat, hätte ich sie auch zum Teufel gejagt.«

»Der spannende Höhepunkt kommt ja noch. Wie man als halbwegs Gebildeter weiß, finden Reinkarnationen oft oder immer in Gruppen statt. Cornelias Busenfreundin könnte das als Fachfrau sicher genauer erläutern. Nebenbei bezeichnet sie sich übrigens im Telefonbuch als Lebensberaterin, was immer das auch bedeuten mag. Also weiter: Cornelia war also nach ihrer Flucht vor diesem elenden Landesherrn, der sie wohl in ihrem Denken nicht so ganz verstanden hatte, in dieser Gegend hier gelandet. Doch das war eine Flucht vom Regen in die Traufe. Hier wütete nämlich die Inquisition – grausig, heiß und blutig.«

Helga fragte herausfordernd: »Echt spannend, und du hast damals mitgemischt? Kannst ja nur der Inquisitor selbst gewesen sein. Ich kenne dich doch.«

»Wie schmeichelhaft von dir. Wenn's nur so eine bedeutende Stellung gewesen wäre, dann hätte ich ja beruflich etwas Vernünftiges vorzuweisen gehabt. Aber es war schlimmer. Ich war mit profaneren und übleren Dingen betraut. War sozusagen Mitglied der klerikalen Exekutive. Eine ganz düstere Figur. Ich war ein Häscher. Ich war jemand, der Frauen mit bösem Blick, roten Haaren und verräterischen Muttermalen aus ihren Verstecken hinter Heuhaufen und Holzstößen hervorgezerrt hat. Damit nicht genug. Als Lakai des Inquisitors zündete ich auch die Scheiterhaufen an, um die ketzerischen Weiber langsam darauf schmoren zu lassen.«

Barbara atmete tief durch. Spitz meinte sie dann: »Eines ist klar: Du hättest gründlicher arbeiten sollen.«

Helga konnte es nicht fassen: »Du hast Cornelia in deinem vorigen Leben also richtig Feuer unterm Hintern gemacht?«

»Buchstäblich. Also gib auf dich acht! Ich bin immer noch derselbe wie damals.«

Helgas Sensationslust brach endgültig durch: »Erzähl um Himmels willen mehr. Die Details interessieren mich brennend.«

»Hör auf mit brennend. Ich habe vor ein paar hundert Jahren genug rumgebrannt. Ich bin mir nicht sicher, aber ich könnte mir gut vorstellen, daß du auch eins meiner winselnden Opfer warst. So wie ich dich kenne – kein abwegiger Gedanke.«

»Ich weiß, daß dir das Spaß gemacht hätte.«

»Spaß gemacht hätte, ist wirklich gut. Es wäre heilige Pflichterfüllung gewesen, die Welt von solch ketzerischen Elementen zu befreien, die mit dem Teufel ihre unheilträchtigen Spielchen auf dem Blocksberg trieben. Mit heiliger Lust hätte ich dich den Flammen des Scheiterhaufens übereignet. Welch ein Gedanke!«

Helga grinste abfällig und meinte: »Wir wissen doch beide, wer wirklich auf den Scheiterhaufen gehört hätte. Du! Weil du's nicht nur mit dem Teufel, sondern sogar mit kleinen Mädchen ...«

»Jetzt reicht's!« platzte ich los. Dieser Spaß war völlig deplaziert. Und Barbara, die bisher schweigend Helgas und meinem Wortgefecht gefolgt war, kam mir zu Hilfe: »Sensibilität ist eben nicht jederfraus Sache.«

»Mein Gott, war doch nicht so gemeint, ihr kennt mich doch. Tut mir leid.«

Helga entschuldigte sich selten. Von daher war ich schnell bereit, dieses Zugeständnis zu akzeptieren. Ich fuhr mit der Geschichte fort:

»Rausbekommen hat Cornelia diese Geschichte auf eine ganz merkwürdige Art: Sie mußte auf dem Weg zu ihrer Freundin und Lebensberaterin, wenn sie keinen Umweg fahren wollte, an einem kleinen Wäldchen vorbei. An einer ganz bestimmten Stelle dieses Wäldchens beschlich sie jedesmal eine unheimliche Furcht. Diese Furcht machte ihr so zu schaffen, daß sie mit ihrer Freundin und noch einer ›Wissenden‹ diesen Platz aufsuchte. Mit Traumdeutung, Pendeln und vor allen Dingen mit Regression, also der Rückführung in eins ihrer früheren Leben, versuchten sie, zwischen dem Damals und dem Heute Zusammenhänge herzustellen. Die Konsequenz dieser esoterischen Bemühungen zeigte den drei Neuzeithexen einen ursächlichen Zusammenhang zwischen Cornelias Panikgefühlen und einem damaligen Leben. Für alle drei stand fest, daß Cornelia und ich uns schon damals in der beschriebenen Form begegnet sind.«

»Ich frage mich, warum,« warf Helga schnippisch ein. »Nach der grausigen Aktion im Mittelalter müßte sie doch von dir die Nase gestrichen voll gehabt haben.«

Ich grinste etwas betroffen, mußte ihr aber die Antwort auf ihre logische Frage schuldig bleiben.

»Wie sie diese Absurdität begründet hat, weiß ich nicht mehr genau. Sicher ist nur, daß die Begründung nicht weniger seltsam war.«

Helga schüttelte ungläubig den Kopf: »Komm, gib's zu, du phantasierst doch? Sei ehrlich.«

»Irrtum«, unterbrach Barbara, »es ist zwar kaum zu glauben, aber wahr. Ich habe das Gespräch ansatzweise mitgekriegt und hab's selbst kaum fassen können. Eigentlich könnte man darüber lachen, aber mir drängt sich die Frage auf, wie es Anna bei dem ganzen Spuk geht.«

»Ich habe darüber nachgedacht. Ich sehe unter den gegebenen Umständen eigentlich keine andere Möglichkeit, als sofort eine gerichtliche Entscheidung zur Abänderung des Sorgerechts herbeizuführen. Anna muß aus diesem Dunstkreis von übersteigerter Esoterik und Verleumdung befreit werden«, sagte ich.

»Ich sehe das nicht anders«, resümierte Helga. »Das paßt ja alles wunderbar zusammen. Die vier verschiedenen Anträge in den letzten zwei Jahren an das Familiengericht, damit du deine Tochter überhaupt regelmäßig zu Gesicht bekommst, dieses ganze esoterische Theater und dann diese Anzeige. Der Hauptpunkt ist meiner Meinung nach: Du hast Cornelia angst gemacht.«

»Wieso angst gemacht?« stutzte ich.

»Die Frage kannst du dir selbst beantworten. Cornelia ist eine Frau, die mit allen Mitteln versuchen wird zu verhindern, daß Anna zu dir zieht.«

»Wenn das aber Annas Entscheidung ist, sollte sie Mutter genug sein, diesen Wunsch zu respektieren.«

»Mütter sind auch egoistisch. Wenn sie überzeugt ist, Anna sei besser bei ihr aufgehoben, dann habt ihr beiden keine Chance. Du hast doch selbst gesehen, wie mühsam es war, dein vierzehntägiges Besuchsrecht durchzusetzen.«

»Welcher Grund sollte denn deiner Meinung nach dafür sprechen, daß Anna bei Cornelia besser aufgehoben ist? Ist ein Vater etwa ein schlechterer Erzieher für seine Kinder als eine Mutter? Die ganze Welt meckert über Männer, die sich trotz eines gewandelten Bewußtseins zu wenig um ihre Sprößlinge kümmern. Wollen sie es aber, dann ist das Wehklagen groß. Zumindest dann, wenn die Kinder nach der Trennung ganz zu ihrem Vater wollen«, gab ich bissig zurück.

»Das ist natürlich Quatsch. Cornelias Grund, an die bessere Qualität ihrer eigenen Erziehung zu glauben, mag einfach darin liegen, daß sie ihre Tochter nicht verlieren will, und wenn das der Grund ist, dann wird sie alle Hebel in Bewegung setzen, um Anna bei sich behalten zu können. Anna und du, ihr habt dann ziemlich schlechte Karten. Würdest du versuchen, über ein Gericht die Abänderung des Sorgerechts zu erreichen, dürfte das auch in der heutigen Zeit noch äußerst schwierig werden, weil die in der Regel sowieso den Müttern das Sorgerecht überlassen, und außerdem steht ja immer noch die Anzeige im Raum«, wandte Barbara ein.

»Ich denke bei diesem ganzen Affentheater nur mit Schrekken an deine Tochter. Die wird dabei vor die Hunde gehen. Du solltest wirklich etwas unternehmen.«

Helgas letzte Bemerkung brachte meine Gedanken auf den Punkt. Sie sprach aus, was ich befürchtete. Bisher hatte ich nichts unternommen, um Annas Wunsch zu erfüllen. Am

30. Januar hatte sie mir gesagt, sie wolle bei mir bleiben – ich wußte das Datum noch genau. Natürlich liebte ich meine Kleine. Für mich wäre es kein Problem, sondern eine Bereicherung gewesen, sie mit in unserer Wohngemeinschaft zu haben. Doch das würde bedeuten: Kampf vor Gericht.

Das Maß war jetzt voll. Wollte ich handeln, war jetzt der richtige Zeitpunkt gekommen. Was die esoterischen Tendenzen meiner Exfrau anbelangte, hoffte ich auf ihr Verantwortungsbewußtsein, Anna nicht in diese Dinge mit einzubeziehen. Aber Cornelias Anzeige gegen mich würde Anna – wie immer sich die Sache entwickelte – zum Opfer machen. Ich brauchte nicht mehr nachzudenken. Mein Entschluß war gefaßt. Ich würde einen Antrag auf Abänderung des Sorgerechts an das Familiengericht stellen, und zwar sofort, um Cornelia keine Möglichkeit zu geben, noch stärker in das Verhältnis zwischen Anna und mir einzugreifen. Als wir kurz darauf wieder oben in unserer Wohnung waren, fragte ich Barbara: »Würdest du, falls ich das Sorgerecht für Anna bekäme, etwas dagegen haben, sie bei uns wohnen zu lassen?«

Für mich war die Antwort klar. Ich zweifelte nicht im entferntesten an einer positiven Reaktion, doch wider Erwarten kam die Antwort nur sehr zögernd: »Im Prinzip, also, ich denke nicht.«

Ich war einigermaßen überrascht über Barbaras Zurückhaltung. »Was heißt das: im Prinzip?«

»Na ja – das könnte doch vielleicht – das könnte einige Probleme mit Flori geben«, gab sie zögernd zur Antwort.

Sicher, einfacher würde es mit zwei Kindern nicht werden. Es würden Eifersüchteleien aufkommen.

»Aber«, forderte ich sie heraus, »es ist doch möglich. Ich denke mir, mit etwas gutem Willen könnte es funktionieren. Oder?«

Ich versuchte, ihr in die Augen zu sehen, aber sie wandte ihren Blick ab.

»Ich weiß nicht so recht.« Sie schüttelte langsam den Kopf. Mich beschlich ein seltsam ungutes Gefühl, aber ich war entschlossen, jetzt eine klare Entscheidung herbeizuführen. Ich spürte ihren inneren Widerstand und hatte Angst vor der Deutlichkeit meiner Frage.

»Wie sieht's aus, bist du nun damit einverstanden?«

»Kann ich mir mit der Antwort noch ein paar Tage Zeit lassen?«

Ich hatte weder Lust, tagelang darüber nachzudenken, noch stundenlang darüber zu diskutieren. Es ging um meine Tochter, und unter diesen Umständen drängte die Zeit. Ich war sauer.

»Also, was ist? Bist du dafür oder bist du dagegen? Nun sag schon.« Die Stimmung war gereizt.

»Laß mir noch etwas Zeit«, erwiderte sie unwirsch.

Ich verstand ihre Vorbehalte nicht. Anna und Barbara kamen prima miteinander aus; trotz der Enge der Wohnung bestand die Möglichkeit, Anna aufzunehmen, und Flori hätte eine Freundin gehabt. Meine Beklommenheit und Barbaras halbherzige Zustimmung hinderten mich nicht, meinem Entschluß die Tat folgen zu lassen.

Es war gerade erst siebzehn Uhr durch, da konnte ich den Anwalt, mit dem ich mein Besuchsrecht erstritten hatte, noch erreichen. Ich ging zum Telefon und rief an. Zusammenhanglos erzählte ich ihm die ganze Geschichte, und nur durch häufiges Rückfragen gelang es ihm schließlich zu begreifen, was sich abgespielt hatte.

»An Ihrer Stelle würde ich einen Eilantrag ans Gericht stellen. Schreiben Sie mir alle Fakten noch heute detailliert auf, und schicken Sie mir die Unterlagen umgehend zu.«

»Meinen Sie, wir hätten eine Chance?«

»Ich denke ja. Unter diesen ungewöhnlichen Umständen wird das Gericht sicher zustimmen. Da haben Sie ja ein ganz schönes Durcheinander um die Ohren. Ihre Exgattin hat Ihnen mit Anna eigentlich schon genug Probleme bereitet, dachte ich.«

»Ja, allerdings, und es reicht mir jetzt wirklich.«

»Also schicken Sie mir die Sachen zu.«

Pingelig genau versuchten Barbara und ich gleich darauf, den Ablauf der Ereignisse zu rekonstruieren. Während Barbara die handschriftlich vorformulierten Sätze in die Maschine tippte, rief ich einige Bekannte und Kollegen an, um mich wegen der Anzeige nach einem brauchbaren Strafverteidiger zu erkundigen. Von meiner Situation erzählte ich niemandem etwas. Ein in der Klemme sitzender angeblicher Freund mußte für die neugierigen Fragen herhalten. Die Migräne, wegen der ich angeblich nicht zur Schule gekommen war, wurde mir von den Kollegen problemlos abgenommen.

Für mich waren diese Anrufe wie Eiertänze – immer und immer wieder drängte sich mir dabei die Vorstellung auf, wie diese Leute wohl reagieren würden, wenn ... Es war ein Fakt: Ich war ein Mann, Cornelia eine Mutter. Diese Attribute würden genügen, um mich in eine weitaus fraglichere und unglaubwürdigere Position zu katapultieren als Cornelia, die die ganze Sache vom Zaun gebrochen hatte.

Tausende von Kindern wurden Jahr für Jahr sexuell mißbraucht, vorwiegend von ihren eigenen Vätern und anderen männlichen Verwandten. Also von Menschen, deren familiäre Rolle sie unauffällig machte und deren Leumund unbefleckt schien. Es gab keine bessere Tarnung. Welche Menschen taten so etwas? Es waren äußerlich sicher durchnittliche Menschen mit normalen Berufen, durchschnittlichem Tagesablauf, auf Hochglanz gepflegten Autos der Mittelklasse, adretter Kleidung und ordentlichem Haarschnitt. Die Täter waren in allen Schichten vertreten. Sie waren Menschen, die sich hinter bürgerlichen, säuberlich hergerichteten Fassaden des miesesten Verbrechens schuldig machten. Sie mißbrauchten Kinder, um ihre fehlgeleitete Sexualität auf perverseste Art abzureagieren. Mein Verstand schlug bei diesen Überlegungen Purzelbäume. Ich sollte so ein mieser Hund sein! Einer dieser moralischen Krüppel, denen man keine Krücke wegschlagen konnte, um sie zu Fall zu bringen ...

Zwei meiner Bekannten nannten mir jeweils denselben Namen eines Strafverteidigers. Ich erinnerte mich, ihn in einem Prozeßbericht eines Magazins gelesen zu haben. Dr. Vogel schien ein Anwalt zu sein, der sich auf härteste Strafrechtsfälle spezialisiert hatte. In dem Bericht war es, wenn mein Gedächtnis mich nicht täuschte, um einen Kommunalpolitiker gegangen, dem ebenfalls sexueller Mißbrauch vorgeworfen worden war. Zumindest war Dr. Vogel demnach mit Fällen dieser Art vertraut. Ich brauchte jemanden, der einschlägige Prozesse geführt hatte und dessen Ruf vielleicht mit für eine schnelle Erledigung dieser irrsinnigen Angelegenheit sorgte.

Barbara wollte noch mal los, um Freunde zu besuchen. Bevor sie ging, drückte sie mir zwei Schreibmaschinenseiten für meinen Familienrechtler in die Hand. Ich überflog den Text und bat sie, das Schreiben in den Postkasten zu werfen. Ich blieb zu Hause.

Am nächsten Tag rang ich mich dazu durch, Dr. Vogel anzurufen. Nachdem ich ihm die Geschichte erzählt hatte, schwieg ich und wartete auf seine Antwort.

»Wissen Sie was«, meinte er, »da machen Sie sich mal gar keine Sorgen, das kriegen wir schon hin. Sie werden sehen, alles wird sich in Wohlgefallen auflösen. Also, Kopf hoch, wir bleiben in Verbindung. Ich werde die Akte von der Kriminalpolizei anfordern. Machen Sie es gut.«

Bevor ich »Auf Wiederhören« sagen konnte, hatte er den Telefonhörer aufgelegt. Alles würde sich also in Wohlgefallen auflösen. Ich hätte mich erleichtert fühlen sollen, aber ich ärgerte mich über diese saloppe Formulierung. Er hatte diese Worte so gesagt, als ginge es um einen kleinen Fehler in der Buchhaltung, für den ein dummer, verstörter Lehrling zur Rechenschaft zu ziehen war. Für mich konnte sich das Problem zwar auflösen, aber sicher nicht in Wohlgefallen. Es war zu erniedrigend, zu verleumderisch, als daß nicht ein Stigma an mir haften bleiben würde. In dieser lässigen Formulierung zeigte sich mir in erschreckender Weise der bedrückende Unterschied zwischen direktem Betroffensein und juristischer Distanz. Hoffentlich hatte ich die richtige Wahl getroffen.

3

Knapp vier Wochen waren vergangen. Heute sollte ich meinen neuen Anwalt zum ersten Mal treffen. Drei Tage zuvor hatte er mich schriftlich benachrichtigt, am heutigen Tag »bitte um 19 Uhr pünktlich zu erscheinen«.

Wie paralysiert hatte ich bei unserem zweiten Telefongespräch vor vierzehn Tagen ins Leere gestarrt, als er mir sachlich offenbart hatte: »Ich habe das Polizeiprotokoll endlich vorliegen. Aber ich muß Ihnen leider sagen, die ganze Geschichte ist doch schwerwiegender, als ich Ihrer Erzählung nach zunächst vermuten durfte. Das sind recht massive Anschuldigungen, die Ihre ehemalige Frau gegen Sie erhoben hat.«

Die Angst, die bei diesem kurzen Telefonat in mir hochgestiegen war, wollte auch in den nächsten Tagen nicht von mir abgleiten. Doch neben dieser Angst vor einer existentiellen Bedrohung hatte der Mann auch Wut in mir erzeugt, denn er ließ mich in meiner Ungewißheit herumtappen wie einen Blinden. Immer wieder hatte ich drängende Fragen loswerden wollen, um Klarheit zu gewinnen und aus dem Dunkel der brütenden Phantasien auszubrechen.

»Gedulden Sie sich noch einige Tage, dann werden wir in Ruhe über alles sprechen«, hatte er mich lediglich vertröstet.

»Könnten Sie mir nicht wenigstens ...«

»Ich verstehe Ihre Neugierde. Wie ich schon sagte: in einigen Tagen mehr darüber.«

Der energische Tonfall hatte meine Frageflut schließlich gestoppt. »Wenn Sie jetzt wirklich keine Zeit haben, werde ich mich wohl in Geduld üben müssen«, hatte ich, um Freundlichkeit bemüht, eingelenkt.

»Ich habe hier noch einen Mandanten sitzen. Es tut mir leid.«

»Wann darf ich mit einem Termin ...« hatte ich begonnen.

»In etwa vierzehn Tagen«, hatte er mich unterbrochen.

»Auf Wiederhören.«

Nach diesen spärlichen Informationen war ich stocksauer. Dieser Idiot von Rechtsanwalt! Hätte er nicht wenigstens drei erläuternde Sätze sagen können?

Obwohl er es war, der mich möglichst schnell aus meiner Situation herauskatapultieren sollte, war er für mich nach diesem Gespräch zum Ablaßventil für meine aufgestauten Aggressionen geworden. In meiner Phantasie hatte ich mich daran hochgezogen, ihm bei unserer Begegnung deutlich meine Meinung über ihn zu sagen: für welch einen Ignoranten ich ihn hielt, für jemanden, der mich, seinen Mandanten, mitleidlos in meiner Not, in meiner Bitternis hängen ließ. Nicht einmal die Klarheit des Wissens hatte er mir gegönnt, hatte mich seelenruhig über klaffenden Abgründen baumeln lassen. Er würde meinen Zorn zu spüren bekommen!

Während ich ihn in meinen Gedanken Folterqualen erleiden ließ, fiel meine Wut allmählich von mir ab. Die Phantasien hatten mich von meinem Druck befreit und Raum für konstruktivere Gedanken geschaffen. Ich war entschlossen, mich dem Kampf gegen dieses Unrecht zu stellen. Ich war unschuldig, und das würde mich stark machen. Ich würde kämpfen um jeden Preis. Nicht offensiv, nicht aggressiv, aber konsequent und zielstrebig. Die Frage war nur, ob mein Nervenkostüm das durchhalten würde.

Jetzt – zwei Wochen nach diesem Telefonat – war ich, zermürbt vor Unruhe, auf dem Weg zu dem Mann, der findige Antworten auf quälende Fragen wissen würde. Der gut genug sein mußte, eine Lösung zu finden, um diesen üblen Spuk zu verscheuchen. Während ich ganz automatisch den Wagen lenkte, ging mir zum tausendsten Mal der rätselhafteste Aspekt der ganzen Geschichte durch den Kopf.

Was empfand eine Frau, die ihr eigenes Kind benutzte, um aus obskuren Motiven heraus ihren ehemaligen Lebensgefährten zu quälen? Mit welchen magischen und mystischen Formeln wollte sie es einrichten, erfolgreich eine Anklage wegen eines der abscheulichsten Verbrechen, der Unzucht mit Schutzbefohlenen, bis zum Prozeßende durchzuboxen, ohne dabei selbst ihren Kopf unter Justitias Schwert zu verlieren? Wie ausgeklügelt mußte die Strategie sein, um jemand völlig Unschuldigem in unserem Rechtsstaat erfolgreich Schuld anzulasten? Hier zeigte sich eine Schere in meinem Kopf. Diese Überlegungen ließen mich an die Grenze meiner Vorstellungskraft stoßen.

Gerade noch rechtzeitig kam ich hinter den aufleuchtenden Bremslichtern des vor mir fahrenden Autos zum Halten. Dieser kurze Schreck erzwang von mir abrupt Konzentration auf den Straßenverkehr. Die bunte Blechlawine setzte sich erneut kriechend in Bewegung. Noch war der Feierabendverkehr nicht verebbt. Menschen drängten sich an den Häuserwänden entlang, flohen vor dem Regen und dem hochspritzenden Wasser aus den bürgersteignahen Pfützen. An den Bushaltestellen standen sie in dicken Trauben, mürbe und schweigsam von der Arbeit des vergehenden Tages, warteten lethargisch und mit leeren Blicken auf den Bus, um sich in ihre Einsamkeit oder zu ihren Familien – ihren Kindern – bringen zu lassen. Kinder! Trotz eines aufregenden Arbeitstages konnten sie sich auf ihre Kinder freuen, konnten ihre Sprößlinge in ihre geöffneten Arme laufen lassen, sie drücken, und ihnen zu späterer Stunde in ihren Betten, sofern sie noch nicht vom Karussell der Kindheit abgesprungen waren, Geschichten vorlesen von Elfen, Trolls und Riesen, durften ihnen Lieder vorsummen, spüren wie der Atem ihrer Kleinen ruhiger wurde, während sich die müden Lider langsam auf immer weitere Fernen schauende Kinderaugen senkten. Ich hatte meine Tochter sechs Wochen nicht gesehen …

Fast hätte ich das kleine griechische Restaurant verpaßt, hinter dem die August-Bebel-Straße rechtwinklig von der Hauptstraße abzweigte. Dreist drängte ich mich vom mittleren Fahrstreifen auf die rechte Straßenseite, überhörte achselzukkend das aggressive Hupen des Fahrers, dessen Auto ich geschnitten hatte, und schaffte es gerade noch, über die auf Rot springende Ampel in die kopfsteingepflasterte Straße einzubiegen. Sekunden später stand ich vor der behäbigen, weißgetünchten Villa des Anwalts.

Ich war fast eine Stunde zu früh. Um allen Eventualitäten vorzubeugen, war ich zeitig losgefahren, früh genug, um sicher zu sein, nicht eine Minute der bestimmt knapp bemessenen Zeit zu verpassen. Schräg gegenüber der Villa stand im Halteverbot ein anthrazitfarbener Mercedes 300 SEL, dessen zwei Antennen ein Autotelefon vermuten ließen. In der Einfahrt zur Kanzlei wendete ich und stellte meinen Wagen dicht hinter den Mercedes, in der Hoffnung, später keinen Strafzettel hinter dem Scheibenwischer zu finden.

Längst hatte ich meine Wut über diesen Anwalt vergessen. Sie war einer unsicheren Erwartung auf diese heutige Begegnung gewichen, auf das, was ich zu hören und zu lesen bekommen sollte. Von Sekunde zu Sekunde wuchs meine Spannung auf den Mann, dessen Geist und Klugheit ich mich anvertraut hatte. Ich war gespannt auf den Menschen, der sich hinter Dr. Vogel verbarg, auf seine Mimik, Gestik, sein gesamtes Erscheinungsbild. Ich war neugierig auf die Person, deren Stimme am Telefon zwar hart, aber nicht unangenehm geklungen hatte. Eine Stimme, die klar und fest genug war, im Fall eines Prozesses einschüchtern zu können. Ich hoffte auf die Qualität dieses kostspieligen Herrn.

Einen Schreibblock unter meinem Arm schloß ich den Wagen ab, ging über die Straße zu der Villa zurück und überzeugte mich am Türschild, daß ich hier richtig war. Ich brannte darauf, »meine« Anzeige endlich schwarz auf weiß vor mir liegen zu sehen und sie spitzfindig nach Anhaltspunkten zu durchforsten. Aber noch mußte ich warten. Ich wandte mich von den hohen, geschnitzten Holztüren der Kanzlei ab, um irgendwo einen Bissen zu essen. Ich war hin- und hergerissen zwischen Kampfbereitschaft und Angst. Ich war unruhig. Ich warf noch einen kurzen Blick über die Schulter auf das weiße Gebäude, hinter dessen Fenstern Neonröhren ihr Licht durch Lamellenvorhänge in das Dunkel der Straße warfen. Dieses Bild hielt ich eine Zeitlang fest. Ich schlenderte um die nächste Hausecke und versuchte in mir eine Vorstellung von dem entstehen zu lassen, was sich hinter diesen leuchtenden Vorhängen abspielte. Welche schweren Schicksale hatten hier ihren tragischen Lauf begonnen? Wie viele Lebensgeschichten standen dort, zwischen dicke Aktendeckel gepreßt, ihre traurige Zeit ab? Welche Vorwürfe gegen mich, den Lehrer einer kleinen Dorfschule, warteten auf einem großen Schreibtisch auf ihre juristische Bearbeitung?

Mit tief in die Schultern gezogenem Kopf ging ich ohne Hast vorbei an schmuddeligen Hausfassaden, streifte vorbeieilende Menschen, schaute teilnahmslos in irgendwelche Schaufenster und entdeckte einen kleinen Imbiß. Ich betrat grußlos den nach Frittieröl riechenden Raum, nahm mir vom Zigarettenautomaten eine Zeitschrift und setzte mich möglichst weit weg von anderen Gästen in die hinterste Ecke des Raums. Es tat gut, die Füße auszustrecken.

Das bestellte Essen kam. Ich probierte mit wenig Appetit einige Happen und blätterte zwischendurch in der Illustrierten. Flüchtig nahm ich einige Bilder auf. Dann blieb mein Blick auf dem Foto eines Kindes kleben. Der plakativen Überschrift nach war es von seinem Stiefvater mehrfach mißbraucht worden. Die Augen des Mädchens trafen mein Inneres. Mit trostlosem Blick schaute es direkt durch die Kamera in die Herzen der Leser. Vor dem Hintergrund meiner aktuellen Geschichte las ich den Artikel. Eine Tragödie hatte sich mit diesem Kind abgespielt. Dennoch kotzte es mich allmählich an, wie hier und in anderen Sensationsblättern Klischees entwickelt und Pauschalurteile gefällt wurden. Zu oft wurde mit erhobenem Zeigefinger ausgedrückt: »Frauen und Kinder, hütet euch vor Männern!« Oder: »Auch dein Partner könnte so einer sein«. Hier verkam das Leid solcher bedauernswerter Kinder mitleidlos zum Kassenreißer.

Den Blättern brachte das hohe Auflagenzahlen, aber gleichzeitig blähte es den Mann zum kinderschändenden Monster auf, wenigstens zu einem potentiellen. Und so ganz nebenbei öffnete die Stimmungsmache mit dem Leiden der Kinder – unter dem Deckmäntelchen sachdienlicher Aufklärung – einzelnen Frauen Tür und Tor, mit dem Mißbrauch Mißbrauch zu treiben, um Kinder von ihren Vätern zu trennen –, Frauen, die zu schäbigen Trittbrettfahrerinnen entarteten, die in ihren Neigungen nicht minder ekelhaft waren als die Männer, die tatsächlich über kleine Kinder herfielen. Der Apetit war mir vergangen.

Ich versuchte, gedanklich nicht abzuschweifen, sondern winkte, nach einem Blick auf meine Uhr, mißmutig der Kellnerin, um zu bezahlen. Ich fand keine Antwort, als sie mich mit einem Blick auf meinen vollen Teller erstaunt fragte: »Hat es Ihnen nicht geschmeckt?«

Ich zuckte nur die Schultern. Grußlos, wie ich gekommen war, verließ ich die Lokalität. Mit klopfendem Herzen stand ich wieder vor der großen, dunklen Tür und drückte nervös die Messingklingel. Meine Gedanken wirbelten, und ein dicker Kloß setzte sich mir in den Hals. Nach bangen Sekunden krächzte eine verzerrte Stimme aus dem Oval der Sprechanlage: »Ja, bitte?«

Meine innere Unruhe ließ mich zusammenfahren.

»Wer ist da bitte? Hallo!« quoll die drängende Stimme aus dem Lautsprecher.

Ich räusperte mich und brachte endlich mein »Bernd Herbort« halbwegs verständlich über die Lippen.

»Ich mache auf.«

Meine Nerven waren bis aufs Äußerste gespannt. Kraftlos drückte ich gegen den schweren Flügel der Holztür. Er öffnete sich bei diesem schwachen Versuch nur einen Spaltbreit und fiel, als solle mir der Eintritt verweigert werden, mit dumpfem Geräusch ins Schloß zurück. Ich klingelte ein zweites Mal, und kommentarlos ratterte der Türöffner erneut. Unmittelbar danach stand ich in einem geräumigen Treppenhaus – in einer Halle. Ich atmete den Geruch von Bohnerwachs, Akten und Büchern ein. Für die Dauer eines Augenaufschlags entstand in mir die Erinnerung an fast vergessene Internatszeiten. Es war mir unangenehm.

Orientierungslos und beklommen ließ ich den ersten Eindruck des fremden Hauses auf mich wirken. Das Treppenhaus war hoch. Betont wurde der Hallencharakter durch einen schweren Lüster, dessen üppige Rosette von einer weiteren Stuckrosette auf der Decke eingerahmt wurde. Ein alter eichener Aktenschrank stand schwer zwischen zwei dunkel gebeizten Zimmertüren auf dem grauen Marmorboden. Neben einer angelehnten dritten Tür wuchs aus einer tönernen, überdimensionalen Bodenvase ein Strauß verwelkter Zweige – wie eine Mahnung an alles Vergängliche dieser Welt. Durch den Türspalt drangen kaltes Neonlicht und das gedämpfte Klappern einer Schreibmaschine. Auf einem kleinen Messingschild las ich: Sekretariat. Befangen schob ich die Tür auf und sah eine über ihre Schreibmaschine gebeugte zierliche, rothaarige Frau. Sie trug mit einem Diktiergerät verbundene Kopfhörer und tippte mit rasender Geschwindigkeit einen Text in die Maschine. Unschlüssig blieb ich am Bürotresen stehen und wartete darauf, von ihr bemerkt zu werden. Kurze Zeit später drehte sie mir ihr schmales Gesicht zu, lächelte und stellte ihr Diktiergerät ab.

»Na, haben Sie uns gleich gefunden?«

»Ja«, antwortete ich geistesabwesend.

»Herr Dr. Vogel ist gleich soweit. Gedulden Sie sich bitte noch einen Augenblick.«

Bei ihren Worten deutete sie mit der Hand auf einen kleinen Nebenraum, der auf den ersten Blick zu modern für diese alte Villa eingerichtet war. Dennoch hatte die Einrichtung Stil.

»Nehmen Sie bitte dort drüben Platz.«

Ich war allein in dem Wartezimmer. Funktional und sachlich wirkten die Sitzelemente aus Chrom und schwarzem Leder, der runde Glastisch, die kleinen Halogenstrahler, die in unregelmäßigen Abständen auf eine Lichtschiene gereiht waren, und die leicht im Zugwind des geöffneten Fensters schwingenden Lamellenvorhänge. Die Sachlichkeit der Einrichtung wurde durch einen riesigen Ficus und bunte Kinderbilder an den weißen Wänden gebrochen. Jedes der Bilder wurde von einem der Halogenstrahler zum Leuchten gebracht. Während ich unkonzentriert eine alte *Spiegel*ausgabe durchblätterte, beobachtete ich ungeduldig aus den Augenwinkeln die Tür, durch die wieder das schnelle Klappern der Schreibmaschine drang. Zweimal ließ mich das harte Läuten des Telefons zusammenfahren. Eine Unendlichkeit später schob endlich eine Hand die Tür auf. Die Sekretärin lächelte mir zu und erklärte freundlich, daß Herr Dr. Vogel nun Zeit für mich habe. Sie deutete auf die Tür, durch die ich gekommen war: »Durch diese Tür die Treppe hoch und dann einfach geradeaus.«

Ich spürte, wie mein Magen sich verkrampfte, als ich meinen Fuß auf die erste ausgetretene Stufe der breiten, knarrenden Holztreppe setzte. Eher inneren als äußeren Halt suchend, erfaßte ich den Handlauf des alten, üppig verzierten Holzgeländers.

Gleich würde ich mehr wissen. Die formlosen Spekulationen über Anzeige und Aussagen würden Struktur bekommen, meine Phantasien würden den Fakten weichen.

Ein großer hagerer Mann in grauem Maßanzug und weißer Krawatte, mit scharf gebogener Nase, langem, schmalem Gesicht und kurzgeschorenem Haarkranz kam mir auf dem Treppenabsatz entgegen und streckte mir eine auffallend große Hand zur Begrüßung hin. Keine sympathische Erscheinung bei erstem Hinsehen. Auf seinem Gesicht lag ein verkniffenes Lächeln. Während er sich, mich unverhohlen musternd, nach meinem Befinden erkundigte, hielt er meine Hand fest und legte seine andere Pranke an meinen Oberarm, so, als begrüße er einen Geschäftsfreund.

»Ich gehe voraus. Kommen Sie bitte.«

Eine Flut erregter Gedanken purzelte mir durch den Kopf. Wie eine an Fäden gezogene Marionette stolperte ich die letzten Stufen hinter ihm her, als sei ich auf dem Weg zum Schafott.

»Ein anstrengender Tag war das heute. Seien Sie froh, daß Sie kein Anwalt sind. Nur Streß.«

Damit ging er in sein Büro und forderte mich auf, Platz zu nehmen. Er selbst ließ sich mit einem leichten Seufzer in einen riesigen ledernen Bürosessel fallen, der hinter einem ebenso riesigen Teakholzschreibtisch stand. Er drehte den Sessel parallel zum Schreibtisch und streckte ungeniert seine Beine weit von sich. Zwischen Zeigefinger und Daumen rieb er mit geschlossenen Augen seine Nasenwurzel, gähnte einmal geräuschvoll, und bevor er sein erstes Wort an mich richtete, schätzte er mich aus müden Augen erneut ab. Das anschließende bedächtige Aufsetzen seiner Brille zelebrierte er wie ein Ritual. Die schwarze Brille auf seiner Adlernase ließ ihn noch eine Spur intellektueller erscheinen.

»Na, was haben wir denn auf dem Herzen?«

In meinem Gefühlszustand empfand ich so eine Frage regelrecht als Affront. Ironisch, fast dreist, gab ich zur Antwort: »Im Prinzip gar nichts. Bis auf so eine kleine, nebensächliche Anzeige wirklich nichts.«

Eigentlich erwartete ich einen bösen Blick, doch Dr. Vogel beugte sich nur weit vor, legte seine Unterarme auf den Tisch, umfaßte sie mit seinen großen Händen und betrachtete mich mit wasserblauen Augen. »Das ist die richtige Einstellung. Lassen Sie sich nicht unterkriegen. Irgendwie werden wir das Schiffchen schon schaukeln.« Wieder setzte er dieses verkniffene Lächeln auf.

Ich ließ meinen Blick durch das Zimmer wandern und entdeckte schräg hinter mir auf einem alten Tisch eine riesige Ansammlung in Reih und Glied sitzender alter Teddybären. Ich konnte mir vorstellen, Briefmarken, Oldtimer oder Bierdeckel zu sammeln – aber Teddybären? Von dieser Passion hatte ich noch nie gehört. Der Anwalt registrierte meine erstaunten Blikke und erklärte mir mit nicht zu überhörendem Stolz: »Manche von ihnen sind über hundert Jahre alt und recht wertvoll. Der teuerste ist unter neun-, zehntausend Mark nicht zu haben.«

»Den könnten Sie mir doch eigentlich schenken. So als Notgroschen«, scherzte ich gequält.

Er ignorierte meine Bemerkung und kam unvermittelt zur Sache. »Sie haben sicher einige Fragen. Schießen Sie los!«

Es wurde ernst. Am liebsten wäre ich aufgestanden und weggerannt. Ich wollte gar nichts mehr wissen, wollte einfach Ruhe, den Kopf in den Sand stecken. Ich hatte furchtbare Panik, daß alles, was gleich aus dem Dunkel zugeklappter Akten hochgeholt werden würde, meine beängstigenden Phantasien übertreffen könnte. Ich reagierte nur mit einem eingeschüchterten Blick. Ungerührt und ungeduldig forderte er mich auf: »Nun fragen Sie schon.«

Wo waren meine quälenden Fragen geblieben, die ich auf der Fahrt hierher im Kopf vorformuliert hatte? Ich fühlte mich wie ein kleiner Junge ohne Schulaufgaben vor den strengen Blicken seines Lehrers. Meine Fragen waren wie ausgelöscht. Ich wäre jetzt lieber in einen lodernden Vulkan gesprungen, hätte mich lieber in das kleinste Mauseloch verkrochen oder in Luft aufgelöst, als den Fortgang der Tragödie zu erfahren. Ich wollte fliehen, wollte alles tun, um die unwahre Wahrheit nicht hören zu müssen.

»Haben Sie keine?« drängte der Anwalt gereizt. Die Worte hämmerten sich durch meine Ohren in mein Gehirn.

»Doch, schon, das heißt, ich weiß nicht so genau«, stammelte ich.

»Ist Ihnen nicht gut?«

Ich meinte, den Boden unter den Füßen zu verlieren. Es war alles zuviel. Im Büro des Anwalts saß nur noch ein Schatten meiner selbst. »Doch, doch es geht schon.«

»Sie haben also keine Fragen!?«

In meinem Kopf tobte nur noch Chaos. »Wie? Ach so, also ...«

»Dann mache ich mal den Anfang, wenn es Ihnen recht ist.« Seine Worte waren so deutlich, wie die eines Nachrichtensprechers. »Ich hatte Sie ja wissen lassen, daß Ihre geschiedene Frau einige üble Dinge über Sie bei der Kripo zu Protokoll gegeben hat und daß ihre Tochter ebenfalls von der Polizei befragt wurde. Ich sag's mal deutlicher: Den Aussagen Ihrer Tochter und Ihrer Exfrau nach, muß an dem Vorwurf des sexuellen Mißbrauchs irgend etwas Wahres dransein.«

Ich starrte den Rechtsanwalt nur sprachlos an.

»Die Aussagen Ihrer Exfrau«, fuhr er fort, »sind unangenehm beeindruckend. Wie war's denn nun wirklich? Was ist der Hintergrund der Aussagen Ihrer Tochter und Ihrer Exfrau? Das haben die beiden doch nicht einfach so erfunden.«

Nicht einfach so erfunden? War der Kerl von allen guten Geistern verlassen? Schockiert setzte ich mich kerzengerade auf. Von Augenblick zu Augenblick schlug meine Panik in Entschlossenheit um, die den Rechtsanwalt befremdet aufblicken ließ. Jetzt war ich es, der seine Augen mit unverfrorenem Blick fixierte.

»Damit wir uns nicht mißverstehen, Herr Dr. Vogel: Sollten Sie auch nur den geringsten Verdacht, die geringste Andeutung in diese Richtung gegen mich äußern, lege ich auf eine Zusammenarbeit mit Ihnen als Anwalt keinen Wert. Ich habe meine Tochter niemals auf eine Art angefaßt, die auch nur den geringsten Anlaß geben könnte, mich des sexuellen Mißbrauchs zu bezichtigen. Entweder begreifen Sie das, oder unser Gespräch ist hiermit beendet!«

Brüskiert und zutiefst getroffen, sprang ich auf. Sofort hob er besänftigend die Hand.

»Das war ja nur ein Test, ich bitte Sie, schließlich muß ich wissen, auf welchen Mandanten ich mich einlasse. Sehen Sie, ich habe als Anwalt schon viele aalglatte Figuren ...«

Meine Wut schwappte über. Irgendwelche lächerlichen Erklärungen konnte er sich sparen. Seine dämlichen Tests sollte er sich in den Hintern schieben. Hier war kein Sklavenmarkt, auf dem man gedemütigten Kreaturen ins Maul glotzte, um die Qualität der Ware zu prüfen. Zornig stand ich mit geballten Fäusten vor ihm, trotz seiner Erklärung nicht bereit, mich wieder zu setzen.

»Beruhigen Sie sich«, redete er beschwichtigend auf mich ein, »schauen wir mal, was wir machen können. Haben Sie Verständnis, daß ich mir ebenso wie Sie, Klarheit über mein Gegenüber verschaffen muß!«

Bei diesen letzten Worten lag so etwas wie Gefühl in seiner Stimme. Doch dann spürte ich schlagartig, wie ich blaß wurde. Hatte ich mir das eingebildet, oder hatte ich das eben richtig verstanden? Was hieß das: Der Aussage ›meiner Tochter nach‹ könnte irgend etwas Wahres ... Ich schluckte.

»Wieso meine Tochter?« wiederholte ich meinen Gedanken mit bebender Stimme. »Was hat meine Tochter mit diesem widerwärtigen Spiel zu tun? Was, um Himmels willen, hat sie wann und wo für eine Aussage gemacht?« Davon hatte der

Anwalt in seinem Anruf vor vierzehn Tagen mit Sicherheit nichts erwähnt.

Ich zitterte am ganzen Körper. Hatte diese Frau ihre und meine Tochter wirklich zu einer Aussage gegen mich, gegen ihren Vater, gebracht? Ich konnte es nicht fassen. Ich glaubte es einfach nicht. Meine Kleine, eine Aussage gegen mich?

Der Schmerz bei diesem Gedanken fuhr mir spürbar in die Glieder. Unendliches Mitleid mit meiner Tochter wallte in mir auf. Eine furchtbare Vorstellung war das!

Alles hatte meine Phantasie durchlebt, aber meine Tochter, hilflos gefangen in diesem rücksichtslosen Spiel? Nein und nochmals nein! Um mich herum stürzten Berge zusammen. Wie erbärmlich, wie unmenschlich, wenn meine Exfrau Anna dazu gebracht hatte, diese Anzeige zu bestätigen und mich, den eigenen Vater, grundlos zu diskreditieren. Was mußte in Anna vorgehen? Wie sollte meine Tochter jemals damit klarkommen? So ein perverses Spiel mit einem Kind! Das durfte, das konnte nicht wahr sein.

Ich machte einige Schritte und beugte mich dann, mit einer Hand auf den Schreibtisch gestützt, zum Anwalt vor und fragte noch einmal ungläubig nach: »Meine Tochter hat eine Aussage gemacht? Gegen mich?«

»Ich kann Ihre Aufregung verstehen, aber sehen Sie den Tatsachen ins Auge.«

»Von wem ist sie befragt worden?«

»Von der Kripo«, kam es nüchtern zurück.

»Aber, aber verdammt, sie kann nichts gegen mich ausgesagt haben!«

»Wieso nicht?«

»Weil es nichts gibt, was sie hätte aussagen können.«

»Nein?«

Ich fand seine eiskalte Provokation widerlich. »Nein!«

Er beobachtete mich wie eine Schlange ihr Opfer. Kraftlos ließ ich mich wieder in den Sessel sinken. In aller Ruhe, mich nicht aus den Augen lassend, schob dieser gnadenlose Mensch jetzt einen schmalen Packen zusammengehefteter Blätter in meine Richtung: »Lesen Sie! Aber bitte, bleiben Sie jetzt ganz ruhig.«

»Warum sagen Sie das so betont?«

Ich sah auf das oberste Blatt, und die Antwort auf meine Frage fand sich beim ersten Blick auf die Zeilen von allein. Zuoberst lag die Anzeige meiner Exfrau.

»Lassen Sie sich Zeit, lesen Sie sich alles in Ruhe durch.«

»Natürlich in Ruhe, ich bin die Ruhe selbst«, warf ich ironisch ein.

Während ich auf das vor mir liegende Papier starrte, drehte ich mir mühevoll eine formlose Zigarette, zog den blitzblanken Chrom-Aschenbecher heran und gab mir Feuer. Ich beugte mich vor, um besser lesen zu können. Ich überflog die ersten Seiten nur – ich wollte und konnte mich diesem Inhalt nur mit Vorsicht nähern. Zu irritiert war ich, zu aufgewühlt, um begreifen zu können, was sich da zusammenhanglos in einzelnen Worten in mein Gehirn brannte: Ejakulation, Zungenküsse, Tabletten, Haschisch, schizophren, homosexuell ... eine bunte Palette von Reizworten. Irgend etwas sollte untersucht werden, von Annas Dackel war die Rede, genau dieselbe Stellung ...

Ich richtete mich ungläubig auf, atmete mit geschlossenen Augen tief durch und kämpfte gegen meine Tränen an. Dann beugte ich mich wieder vor und versuchte, aller Gedankenturbulenzen zum Trotz, in zusammenhängenden Sätzen zu lesen. Stück für Stück bemühte ich mich, den Sinn des Gelesenen wenigstens annähernd zu begreifen, während die Worte »Tochter« und »Aussage« durch meine Gedanken schwirrten. Ich zwang mich, äußerlich ruhig zu bleiben, während mein Herz flog. Bei jedem Satz wurde ein neuer Adrenalinstoß freigesetzt. Mein Körper, mein Geist, alles war in unkontrolliertem Aufruhr. Ich strampelte innerlich darum, die Realität nicht zu verlieren, versuchte das Gelesene nachzuvollziehen, wehrte mich vehement zu glauben, daß ich die Hauptfigur in einem obszönen Possenspiel geworden war. Dann wurde es zuviel. Meine Augen weigerten sich, auch nur noch eine Zeile zu lesen. Ich starrte den Anwalt an.

»Lesen Sie weiter. Sie müssen weiterlesen!« trieb er mich an.

»Ich kann nicht!«

»Reißen Sie sich zusammen!« Er war ungehalten. Nochmal nahm ich diesen Schundroman in meine fliegenden Hände. Nochmal zwang ich meinen aufgerührten Geist, sich mit diesen brutalen Lügen auseinanderzusetzen. Wollte ich handeln, mußte ich lesen – jetzt lesen! Und ich wollte handeln – mich nicht unterkriegen lassen. Hatte ich mir nicht geschworen, gegen dies alles anzukämpfen? Wie groß war meine Chance zu siegen, wenn Richter, Staatsanwälte und sonstige Beteiligte diesen Behauptungen Glauben schenken würden?

Ich mußte mich zur Ruhe zwingen. Ich wollte das begonnene Spiel nicht verlieren. Die Hände, die die Blätter mit den Ungeheuerlichkeiten festhielten, wurden langsam ruhiger. Die kleinen schwarzen Buchstaben tanzten nicht mehr vor meinen Augen. Halbwegs gefaßt, schaffte ich es, einige Sätze des Texts im Zusammenhang aufzunehmen. Was stand da? Kopfschüttelnd pickte ich mir eine Passage heraus.

»Mir war schon längst aufgefallen, daß Anna auf Händen und Knien über den Boden kroch. Dabei sprang oft unser Dackel von hinten auf sie. Im nachhinein habe ich aber das Gefühl, daß sie es zumindest teilweise provozierte. Aus den späteren Gesprächen mit Anna erfuhr ich, daß das offenbar die Stellung oder Haltung war, die sie einnahm, wenn sie mit meinem geschiedenen Mann so etwas tat ...«

Meine Exfrau schien bei ihren Machenschaften wenigstens noch Spuren von Zurückhaltung zu besitzen und umschrieb den angeblichen Mißbrauch mit »so etwas«. Also wie ein Dackel sollte ich meine Tochter von hinten ... Ich sollte meine sechsjährige Tochter in einer Stellung, wie es Köter treiben, mißbraucht haben? Diese Absurdität las ich wieder und wieder. Da waren also ein Dackel, meine Tochter und ich, ein geschiedener Mann und Annas Vater. Das Ganze zusammengemixt, ergab einen Kinderschänder, einen Sexualtäter, ein Schwein.

Bühne des Theaterstücks, so ließ sich aus dem Text an anderer Stelle entnehmen, war das Badezimmer meiner Lebensgefährtin. Jenes Badezimmer, das ich vor einigen Wochen nichtsahnend so intensiv betrachtet hatte: ein Raum ohne Schlüssel mit einem schmalen Gang von 62 Zentimeter Breite zwischen Wanne und Wand, ich 1.84 groß, meine Tochter 1.15 klein ... Ein Aberwitz. Da hätte es nun weiß Gott bequemere Möglichkeiten gegeben.

Ich überflog den Text diagonal und blieb an einem zweiten Abschnitt hängen.

»Außerdem war mir aufgefallen, daß mein geschiedener Mann Anna jeweils ausgiebig mit Zungenküssen begrüßte und verabschiedete, wenn sie bei ihm war. Das Kind versuchte das später dann auch bei mir ...«

Diese Sätze verschlugen mir schlicht die Sprache. Angeblich hatte also die Mutter meiner Tochter vom Fenster aus gesehen, wie ich mein Kind jedesmal mit ausgiebigen Zungenküssen begrüßt hatte – und dabei seelenruhig zugeschaut. Die vernehmende Kriminalbeamtin hatte es nicht für notwendig erachtet, an dieser Stelle nachzuhaken, hatte diese Peepshow kommentarlos akzeptiert. Keine weitere Frage, keine Zweifel. Vielleicht war es für die Frau von der Kriminalpolizei selbstverständlich, daß Väter mit ihren Kindern ausgiebig knutschten und feuchte Zungen in sinnlich geöffnete Kindermünder schoben, während die Mütter die pädophilen Umtriebe ihrer Exmänner gelassen vom Fenster aus verfolgten. Aber schließlich war es eine Mutter, die diese Aussage gemacht hatte. Was hätte also die Polizistin daran hindern sollen, diese glatt vorgetragene Story blindlings zu glauben?

Unbegreiflicherweise wurde ich – der Vater, der Beschuldigte, der mutmaßliche Täter – im weiteren Verlauf nicht ein einziges Mal von dieser Beamtin oder sonst irgendeiner Polizeidienststelle zu all diesen Vorwürfen vernommen. Ich hätte viel zu sagen gehabt, wäre das Auffinden der Wahrheit für die Kripo aus arbeitsökonomischen oder welchen Gründen auch immer nicht zu unbequem und langwierig gewesen. Allen Beteiligten – vor allem meiner Tochter – wäre vermutlich viel Leid erspart geblieben.

Annas Mutter wollte all dies beobachtet haben, ohne dem Kindesvater schallende Ohrfeigen zu verpassen oder ihn zumindest aufgebracht und angewidert zur Rechenschaft zu ziehen. Diesen Knoten in meinen Gedanken konnte ich nicht lösen. *Jedesmal* wollte diese Frau das gesehen haben, ohne sich auch nur ein einziges Mal wie eine Hyäne auf so einen Mistkerl zu stürzen.

Ekel stieg in mir hoch. Weiß Gott, ich liebte meine Tochter. Ich war Annas Vater und nicht ihr pädophiler Liebhaber. Es war unglaublich, daß ich irgendwelche sexuellen Verklemmtheiten durch perverse Triebtäterei mit meiner kleinen Tochter vor den luststeigernden Blicken ihrer Mutter ausgelebt haben sollte. Meine Neigungen gingen nicht dahin, meine Tochter in einem unverschlossenen Badezimmer, das an Unbequemlichkeit nicht zu übertreffen war, vor mir knien zu lassen, um in einem Akrobatenakt mit erigiertem Penis, zitternden Knien und schäumenden Lefzen, eingeklemmt in einen 62 Zentimeter breiten Gang zwischen Badewanne und Badezimmerwand, meinen Penis bis zur Ejakulation auf dem kleinen Kinderrükken auf und ab zu reiben. Das war schier absurd. Und all das sollte – so ging aus dem Protokoll hervor – darüber hinaus noch passiert sein, ohne daß ich mich selbst berührte oder berühren ließ.

Ich war angewidert von den Gedanken, die sich offenbar konkret im Kopf meiner Exfrau festgesetzt hatten. Sie mußte das, was mir nicht vorstellbar war, in ihren Phantasiebildern zugelassen haben. Um so eine widerwärtige Szene vor dem geistigen Auge betrachten zu können, mußte man entweder abartig sein oder eine skrupellose kriminelle Energie und Phantasie in sich tragen.

Diese Frau hatte ich einmal geliebt, hatte mir eine Zukunft mit ihr und meiner Tochter vorgestellt. Großen Glauben an die Vorzüge bürgerlichen Ehelebens hatte ich gehabt – mit einigen Kindern, Hund und, wenn es sein mußte, mit zwei Kanarienvögeln, die das Bürgeridyll zwitschernd abgerundet hätten. Dieses gesellschaftsfähige Traumbild war vor Jahren mit einem schmerzlichen Knall geplatzt – auf eine Weise, die mir selbst heute noch einen Stich versetzte. Die Vertrautheit des ehelichen Zusammenlebens hatte ihr jähes Ende in den Sommerferien vor fünf Jahren gefunden: Nach einigen Ferientagen, die Cornelia mit Anna an der See verbracht hatte, war sie nicht in unser gemeinsames Domizil zurückgekommen, sondern samt Tochter bei ihren Eltern geblieben. Keine Begründung, kein Kommentar. Nur das Ende einer Ehe.

Nochmals bohrten sich mir die Worte Haschisch, Tabletten etc. in die Augen. Jetzt las ich die Stelle konzentrierter. Rauschgift und Tablettenmißbrauch, Schizophrenie und Therapien sowie Dinge, die ich als »Homosexueller« über mich »ergehen lassen mußte« – all solche Nettigkeiten hätten mich angeblich programmiert, stand da. Programmiert zum Sexualtäter!

Hier sollte eine abgründige, desolate Figur mit einer sumpfigen Vergangenheit gezeichnet werden. Dieses Mittel war nur einem Zweck geheiligt: den geistigen Augen Urteilender und Verurteilender ein schräges Persönlichkeitsprofil, ein menschliches Wrack mit asozialen Tendenzen, vorzuführen. Ich fragte mich, wes Geistes Kind meine Exfrau war, wenn sie in der heutigen Zeit Homosexualität zum Beweis sexueller Abartigkeit heranzitierte, zumal ich ihren eigenen Aussagen nach den täglichen Geschlechtsverkehr von ihr gefordert hatte. Wie hatte ich das nur während unserer Ehe, bei meinem ständigen Verlangen, mich ihr gern und lustvoll hinzugeben, nur angestellt? Als angeblich Schwuler? Zumindest diesen Punkt fand ich, trotz des traurigen Kontexts, fast komisch. Das hatte nichts mit modernem Sexualverständnis zu tun, eher mit einer bedauernswerten Verkorkstheit.

In der Tat hatte ich meine ersten sexuellen Mini-Erfahrungen mit Jungen gemacht. Ich war lange Jahre Schüler in einem Jungeninternat gewesen, wie Cornelia richtig behauptete, doch diese ersten Versuche von Knaben, sich selbst in ihrer Geschlechlichkeit zu erfahren, hatten nichts mit mangelndem Interesse am weiblichen Geschlecht zu tun gehabt. Als Lehrerin und Pädagogin hätte sie wissen müssen, wie wichtig und notwendig solche belanglosen gleichgeschlechtlichen Erkundungen für eine gesunde sexuelle Entwicklung sind. Ich wünschte, sie hätte solche netten Erfahrungen mit ihren Geschlechtsgenossinen gemacht, statt heute mit solchen Selbstverständlichkeiten den klassischen Werdegang eines wie auch immer veranlagten Triebtäters zu skizzieren.

Zwei Haschischpfeifen in der Studentenzeit wurden zur Rauschgiftsucht; der im Scherz hingeworfene Satz »Paß nur auf, vielleicht bin ich ja schizophren« machte aus mir einen realen Schizophrenen; eine Therapie, unmittelbar nachdem sie sich von mir getrennt hatte, ließ Rückschlüsse auf einen »desolaten Seelenzustand« zu, und das gegenseitige Schielen in Jungenhosen in der Vorpubertät machte mich in meiner Neigung »sexuell abartig«. Alles wurde dreist gedreht, verbogen und zurechtgequetscht – und dann paßte es:

Der Täter war perfekt.

Ich hätte sie in der Luft zerreißen können. Sie tischte Dinge auf, die so nicht stimmten. Die wirklichen wahren Kernchen lagen, bis auf die Therapie nach unserer Ehe, mehr als zwanzig Jahre zurück. Menschen ohne Denkvermögen mochte man damit beeindrucken können, aber Menschen mit Verstand für zwei Pfennig im Kopf würden stutzig werden. So war mein Glaube. Gewiefte Juristen, täglich mit den Tücken dubioser Wahrheiten konfrontiert, würden die beabsichtigte Wirkung dieser boshaften Intrige problemlos durchschauen. Menschen, die sich nur an sensationellen Schlagzeilen orientierten, könnten sich durch solche Oberflächlichkeiten täuschen lassen, das war vorstellbar. Menschen mit etwas größerem Denkvermögen würden sich jedoch von so etwas nicht hinters Licht führen lassen.

Während ich den Text überflog, durchblätterte und las, entspannte sich im Gegensatz zu mir wenigstens der Rechtsanwalt. Die Augen geschlossen, den Kopf an das Nackenteil seines riesigen Ledersessels gelehnt, ließ er mit ausgestreckten Beinen seinen Tag Revue passieren. Er war ganz ruhig geblieben, schwieg, um mir Zeit zu geben, mich an diese Seite meines Lebens zu gewöhnen, mir diese traurige und zornmachende Arabeske eines verdrehten Geistes zögernd einzuverleiben.

Mein Blick fiel auf ein Wort, einen Namen, den ich irgendwo schon einmal aufgeschnappt hatte: »Mandragora.«

Mandragora – der rätselhafte Begriff wiederholte sich mehrfach in Verbindung mit verschiedenen Frauennamen.

Ohne Frage hatten sie bei der Anzeige eine große Rolle gespielt. Eine Frau vom Jugendamt, Frau Ungemach, arbeitete mit Mandragora zusammen. Eine Psychologin stand Mandragora zur Verfügung, und mehrfach wurde die Freundin meiner Exfrau zusammen mit Mandragora erwähnt – eine von ihrem Vater mißbrauchte Frau. Es war dieselbe Freundin, die seinerzeit mit Cornelia mein Vorleben als mittelalterlicher Häscher entdeckt hatte.

Mandragora! Es mußte sich offenbar um eine Initiative, einen Verein oder so etwas handeln, der sich sexuell mißbrauchter Mütter und Kinder annahm.

Lange Zeit später fiel mir eine Annonce auf, in der eben dieses Mandragora eine lesbische Psychologin suchte. Hier wollten Frauen mit Männern nichts mehr zu schaffen haben. Vielleicht ging frau aber auch nur davon aus, daß die gereichte Lesbenbrust für sexuell mißbrauchte Mädchen besonders geeignet war, ihnen trotz ihrer furchtbaren Erfahrungen ein Männerbild zu vermitteln, das sie im Hinblick auf eventuelle spätere Partnerschaften wieder lebensfähig machte. Kein Zweifel: Eine heterosexuelle Therapeutin mit einem normalen Verhältnis zu Männern widersprach offenbar der Politik von Mandragora.

Diese männerfeindliche Tendenz verbot die Auseinandersetzung mit jedem Mann, ob schuldig oder unschuldig. Mit dieser beklagenswerten Einstellung kochte frau ihr eigenes Süppchen zum »Wohl« sexuell mißbrauchter Kinder. Ich erlaubte mir Zweifel an Mandragoras Kompetenz und Objektivität. Dieser Verein hatte also meiner Exfrau die Rechtfertigung geliefert, die sie benötigte, um ihr eigenes Kind als Mittel zum Zweck zu mißbrauchen. Für Frau Ungemach, selbst für Mandragora tätig, und für die Psychologin von Mandragora, Frau Seelmann, schien alles klar. Die Geschichte meines Lebens, der von Anna provozierte »Dackelsprung« sowie das von der Lehrerin (und nicht von Cornelia) festgestellte apathische Verhalten meiner Tochter, ergaben als Summe einen Täter. Abgerundet wurde das alles durch »wertfreie, qualifizierte« Beurteilungen der einschlägig erfahrenen Busenfreundin Frau Monika König.

»... mit dieser Freundin habe ich mich dann eingehend über Anna unterhalten. Ich muß dazu noch erwähnen, daß diese Freundin selbst als Kind sexuell mißbraucht wurde. Sie hat von daher ein besseres Einfühlungsvermögen ...«

Für diese Menschen, von denen mich niemand kannte, waren meine von Cornelia geschilderte Lebensgeschichte und der offenbar unerschütterliche Glaube an diese Story hinreichend, um händereibend auf eine Anzeige zu drängen. Sie machten sich dabei mitschuldig an etwas, das Anna für lange Zeit ihren Vater nehmen konnte. Hätten die Frauen von Mandragora eine weniger beleidigte Politik betrieben und hätte frau bei Mandragora oder beim Jugendamt den Vater wenigstens einmal Stellung nehmen lassen – und zwar bevor Cornelia Anna tagelang befragt hatte –, wären Anna und allen Beteiligten viel Leid und Sorgen erspart geblieben.

»Auf Anraten von Frau U. habe ich Anna dann direkt zu den Geschehnissen mit meinem Mann befragt. Das zog sich über mehrere Tage hin. Daraus ergab sich, daß mein geschiedener Mann über einen Zeitraum von mehreren Jahren hinweg vielfach sexuelle Handlungen an Anna vorgenommen hat bzw. von ihr an sich hat vornehmen lassen. Konkret habe ich aus Anna herausgefragt, daß sich Anna zumindest im letzten Jahr, als sie bei meinem geschiedenen Mann war, den Unterkörper entkleiden mußte, bzw. mein geschiedener Mann das gemacht hat, und er sich ebenfalls nackt auszog, zumindest daß er die Hose herunterzog. Anna mußte sich dann hinknien. Mein geschiedener Mann kniete sich dann nach den Schilderungen Annas hinter sie und berührte mit dem steifen Glied ihren nackten Rücken, Po und Scheide. Ob er dabei auch mit dem Penis in die Scheide eingedrungen ist, weiß ich noch nicht ...«

Diese Frage ist erstaunlicherweise niemals geklärt worden. Die Antwort darauf wurde von niemandem verlangt. Bis heute nicht.

Drei Tage hatte meine Exfrau gebraucht, um diese Dinge aus unserer Tochter »herauszufragen«. Genug Zeit, um präzise Dinge in meine Tochter hineinzufragen, um die Aussage einzuüben. Der Lehrerin war ein apathisches Verhalten meiner Tochter aufgefallen, aber ihr war nicht die Idee gekommen, sich bei Cornelia nach der familiären Situation zu erkundigen, sondern sie reihte sich brav in den Reigen der »mit Sicherheit Wissenden« ein. Aus Cornelias Schwangerschaftsabbruch kurz zuvor und der darauffolgenden Trennung von dem Mann, der sie geschwängert hatte, hätten sich bessere Gründe für die Apathie eines kleinen Kindes ergeben, als es ein von dem Kind selbst provozierter »Dackelsprung« tat. Der Schwangerschaftsabbruch, die Trennung von ihrem Freund und damit auch die Trennung von dessen drei Kindern, die die täglichen Spielgefährten von Anna gewesen waren, hatten sowohl in Cornelias als auch in Annas Innerem schmerzliche Wunden hinterlassen. Sie waren schlimm genug, daß der Mutter in ihrem Schmerz die Apathie ihrer Tochter nicht aufgefallen war. Und ebenso konnten sie der Grund sein, warum Anna in eben diese Apathie gefallen war.

Cornelia selbst hatte mir von all diesen Dingen vor einiger Zeit bei einem Essen in einem Restaurant erzählt – dem ersten und letzten gemeinsamen Essen nach unserer Scheidung vor zwei Jahren.

»Können Sie sich das vorstellen?«

»Was bitte? Entschuldigung, was sagten Sie?« Der Anwalt war aus seinem Halbschlaf hochgeschreckt und brauchte einen kurzen Moment der Besinnung. Er sah kurz auf die Uhr. »War heute wirklich ein anstrengender Tag.«

»Können Sie sich vorstellen, daß einer Mutter ein völlig verändertes Verhalten der eigenen Tochter nicht auffällt?«

Ich war erstaunt, wie sachlich ich nach den anfänglichen Gefühlsstürmen fragen konnte. Er betrachtete mich über seinen

Brillenrand hinweg wie ein Psychiater seinen Patienten, stützte seinen Körper mit den Armen auf dem Schreibtisch ab und antwortete: »Das ist vorstellbar, wenn sie selbst gestreßt ist. Wissen Sie, wie es ihr geht?«

Mein Inneres hatte sich stabilisiert, und es war beruhigend und spannend zugleich, entlastende Erklärungen zu entdekken. »Sie hatte kürzlich eine Abtreibung, und ihr Freund hat sich mit seinen Kindern von ihr getrennt.«

Ein Gespräch mit meiner Tochter schoß mir durch den Kopf. Sie hatte mir einiges von ihrem Zuhause erzählt und dabei nicht sonderlich begeistert den Freund meiner Exfrau erwähnt. Neugierig geworden, hatte ich genauer nachgefragt:

»Magst du Mamas Freund nicht so gerne?«

»Doch, irgendwie mag ich den ja. Aber ich find' das nicht schön, wenn der mit Mama rumschmust. Ich bin dann ganz alleine, und dich mag ich viel lieber. Nimmst du Mama auch wieder in den Arm?«

Nur jetzt keine Gefühle hochkommen lassen. Ich durfte Kopf und Seele nicht auf Spaziergänge schicken. Sachlichkeit war in dieser Situation gefordert. Gedankliche Eskapaden lenkten von der Suche nach entlastenden Fakten ab.

»Na, sehen Sie, da haben wir doch schon einen Grund. Wollte Ihre Exfrau damals eigentlich noch weitere Kinder haben?«

»Ja, es war ihr größter Wunsch.«

»Und Sie?«

»Ich auch, aber zu einem späteren Zeitpunkt. Sie sehnte sich sehr nach weiteren Kindern.«

»Aber warum hat sie dann abtreiben lassen?«

Ich zögerte mit der Antwort. »Ja, warum eigentlich? Vielleicht, hm, na ja, sie ist berufstätig. Die Beziehung war wohl auch nicht das Wahre. Ihr Lover hat sich kurze Zeit später von ihr getrennt.«

»Wer hat sich bitte getrennt?« In dieser Frage lag eine nicht zu überhörende Maßregelung. Er stand noch nicht auf meiner Seite!

»Ihr Freund. Habe ich etwas anderes gesagt?«

»Ich glaubte, etwas anderes verstanden zu haben«, trieb er das Spielchen weiter.

Ich mußte zurückhaltend bleiben. Er war nicht einschätzbar, und das war Grund genug zur Sorge. Zuviel Undurchsichtiges lief hinter den offiziellen Fassaden der Justiz ab. Konnte ich ihn nicht restlos von meiner Unschuld überzeugen, hatte er als mein Anwalt sicher genügend Möglichkeiten, bei den über mich urteilenden Richtern die Weichen gegen mich zu stellen. So etwas war zwar ein ungesetzliches, aber durchaus praktiziertes Mittel, um den Arbeitsaufwand zu verringern. Das ganze nannte sich dann Prozeßökonomie. Diesen Spiegel hatte erst kürzlich ein Magazin den Gerichten vorgehalten.

Ich blieb auf der Hut. Betont ruhig bat ich den Anwalt um eine Einschätzung der Situation. Ich wollte seine Haltung abtasten, brannte auf seine fachkundige Stellungnahme.

»Was halten Sie von der Anzeige, von der Sache mit dem Dackel und von Mandragora?«

»Ist der Dackel ein Rüde?« Der Anwalt wirkte jetzt fast verschmitzt.

»Ja, sicher.«

»Wie alt ungefähr?«

»Zirka drei Jahre.«

»Die sind in dem Alter ganz schön scharf.«

»Ja, und was halten Sie also von all dem?«

Er ließ sich zu keiner Stellungnahme hinreißen. »Haben Sie die Anzeige schon ganz gelesen?« fragte er mit hochgezogenen Augenbrauen.

»Das meiste ja.« Ich hatte mich jetzt ganz gut im Griff.

»Nun, wir haben noch Zeit, und ich hoffe, Sie haben ein gutes Nervenkostüm.«

Mit dieser Bemerkung schob er mir einige weitere Blätter über den blankpolierten Schreibtisch. Ich warf ihm einen fragenden Blick zu. Was hatte er damit gemeint – haben Sie ein gutes Nervenkostüm? Wenn ich den ersten Teil überstanden hatte, würde ich auch den zweiten überstehen. Ich musterte ihn argwöhnisch, und ohne daß ich gefragt hatte, bemerkte er auf meinen Blick hin: »Nun, Nerven werden Sie jetzt brauchen. Das von Ihrer Tochter ist hautnäher als das von Ihrer Exfrau.«

Ich spürte mein Blut wieder stärker pulsieren.

Ich war während des Lesens so gefangen gewesen, so tief hatte es mich berührt, daß ich das Entscheidende, die Aussage meiner Tochter, völlig vergessen hatte.

»Schlimmer kann das auch nicht sein«, versuchte ich mich laut zu beruhigen. Was konnte ein Kind schon Großartiges zu berichten haben, wenn es nichts Schlimmes erlebt hatte?

»Warten Sie's ab.« Sein verdammtes Grinsen gefiel mir nicht.

Mein Selbsttäuschungsversuch hinterließ einen bitteren Beigeschmack. Es war trügerisch zu glauben, daß das, was nicht sein konnte, auch nicht war. Bevor ich mich mit Annas Aussage beschäftigte, schob ich meinem Anwalt die Anzeige meiner Exfrau wieder zu. Noch einmal registrierte ich die ersten Zeilen:

»Ich möchte hier anzeigen, das mein geschiedener Mann ... seit Jahren an meiner Tochter Anna sexuelle Handlungen vorgenommen hat. Angefangen hat das schon, als meine Tochter Anna noch ein Baby war ...«

Fünf Jahre Ehe zusammengepfercht in einem fünfseitigen Anzeigenprotokoll. Jedes Jahr eine Seite. Fünf lange Jahre – mit schlechten Tagen, aber auch mit wunderschönen, die diese Ehe trotz der Trennung letztlich lohnend gemacht hatten. Nun war ich als der ehemalige Ehemann, Freund und Geliebte durch Unwahrheiten zerpflückt und zu einem Ungeheuer, zu einem Kinderschänder, wieder zusammengestückelt worden. Ein erschütternder Fakt. Während die angebliche Tat dieses »Kinderschänders« geahndet werden sollte, ging die eigentliche Täterin ungestraft und erhobenen Hauptes, eine Kohorte von Lobbyistinnen hinter sich versammelt, über den staubigen Kriegsplatz. Sie konnte unsere Tochter mißbrauchen, sich ihrer wie eine hölzerne Schachfigur bedienen, ohne von irgend jemandem zur Rechenschaft gezogen zu werden. Im Gegenteil, ihr wurde sicherlich noch Beifall gespendet und ihr trauriger Mut bewundert. Diese Perversion wollte mir einfach nicht in den Kopf. Sie hatte die Bequemlichkeit und die Ignoranz der Behörden ebenso auf ihrer Seite wie die gegen Männer prügelnde Horde der vom Leben gebeutelten Damen von Mandragora, und der Prügel in ihrer Hand hatte in diesem Fall keinen anderen Namen als Anna. Lehrerin, Jugendamtmitarbeiterin, Kriminalbeamtin, die Frauen von Mandragora und die »Lebensberaterin« und Busenfreundin von Cornelia verschwendeten nicht einen Gedanken daran, was nach der Schlacht von diesem Prügel übrigbleiben würde.

Nicht denken. Nur nicht weiterdenken. Ich durfte mich nicht in solchen Überlegungen verlieren. Wenn ich wirklich der Mann war, den Cornelia ihren Gesinnungsgenossinnen beschrieben hatte, warum war sie dann nicht schon längst vor unserer Ehe vor diesem schwulen und schizophrenen Drogen- und Tablettenabhängigen über alle Berge geflohen? Keine Frage versuchte, dieses Rätsel um ihr Ja zu ihrer Ehe mit mir, diesem so »desorientierten, charakterschwachen Mann« zu klären. Warum hatte sie damals dieses Kind mit mir gewollt und sich sehnlichst weitere gewünscht?

Wenigstens war ich nicht irgendwelcher aggressiver Mißhandlungen bezichtigt worden, hatte Anna nicht geprügelt und Cornelia nicht vergewaltigt – ich durfte aufatmen. Es hätte tatsächlich noch schlimmer kommen können. Aber warum grenzten alle Frauen, die Kriminalbeamtin unverständlicherweise eingeschlossen, den Vater bei ihrer Urteilsfindung aus?

Die Erklärung war unkompliziert. Es war keine Anzeige, um der frevelhaften Tat eines Mannes willen, der durch eine unfehlbare Justiz seiner gerechten Strafe zugeführt werden mußte. Nein, es war vielmehr der gemeinschaftliche erbitterte Kampf dieser Frauen gegen das alles vergewaltigende Kollektiv der Männer. Frauen, die sicherlich zum Teil bedauernswert schlechte Erfahrungen mit dem anderen Geschlecht gemacht hatten, machten Front, drehten Spieße um, ließen auf subtile Art Männer über die Klingen springen. Sie vertieften die Gräben zwischen den Geschlechtern, statt das Gespräch zu suchen.

Meine Phantasie war nicht mehr zu bremsen. Ich sah sie deutlich vor mir, die Heerscharen jener hennagelockten Engel in Latzhosen und mit von ihren männlichen Widersachern gestutzten Flügeln, Tarot-Karten in der einen und Pendel in der anderen Hosentasche. Aus ihrer individuell sicherlich berechtigten Verbitterung heraus wollten sie zwar helfen, aber sie steckten offenbar so voller unverarbeiteter Konflikte, daß diese Hilfe schlichtweg zum Racheakt entartete. Solange sich diese verletzten Frauen bei ihrer Selbsthilfe in ihren eigenen Zirkeln hielten, sollte mir das halbwegs egal sein. Aber wenn sie heranwachsende Kinderseelen für Zwecke benutzten, die weit über das eigentlich ehrenwerte Ziel hinausschossen, dann fand ich das mindestens ebenso kriminell wie das, was sie versuchten, mir zu unterstellen.

Wer hätte nicht verstehen können, wenn sich Frauen trafen, um gegenseitig Erfahrungen auszutauschen, sich gegenseitig aufzubauen, wenn sie mit ihren Partnern schlimme Erfahrungen gemacht hatten – Erfahrungen, die eine nur allzu verständliche Solidarität nach sich zogen? Aber war es nicht, gelinde gesagt, unklug, diese Erfahrungen zu verallgemeinern? Verlor sich dadurch nicht der Blick für Fairneß? Zu gerne hätte ich mich mit einigen der Frauen von Mandragora getroffen, um meinen Standpunkt darzulegen.

Trotz der Anzeige hatte ich noch Gefühle für Cornelia. Es war nicht nur Haß in mir, auch tiefe Trauer, Mitleid und großes Unverständnis. Doch den Teil in ihr, der diese Anzeige konstruiert hatte, der auf dieses bedauernswerte Niveau abgestiegen war, den verachtete ich in diesem Moment. Auf mein »Warum« wollte sich mir nicht die geringste Antwort anbieten. Keine Chance eröffnete sich mir, wenigstens den allerkleinsten dieser fatalen Winkelzüge nachzuvollziehen. Sie paßten in kein Raster meiner grauen Zellen. Hätte ich sie je verprügelt, hätte ich sie je gequält, hätte ich sie je vergewaltigt – es wäre verständlicher gewesen. Aber so fand ich keine Antwort.

4

Meine gedanklichen Ausflüge wurden durch den Anwalt unterbrochen. »Lesen Sie, lesen Sie weiter! Die Aussage Ihrer Frau war erst der Vorspann. Die brisante Pointe liegt in der Aussage Ihrer Tochter.«

Seine Ausdrucksweise brachte mich durcheinander.

»Ja, ja natürlich. Wieso Pointe? Also witzig finde ich das nicht.« Ich musterte ihn vorwurfsvoll. »Die Menschen, haben die ..., also, ich meine, die Menschen im Umfeld meiner Exfrau, die ihr zu der Anzeige geraten haben, haben die überhaupt mal hinterfragt, was sie da in Gang setzen?«

»Ich bitte Sie, Sie sind nicht hier, um mit mir Hypothesen zu diskutieren. Lesen Sie weiter, dann haben wir anschließend genug zu diskutieren.«

Ich spürte den Druck in meiner Magengegend wieder stärker werden. Mein erster Blick auf Annas Aussage ließ mich nur die gliedernden Elemente des Schriftstücks registrieren.

Frage:
Antwort:
Frage:
Antwort:
Frage:

Beim ersten Hinsehen wirkten die Worte wie ein Leitfaden für eine Quizsendung oder ein protokolliertes Frage- und Antwortspiel zwischen einem Psychologen und seinem Patienten. Eine komische Vorstellung – innerlich mußte ich lachen, wie jemand bei einer Beerdigung, in dem sich alles gegen den harten Zugriff der Wirklichkeit wehrt.

Meine Tochter hatte also in einer Polizeidienststelle gegen mich ausgesagt? Meine Tochter? Vielleicht irgendwer, aber nicht meine Anna. Nicht die Anna, die ich kannte, mit ihren großen blauen Augen und ihrer kleinen Stupsnase. Nicht die Anna, die so oft gesagt hatte: »Papa ich hab dich soooo lieb«, und die, während sie das »soooo« mit rundem Mund dehnte, ihre kleinen Ärmchen, so weit sie konnte, ausbreitete, um zu zeigen, wie groß ihre Liebe war. Dennoch blieb das bedruckte Papier vor mir Realität. Ich blätterte auf die letzte Seite des Protokolls und las:

»Vermerk: Frau X. wollte zunächst bei der Anhörung von Anna zugegen sein, weil sie annahm, daß das Kind dann eher bereit sei, bei der Kriminalpolizei etwas zu erzählen. Als Anna jedoch zum eigentlichen Geschehen befragt werden sollte, setzte sie sich, wie hilfesuchend, auf den Schoß der Mutter, sagte aber nichts mehr. Auch gutes Zureden der Mutter half nichts. Als Frau X. dann unter einem Vorwand das Zimmer verließ, bereitete die Anhörung plötzlich keinerlei Schwierigkeiten mehr.

...

Frau X. hatte nach eigenen Angaben mit Anna den Besuch bei der Polizei besprochen. Es entstand jedoch nicht der Eindruck, daß sie das Kind bezüglich einer Aussage beeinflußt hatte. Es stellte sich zum Beispiel heraus, daß Anna der Mutter bezüglich ihrer Beobachtungen bei der Ejakulation noch nichts berichtet hatte. Die Angaben des Kindes waren insgesamt schlüssig.«

Hatte ich mich vor dem Lesen dieses Absatzes noch in die Phantasie eines Quizspiels geflüchtet, holte mich das Gelesene auf die Ebene der Realität zurück. Nein, weiß Gott, ein Spiel war dies nicht, es war der Versuch, Meuchelmord an Annas und meiner Seele zu begehen, immer tiefer, immer brennender in eine geschlagene Wunde zu bohren. Es ging nicht um Spielpunkte, sondern um zerschmetternde Treffer. Kalter Angstschweiß bildete sich auf meiner Stirn. Es kostete mich unbeschreibliche Überwindung, auf die erste Seite des Schriftstücks zurückzublättern. Mein ganzes Hoffen auf den Mann, der vor mir saß und den ich jetzt nur noch aus den Augenwinkeln wahrnahm, zerschellte an den ersten Sätzen, die ich wahllos aus dem Aussageprotokoll pickte:

»Antwort: Der hat das fast an allen Tagen gemacht, ganz wenig hat er das nicht gemacht.

...

Antwort: Er ist dann immer an meinen Popo gegangen und an meine Scheide. (Anna demonstriert: setzt sich in die Hocke, Vater setzt sich ebenfalls in die Hocke, und zwar hinter ihren Rücken.)«

»Das ist nicht wahr! Das, was Anna hier sagt, ist nicht wahr!« Fast hätte ich laut geschrien. Ich fühlte mich wie ein Opfer, das vor einem Täter in die hinterste Ecke eines Raums zurückweicht. Wie an Fäden gezogen, schüttelte ich meinen Kopf, dazu konnte ich nichts mehr sagen. Es gab dafür keine Worte. Ich war mundtot. Jeder Versuch, mein Gefühl der Ohnmacht zu formulieren, meine rasenden Gedanken auszusprechen, wäre nur in platten Worthülsen steckengeblieben und hätte nichts mit dem zu tun gehabt, was sich in mir an Zorn und Schmerz ausbreitete. Kein Schmerz, der sich in lauter Klage äußert, es war jener lautlose Schrei, der nicht nach außen getragen wird, der aber jede Zelle des Körpers durchdringt.

Ich spürte, wie mir die Tränen die Wange hinunterliefen, und der durchsichtige Schleier vor meinen Augen ließ die Teddybären neben mir tanzen.

»Ich weiß, es tut weh. Ich lasse Sie ein paar Minuten allein.« Der Rechtsanwalt stand auf und berührte im Vorbeigehen mit leichtem, tröstendem Druck meine herunterhängenden Schultern.

Deprimiert ließ ich meinen Kopf auf den Schreibtisch sinken und weinte hemmungslos, ließ meinem Schmerz freien Lauf.

Ein anderes Bild von Anna entstand jetzt in meinem Geist: ein ernstes Gesichtchen, freudlos und anklagend, ohne eine Spur von dieser verzaubernden Kindlichkeit und der Gelöstheit, die ich so sehr liebte. Es war das Bild einer Klage, einer Anklage gegen Eltern, deren einer Teil willentlich und deren anderer Teil erzwungenermaßen anfing, den ehemaligen Partner auf niedrigstem Niveau zu bekämpfen. Bei diesem Kampf konnte es nur Verlierer und niemals einen Gewinner geben – allenfalls Befriedigung eines niedrigen Rachegelüsts konnte das traurige Ergebnis sein. Der Hauptverlierer würde ein Kind sein. Ich hätte meine Exfrau wachrütteln wollen, aber sie hatte sich abgeschottet. Ich hätte meine Tochter trösten wollen, aber ich wußte nicht wie.

Dieses Gesichtchen in meinen Gedanken war eine bittere Mahnung und zugleich eine traurige Bitte, ein stiller Ruf nach Hilfe und eine zaghafte Aufforderung meiner Tochter, sie nicht in ihrem Kindsein, in ihrer Hilflosigkeit alleinzulassen. Ich durfte nicht versagen, ich mußte, um ihr helfen zu können und mich selbst zu retten, innere Standfestigkeit haben, mußte mich stark machen für diesen ungleichen Kampf, durfte nicht abrutschen in Verzweiflung und Resignation. Meine Hände ballten sich zu Fäusten, und ich atmete tief durch. Wie aus weiter Ferne spürte ich meinen Willen und meine Entschlossenheit zurückkehren. Der Inhalt des vor mir liegenden Skripts würde mich nicht den Auftrag vergessen lassen, meiner Tochter und mir selbst zu helfen!

Entschlossen richtete ich mich auf und widmete mich erneut der Aussage, immer darauf bedacht, keinen der Sätze tiefer als notwendig in meine Seele eindringen zu lassen und nicht zu vergessen, daß dieser vor mir liegende Fall mein eigener war.

»Frage: War das wie Pipi?

Antwort: Nein, das war ein bißchen anders. Dann kamen immer so kleine härtere Körnchen raus, so'n bißchen hart, nur ein ganz bißchen. So beige-gelb irgendwie war das.

Frage: Stand das Glied ab oder hing es herunter?
Antwort: Das hing einfach so runter. Das hat der auch manchmal nur so an die Seite gehalten …«

Das waren also die Aussagen meiner Tochter. Fast erleichtert atmete ich auf, mein Glied hatte also runtergehangen, beige-gelb war die mysteriöse Flüssigkeit und enthielt härtere Körnchen. Wenn ich augenblicklich auch vieles nicht richtig einzuordnen wußte, eins wußte ich mit Sicherheit: Kein gesunder Mann in meinem Alter ejakulierte ohne Erektion, und erst recht nicht eine beige-gelbe Flüssigkeit mit härteren, kleinen Körnchen.

Der Rechtsanwalt war wieder hereingekommen. Sicherlich erleichtert darüber, mich gefaßt lesen zu sehen, hütete er sich, mich zu unterbrechen. Bei aller inneren Angespanntheit und ängstlichen Neugier blickte ich von meinem Text auf und sah ihn fast belustigt an. Erstaunt, mich in sehr viel besserer Stimmung als vor ein paar Augenblicken zu sehen, meinte er: »Sieht ja fast so aus, als hätten Sie Ihre Fassung wiedergefunden.«

»Im Moment scheint es zumindest so.«

»Und darf ich den Grund Ihres Stimmungswandels erfahren?«

»Wie soll ich es Ihnen erklären?« Irgendwie war es mir peinlich, darüber zu reden. Aber deswegen war ich hier.

»Wußten Sie, daß mein Samen im Gegensatz zum Samen aller Männer dieser Welt gelb und körnig ist? Und daß ich, ohne mich anzufassen oder angefaßt zu werden und außerdem ohne Erektion, ejakulieren kann?«

Ich las ihm kurz die entsprechende Passage aus dem Protokoll vor, und er hörte amüsiert zu.

»Wissen Sie«, schmunzelte er, »die Wege der Evolution sind unerforschlich. Vielleicht sind Sie eine Mutation, ein gentechnisches Novum. Mit einem Wort, ein spannender Fall für die Wissenschaft.«

Während ich mit einem Ohr seinen geistigen Ergüssen folgte, blätterte ich grinsend und kopfschüttelnd im Protokoll weiter. Mein Grinsen erstarrte allerdings, als mein Blick einen Satz erfaßte, der mich wieder aus der Fassung geraten ließ. Mit einem Wort unterbrach ich die biologischen Betrachtungen des Anwalts: »Unfaßbar!« Ich glaubte nicht richtig gelesen zu haben, aber dort stand es:

»Antwort: Wir wohnen jetzt woanders, wir wohnen erst wieder bei Oma, wenn Mama weiß, daß Papa keine Männer dahin schickt. Mama hat Angst und ich auch. Wir haben Angst, daß Papa einen schickt, und der will uns dann ganz schön verkloppen.«

Wir haben Angst ... Männer ... will uns verkloppen ...

Diese Worte versetzten mir einen Tiefschlag. Niemals hatte ich meine Tochter geschlagen oder ihr auch nur den kleinsten Klaps auf den Hintern gegeben, niemals in ihrem kleinen Leben hatte ich ihr einen Grund gegeben, sich vor mir zu ängstigen, und nun war es ihre eigene Mutter, meine ehemalige Frau, die meinem Kind ihre eingebildete Angst überstülpte. Wenn sich Cornelias Angstphantasien noch entfernt nachvollziehen ließen, so fand ich es jämmerlich und traurig, daß sie ihr eigenes Problem auf meine Tochter ablud. Einem völlig wehrlosen Kind rücksichtslos und grundlos eine solche Furcht vor dem eigenen Vater zu vermitteln, überstieg die Möglichkeiten meines Begreifens. Zum erstenmal wünschte ich mir jetzt, Cornelia vor mir zu haben – die Auswirkungen meines Zorns hätten ihre Phantasien weit übertroffen. In meinem Kopf setzte sich eine Orgie der Wut in Szene, in deren Zentrum Cornelia stand. In diesem Moment hätte mich niemand davon abhalten können, sie umzubringen.

»Dieses Miststück! Dieses elende Miststück!«

Der Rechtsanwalt sah verdutzt und erschrocken über den dunklen Rand der Brille. »Na, na, beherrschen Sie sich doch wieder ...«

»Beherrschen? Ich kann's beim besten Willen nicht fassen! Ich glaube es einfach nicht! Meine Tochter hat Angst, von irgendwelchen Schlägern verprügelt zu werden, die ich ihr und ihrer Mutter angeblich nach Unterweltart auf den Hals hetze!«

Schlagartig waren mir Szenen aus unserer Ehe gegenwärtig, Situationen, in denen wir zusammen gelacht und gescherzt hatten, ein Bild, in dem wir zusammen in einem Wäldchen spazierengegangen waren. In einem weiteren sah ich meine Tochter in ihrem Kinderwagen unter dem blühenden Kirschbaum schlafen, davor unser Hund, hingegossen wie eine Sphinx, bei kleinsten Geräuschen seine Ohren spitzend. Ich sah Anna, wie sie sich mit zwei Jahren ihren ersten Mohrenkopf in den Mund stopfte. In dieses Wirrwarr der Gedanken schoß immer wieder der Satz: »Wir haben Angst, daß Papa einen schickt, und der will uns dann ganz schön verkloppen ...«

Es war zum Verrücktwerden. Meine Tochter hatte wirklich Angst vor mir, ihrem Vater. Wochen vorher, bei unserem letzten Treffen, hatte ich mit Florian und Anna, ein Kind rechts und das andere links im Arm, auf dem Teppich meines Wohnzimmers gelegen und hatte mir mit ihnen *Dornröschen* im Fernsehen angesehen. Vorher war ich mit Anna über den Weihnachtsmarkt gegangen. Sie hatte mit geröteten Wangen auf einem bunten Karussellpferdchen gesessen. Bei jeder Drehung hatten mich ihre Augen aufs neue gesucht. Wenn sie mich entdeckt hatten, hatte sie selig gelächelt und mutig eine Hand von den kleinen Zügeln genommen, um mir fröhlich zuzuwinken. Doch zu diesem Zeitpunkt hatte sie also Angst vor mir. Die Mutter hatte ihr gesagt: Dein Papa schickt böse Männer.

Eine ekelhafte Phantasie drängte sich mir auf: Zwei Männer mit mächtigen, beringten Händen, verspiegelten Sonnenbrillen auf ihren platten Nasen, lehnen cool an der Haustür, und während Anna die Tür öffnet, haben sie auch schon den Fuß in den Türspalt gestellt und fegen sie mit einem Stoß zur Seite. Mit einem gellenden Schrei stürzt sie zu Boden; dann packen sie Cornelia, schlagen ihr gnadenlos ins Gesicht. Anna rappelt sich auf, stellt sich flehend und weinend hinter einen der Männer: »Tut meiner Mama nichts! Laßt meine Mama los!« Ihre kleinen Hände zerren an dem Nadelstreifenanzug, und im gleichen

Atemzug wird sie von einer der beringten Pranken in eine Ecke des Raums geschleudert. Sie bleibt reglos liegen ...

In Sekundenschnelle spulte sich dieser Horrorfilm in mir ab. Völlig desorientiert stand ich auf und versuchte, irgendeinen Gegenstand mit meinen Blicken zu fixieren, um diese furchtbare Phantasie aus meinem Kopf zu bekommen.

»Ich lese keinen Satz mehr! Nichts mehr! Nicht mehr eine Silbe! Ich kann nicht mehr! Ich habe die Schnauze voll!«

»Ich weiß, wie hart das für Sie ist.«

»Gar nichts wissen Sie! Haben Sie so was schon selbst erlebt? Haben Ihre Kinder Ihnen jemals gesagt, daß sie Angst vor finsteren Gestalten haben? Vor Schlägern, die Sie ihnen auf den Hals schicken? Eine Scheiß-Ahnung haben Sie!«

Ich schrie die Wut einfach aus mir heraus. Der Rechtsanwalt unterbrach mich nicht. Er schien begriffen zu haben, daß ich nicht mehr zugänglich war, daß meine Qual nach außen mußte. Meine Seele brauchte Luft. Sein Verständnis war routiniert. Es war das Verständnis eines Mannes, der schon viele solcher Reaktionen mitbekommen hatte. Er wußte, es würde vorbeigehen.

Tatsächlich spürte ich nach einer Weile, wie sich meine Wut legte. Der Verstand fing wieder an zu arbeiten. Der Sessel schwang leicht hin und her, als ich mich resigniert hineinsinken ließ. Ich mußte weiterlesen, mußte Punkte finden, die diese Groteske beendeten.

»Wollen Sie wirklich weiterlesen?« fragte er zögernd.

Ich nickte. Es würde mich nichts mehr schocken können.

»Sind Sie sicher?«

Ich antwortete nicht. Er sah ja, was ich vorhatte. Komisch, eben hatte er mich so gedrängt zu lesen, jetzt schien er sich um meinen Gemütszustand zu sorgen. Ich zog den Text über die Schreibtischkante wieder zu mir hin und schlug die nächste Seite auf.

»Frage: Hat Papa dir öfter ein Küßchen gegeben?
Antwort: Ja, ich ihm aber auch.

Frage: Ist denn da ein Unterschied, ob du ein Küßchen von Mama oder von Papa bekommst?
Antwort: Nein, da ist kein Unterschied.«

»Da ist also kein Unterschied«, wiederholte ich laut.

»Wobei nicht?«

Ich sah den Rechtsanwalt herausfordernd an. »Meine Exfrau hat doch ausgesagt, sie habe beobachtet, daß ich Anna bei jedem Abholen und Zurückbringen mit Zungenküssen begrüßt und verabschiedet haben soll. Anna antwortet allerdings bei der Polizeibeamtin auf die Frage, ob die Küßchen ihrer Mutter und die ihres Vaters unterschiedlich gewesen seien, da gäbe es keinen Unterschied. Damit ist entweder bewiesen, daß Cornelia gelogen hat, oder aber sie müßte Anna ebenfalls mit Zungenküssen küssen. Ist doch seltsam, oder?«

»Das wird uns nicht viel nützen.«

»Wieso nicht? Es geht darum, Punkte zu finden, die Cornelias Aussagen durchlöchern.«

»Sie mögen glauben, mit solchen Entdeckungen die Grundaussage durchlöchern zu können. Die Gerichte neigen aber gerade im Zusammenhang mit dem Vorwurf des sexuellen Mißbrauchs dazu, sehr großzügig mit den Aussagen der Kinder zuungunsten der Männer umzugehen. Das macht in solchen Fällen die Verteidigung oftmals schwierig.«

Er überlegte kurz, bevor er seine Gedanken ausweitete. »Die öffentliche Diskussion dieses Themas in der letzten Zeit hat leider manchen der sowieso überlasteten Richter und Staatsanwälte – ich will es einmal vorsichtig ausdrücken – etwas oberflächlich und nicht selten für Klischees empfänglich gemacht.«

»Wird es dadurch einigen Frauen nicht verdammt leicht gemacht, mit solchen Behauptungen und solchen Anzeigen Väter nach Gutdünken von ihren Kindern zu trennen?«

»Das ist die Krux an der Sache. Oftmals sind die Wahrheitsgehalte solcher Aussagen nur schwer zu bestimmen. Die Gerichte sind vorsichtig. Im Falle eines angezeigten sexuellen Mißbrauchs von Schutzbefohlenen – so heißt der Ausdruck in der Juristensprache – verurteilen die lieber einen zuviel als einen zu wenig. Zumindest hier bei uns.«

»Wieso denn gerade bei uns?« fragte ich irritiert.

»Das hängt einfach mit unserem Bewußtsein zusammen. In den Staaten, zum Beispiel, hat sich dieses Bewußtsein insoweit geändert, als man da empirischen Untersuchungen zufolge weiß, daß zirka dreißig Prozent der angezeigten Fälle induzierte Fremdbeschuldigungen sind.«

»Was bedeutet ›induzierte Fremdbeschuldigung‹?«

»Induzierte Fremdbeschuldigung bedeutet«, klärte er mich auf, »daß Frauen ihren Kinder unter Ausnutzung der Kindesphantasie so etwas einimpfen. Das heißt im Klartext: Männer werden von ihren Frauen angezeigt, und die Kinder bestätigen den Vorwurf, ohne daß tatsächlich so ein Verbrechen stattgefunden hat.«

»An die Kinder denken diese Frauen wohl gar nicht. Das ist doch eine Sauerei«, erboste ich mich.

»In den Staaten hat sich in diesem Zusammenhang der Begriff ›Mißbrauch des Mißbrauchs‹ etabliert. Es ist ein Ausdruck, der die Sache treffender nicht beschreiben kann. Bei uns ist die Entwicklung noch nicht so weit.«

»Und darum werden bei uns vermutlich eine Menge Männer unschuldig verurteilt, oder?«

»Das ist bedauerlicherweise nicht auszuschließen«, fuhr er fort, »nur, was wollen Sie machen? Wollen Sie in Fällen, in denen die Wahrheit nicht eindeutig gefunden wird, die Männer einfach laufenlassen?«

»Es heißt doch, im Zweifelsfall für ...«

»Ja, das ist zwar richtig«, unterbrach er mich, »aber was ist mit den Männern, die aufgrund mangelnder Beweise freigesprochen werden, obwohl sie die Tat begangen haben? Was geschieht, wenn diese Männer anschließend rückfällig werden?«

»Zugegeben, da ist ein Widerspruch zwischen dem hehren Anspruch der Justiz mit ihrem ›Im Zweifelsfall für den Angeklagten‹ und dem notwendigen Schutz der Kinder.«

»Eben. Zumal diese Täter oftmals, nein, meistens Wiederholungstäter sind«, ergänzte er meine Überlegung. »Also, da die richtige Lösung zu finden ist eine Quadratur des Kreises. Da beißt sich die Katze in den Schwanz.«

Während dieses rechtstheoretischen Exkurses hatte ich mich im Sessel zurückgelehnt und mir eine Zigarette gedreht. Aus dieser Perspektive hatte ich das als Betroffener noch nicht gesehen. Der Rechtsanwalt schaute auf seine Uhr. »Entschuldigen Sie. Ich habe noch ein kurzes Telefongespräch zu führen. Da haben Sie ein wenig Zeit, über dieses Problem nachzudenken.«

»Soll ich solange rausgehen?«

»Nein, nein. Bleiben Sie sitzen, entspannen Sie sich ein wenig.«

Richtig nett war er geworden. Der anfänglich ironische Unterton war freundlicher Sachlichkeit gewichen, und meine ursprünglichen Vorbehalte wandelten sich in vorsichtiges Zutrauen. Dennoch blieb ich wachsam. Mein Resümee aus diesem kurzen, aber interessanten Gespräch war eine neue Betrachtungsweise dieser Problematik. Es war tatsächlich schwierig, in so einem Fall gerecht zu urteilen. Nur: Mir nützte diese Erkenntnis nichts. Im Gegenteil, sie ängstigte mich und ließ meine Zuversicht schwinden. Ich war einer von denen, über die möglicherweise geurteilt werden mußte. Ich grübelte.

Der Anwalt war fertig mit seinem Telefonat. »Sehen Sie, gelingt es uns nicht, im Vorfeld einer Klageerhebung durch die Staatsanwaltschaft die Zweifel aus dem Weg zu räumen, haben Sie schlechte Karten.«

»Klageerhebung? Was heißt Klageerhebung? Ich bin doch schon angezeigt.«

Meine unqualifizierte Frage ließ ihn den Kopf schütteln.

»Eigentlich sollten Sie das als gebildeter Mensch wissen. Klageerhebung ist Sache der Staatsanwaltschaft. Sobald der zuständige Staatsanwalt die Anzeige vorliegen hat und er genügend Beweise für ein kriminelles Vergehen zu haben glaubt, erhebt er gegen den Tatverdächtigen Klage. Stimmt das Gericht mit der Meinung der Staatsanwaltschaft überein, wird ein Verhandlungstermin anberaumt. In der Klageerhebung werden die Gründe benannt, die zu der Klage geführt haben. Und dann hat, wie ich schon sagte, der Angeklagte meistens schlechte Karten.«

Das Wissen um diese juristischen Einzelheiten brachte mich weder weiter, noch machte es mir Mut. Das, was ich am wenigsten gebrauchen konnte, waren Resignation und die Befürchtung, chancenlos in meinen Bemühungen zu sein. Es ging um das Wohl und Heil meiner Tochter, und es ging um meine Existenz. Was, wenn die Gerichte sich über Dinge hinwegsetzten, die meiner Entlastung dienten? Ich wagte kaum, mir die Konsequenzen auszumalen. Wozu auch, die kommende Zeit würde mir die Antworten nicht schuldig bleiben.

»Na? Zu welchen Ergebnissen sind Sie gekommen?«

Ich erschrak fast, als der Rechtsanwalt die Frage an mich richtete. Tief in Gedanken versunken, hatte ich ihn gar nicht mehr wahrgenommen.

»Zu welchem Ergebnis?« Ja, zu welchem Ergebnis war ich eigentlich gekommen? »Am besten ist man weder Richter noch Angeklagter. Ist für beide Seiten einfach blöd.«

»Sehr treffend formuliert.«

»Im übrigen ist es für mich verschwendete Zeit, dieses Problem zu reflektieren. Es würde mich nur zweifeln lassen und mir Panik machen. Wenn ich Sie recht verstehe, muß diese Klageerhebung verhindert werden. Mir sind viele Punkte aufgefallen, die eine Menge Fragen aufwerfen.«

»Ich kann nur für Sie hoffen, daß diese Fragen ausreichen.« Der Rechtsanwalt musterte mich nicht sehr überzeugt.

»Was halten Sie denn von all dem?« wollte ich wissen.

Er wich mir aus: »Meine Meinung tut letztlich nichts zur Sache. Ich bin dazu da, Sie rauszupauken. Dabei ist es unerheblich, wie ich die Sache persönlich bewerte. Ob Sie sich dieser Sache schuldig gemacht haben oder nicht, ist für mich zunächst sekundär.«

Wieder dieses Lächeln. Ich konnte es nicht einordnen, aber es verursachte ein komisches Gefühl in meiner Magengegend.

»Mag sein, daß es für die sachliche Seite der Geschichte keine nennenswerte Bedeutung hat. Für mich persönlich allerdings ist Ihre Beantwortung meiner Frage durchaus nicht unwichtig.«

»Haben Sie mal ein bißchen Vertrauen. Wir werden das schon hinkriegen. Ist ja schließlich nicht mein erster Fall.«

Er schlich mit seinen Sätzen wie ein Fuchs um den Hühnerstall. Er wollte keine klare Stellungnahme abgeben.

»Haben Sie alles gelesen?«

»Nein, erst einige Passagen.«

»Wir haben noch ein halbes Stündchen. Schauen Sie noch mal ins Protokoll.«

Lieber hätte ich noch weiter mit ihm über Gerichte im allgemeinen gesprochen, um mir die Konfrontation mit meiner eigenen Sache zu ersparen. Widerstrebend griff ich erneut zu den Papieren, blätterte nochmals an den Anfang zurück und versuchte, Zeile für Zeile aufzunehmen. Beim zweiten Hinsehen entdeckte ich unten auf der Seite etwas Seltsames. Mit hochgezogenen Augenbrauen schaute ich triumphierend zu ihm auf.

»Haben Sie was Interessantes entdeckt?«

»Interessant? Ich bete nur darum, richtig gelesen zu haben und nicht irgendwelchen Halluzinationen aufzusitzen.

Moment, ich lese vor:«

»Frage: Hast du Mutti das mal erzählt?
Antwort: Sehr oft. Wir haben das immer geübt, damit ich das hier auch richtig erzählen kann.«

»Ist das nicht ein Ding? Das ist es doch. Das *muß* die Lösung sein«, brabbelte ich euphorisch los.

Der Rechtsanwalt rieb sein Kinn, sah mich einige Sekunden an und beugte sich dann ruckartig vor. »Der Satz ›Wir haben das immer geübt‹ könnte eine Lösung sein. Wohlgemerkt könnte.«

»Wieso nur könnte?« Er erstaunte mich mit seiner Zurückhaltung.

»Wie alt ist Ihre Tochter?«

»Sieben Jahre.«

»Geht sie zur Schule?«

»Ja, natürlich.«

»Dann müßte sie die Begriffe ›Üben‹ und ›Erzählen‹ auseinanderhalten können.«

»Auf jeden Fall, denn sonst würde sie diese Begriffe nicht selbst in ihrer Aussage differenzieren. Diese Begriffe können Kinder schon im Kindergarten unterscheiden.«

»Lesen Sie bitte die Passage noch einmal vor«, bat er mich.

Ich wiederholte die Sätze und wartete auf seine Reaktion.

»Wissen Sie, selbst wenn dieser Satz, für sich genommen, einen eindeutigen Rückschluß zuließe, so stehen immer noch die anderen Aussagen im Raum, die, wenn ich das richtig erinnere, für die Kriminalbeamtin nicht von der Mutter beeinflußt geklungen haben.«

Ich verdrehte genervt die Augen. »Mir bleibt es rätselhaft, wie einer routinierten Kriminalbeamtin solche entscheidenden Fehler unterlaufen können. Würde ich ein Kind befragen und es würde mir erzählen, es habe so eine Sache mit seiner Mutter immer geübt, würde ich der Aussage auf den Grund gehen. Eine so markante Aussage muß doch einfach hinterfragt werden. Einen entscheidenderen Beweis kann es doch gar nicht geben.«

»Ereifern Sie sich nicht. Polizisten sind auch nur Menschen. Seien Sie nachsichtig.«

Der Typ regte mich schon wieder auf. »Was reden Sie denn da? Schließlich geht es um meinen Kopf und nicht um den der Beamtin.«

»Vielleicht kam sie zu dem gleichen Schluß und hat deswegen nicht weiter nachgedacht.«

Ich war wirklich nicht zu Scherzen aufgelegt. »Sehr tröstlich. Ich behaupte, die hat gar nicht nachgedacht. Bei jedem denkenden Menschen muß so ein Satz nämlich Kopfschütteln hervorrufen. Wenn ein Kind klipp und klar sagt, daß es beeinflußt worden ist, dann drängen sich zwangsläufig Fragen auf. Wie kann man so eine Äußerung ohne die größte Skepsis schlukken?

Aber das ist nicht der einzige Patzer, den sich diese Dame erlaubt hat. Zum Beispiel behauptet doch meine Exfrau, die Sache mit den kleinen, gelben Körnchen habe Anna, als sie von ihr tagelang befragt wurde, nicht erwähnt. Meine Exfrau behauptet das zwar, aber erstens ist das eine durch nichts bewiesene Behauptung, zweitens frage ich mich, wie Anna zu dieser eher witzigen Beschreibung des Samens gekommen ist, und drittens ist völlig unerheblich, ob sie die Sache mit dem Samen Cornelia gegenüber erwähnt hat oder nicht. Es gibt keinen solchen Samen. Meiner zumindest ist ohne Körnchen und weiß.«

»Ihre Frau hat doch zu Protokoll gegeben, Ihre Tochter hätte irgend etwas mit ihrem Dackel angestellt. Vielleicht sieht Dakkelsamen so aus.«

»Ich finde das nicht besonders witzig. Wirklich nicht.«

»Ich auch nicht.« Er hatte seine Überlegung offenbar ernster gemeint, als sie bei mir angekommen war.

»Rufen Sie einen Veterinär an. Was liegt näher, als sich kundig zu machen.«

Irgendwie war ich noch nicht von der Ernsthaftigkeit seines Vorschlages überzeugt. »Meinen Sie wirklich?«

»Versuchen Sie es. Kann jedenfalls nichts schaden.«

Die Überlegung war wirklich nicht von der Hand zu weisen. Ich notierte Sie in meinem Kopf und sponn meinen Gedanken weiter.

(Zwei Wochen später rief ich eine Veterinärin an. Tatsächlich stellte sich heraus, daß der von meiner Tochter beschriebene Samen der Beschaffenheit von Dackelsamen aufs I-Tüpfelchen entsprach.)

»Ich begreife nicht, wieso der Kriminalbeamtin diese merkwürdige Beschreibung nicht aufgefallen ist. Als erwachsene Frau, das unterstelle ich, dürfte sie Sperma kennen.«

»Das können wir beide doch nicht wissen. Vielleicht ist diese Dame sehr katholisch«, frotzelte Dr. Vogel mit einem Augenzwinkern. Ohne auf seine Bemerkung einzusteigen, bot ich ihm weitere Entdeckungen an.

»Es gibt noch eine Reihe anderer Punkte, die bemerkenswert sind und von der Kommissarin säuberlich ignoriert wurden.

Ich begreife zum Beispiel nicht, daß die Frau nicht stutzig geworden ist, als Anna absolut nicht im Beisein ihrer Mutter eine Aussage machen wollte, obwohl doch gerade die Mutter dem Kind einen guten Schutz in so einer schwierigen Situation bietet.«

»Vielleicht hatte Ihre Tochter Angst, ihre Mutter würde mit ihr schimpfen, wenn sie etwas Falsches sagte. Aber ich gebe Ihnen recht. Es ist wirklich verwunderlich, daß Anna in Gegenwart ihrer Mutter nicht bereit war ...«

»Oder hier«, unterbrach ich ihn, »wie kann Anna zu dieser Aussage kommen: ›Der Papa hat das schon mit mir gemacht, als ich ein Jahr alt war‹ – oder hier, vier Seiten weiter, ›Deswegen, weil der das gemacht hat, hat sich Mama von Papa getrennt‹? Abgesehen davon, daß Cornelias Trennung nichts, aber auch wirklich gar nichts mit einem angeblichen Mißbrauch zu tun hatte, von wem soll Anna diese Dinge erfahren haben, wenn nicht von ihrer Mutter? Wieso hat die Kriminalbeamtin sich keine Gedanken darüber gemacht, aus welchem Grund die Mutter drei Tage brauchte, um diese paar Fakten aus Anna herauszuquetschen?

Ich frage Sie: Was läßt denn vor diesem Hintergrund ernstlich den Schluß zu, Anna sei von der Mutter völlig unbeeinflußt? Weder ist korrekt gefragt, noch ansatzweise hinterfragt worden, und ich behaupte, die Kriminalbeamtin hat sich geweigert, Annas Beeinflussung durch die Mutter wahrzunehmen. Selbst an dem Punkt, an dem Anna Angst signalisiert und von Männern redet, die Prügel austeilen sollen, scheint sie keine Beeinflussung zu erkennen. Soll das etwa auch auf Annas Mist gewachsen sein?«

»Zugegeben, einige Sachen sind wirklich nicht sonderlich schlüssig«, gab der Anwalt zu.

»Nicht sonderlich schlüssig? Sie sind nicht einmal ansatzweise schlüssig. Sie glauben doch nicht allen Ernstes an das Märchen der Nichtbeeinflussung durch meine Exfrau. So blind kann niemand sein. Meine Exfrau hat nicht einmal davor zurückgeschreckt, meiner Tochter auf übelste Art angst vor mir zu machen. Klar, daß Anna dann nicht mehr zu mir will. Es ist doch geradezu sträflich, diese Fakten zu ignorieren.«

Der Rechtsanwalt zögerte nach meiner engagiert vorgetragenen Zusammenfassung und ging zunächst nicht auf meine wichtigen Entdeckungen ein. »Sagen Sie – worüber ich die ganze Zeit nachdenke ist, welchen Grund Ihre Exfrau haben könnte, eine solche Geschichte zu erfinden und auszuführen? Liegen dunkle Punkte in Ihrer Ehe, irgendwelche Handlungsweisen, die ihre Exfrau nicht verkraftet hat?«

Gereizt hatte ich zugehört. Es war klar: Er suchte immer noch in mir den Schuldigen. »Ich wüßte nicht, was!« erboste ich mich.

»Nein, nein«, wehrte er ab, »ich frage aus einem ganz bestimmten Grund. Lassen Sie sich Zeit, und denken Sie darüber nach. Hat es irgend etwas gegeben, was Ihre Exfrau sehr verletzt haben könnte, was Grund genug wäre, sich an Ihnen zu rächen? Ich will konkret werden: Haben Sie sie geschlagen oder vergewaltigt?«

Ich hatte zwar selbst schon nach einem möglichen Rachemotiv gesucht, dennoch fuhr ich entrüstet hoch. Sofort hob er beschwichtigend die Hände: »Explodieren Sie bitte nicht sofort wieder«, suchte er mich zu besänftigen. »Ich versuche mir als Rechtsanwalt einen Reim auf das Ganze zu machen. Aus juristischer Sicht muß ich Ihnen unangenehme Fragen stellen. Bitte, bleiben Sie sachlich.«

Ich bat ihn, mir eine kleine Pause zu gönnen.

»Okay, überlegen Sie in Ruhe. Ich werfe schnell noch einen Blick in eine andere Akte.« Er zog einen Ordner zu sich herüber, und schlug ihn auf. »Es stört Sie doch nicht, wenn ich lese?«

»Nein.« Einen größeren Gefallen konnte er mir gar nicht tun. Klar, ich mußte mir provokative Fragen gefallen lassen, aber trotzdem hatte ich Wut im Bauch.

Ich hatte Schwierigkeiten, mir die negativen Seiten unserer Ehe in Erinnerung zu rufen. In jener Zeit waren viele Probleme zusammengekommen. Zunächst hatte Cornelia studiert. Im Anschluß daran, hatte sie ihr Referendariat abgeleistet. Während dieser Zeit mußte sie täglich rund achtzig Kilometer fahren. Ihre Aufgabe als Mutter unserer kleinen Tochter hatte sie sehr ernst genommen. Es war nicht leicht gewesen, Ausbildung und Mutterrolle zeitlich unter einen Hut zu bekommen. Das alte, von uns angemietete Bauernhaus war, als wir einzogen, in einem miserablen Zustand. Obwohl bei den geld- und zeitaufwendigen Renovierungsarbeiten Cornelia keine echte Hilfe war, hatte sie die Last der chaotischen Wohnverhältnisse mitzutragen. Für mich waren diese Renovierungsarbeiten zwar arbeitsintensiv und neu, aber zugleich auch Hobby und Ausgleich. Cornelia hingegen war genervt von dem kaum zu ordnenden Durcheinander in fast allen Räumen unserer damaligen Behausung. Ständig hatte sie herumgemäkelt, alles dauere zu lange, anstatt mit anzufassen, damit es schneller ging. Ich hatte schließlich auch noch einen Beruf.

Die Arbeiten waren nur schleppend vorangegangen. Fast drei Jahre benötigten wir, bis wir guten Gewissens Gäste einladen konnten, die nicht zu unseren engsten Freunden zählten. Der Umbau hatte zweifelsohne unser Zusammensein stark belastet und uns finanziell an den Rand unserer bescheidenen Möglichkeiten gebracht – als Fachlehrer für Musik lag ich am unteren Rand der Besoldungsskala –, aber das Ergebnis konnte sich sehen lassen. Meine Absicht, ein gemütliches Ambiente zu schaffen, war besser gelungen, als wir zunächst vermutet hatten.

Als ich jetzt darüber nachdachte, konnte ich nicht verleugnen, daß sicher nicht alle Baumaßnahmen notwendig gewesen waren. Ich mußte eingestehen, daß ich Cornelias Bitten, endlich mit der Bauerei Schluß zu machen, nicht gebührend wahrgenommen, geschweige denn berücksichtigt hatte. Durch die Renovierungsarbeiten, die oft bis spät in die Nacht gedauert hatten, durch die tägliche Hausarbeit, Cornelias Prüfungen, meinen Beruf und unsere kleine Tochter waren wir beide sehr belastet worden, doch hatte Cornelia, um ein Vielfaches mehr erschöpft als ich, kaum Möglichkeiten gehabt, eigenen Interessen nachzugehen, während ich kaum noch am Familienleben teilgenommen hatte.

Rückblickend wußte ich, daß hier sicherlich die Gründe des Scheiterns unserer Ehe zu suchen waren, die ich zu einem Gutteil mitzutragen bereit war.

Darüber hinaus hatte diese Belastung für Cornelia als Frau eine tragische Konsequenz gehabt: Ihr Wunsch nach einem zweiten Kind wurde von mir in dieser Phase nicht unterstützt. Damals hatte ich mich durchaus im Recht gefühlt. Heute dachte ich anders darüber. Letztlich hatte ich mit meiner konsequenten Weigerung einen gewichtigen Aspekt ihres Lebens nicht gebührend beachtet. Zuviel war durch äußere Dinge innerhalb unserer Beziehung aus den Fugen geraten, und sicher hatte ich ihre Sehnsüchte unterschätzt. Heute wußte ich das. Das Resultat waren Diskussionen gewesen, deren Heftigkeit im Lauf der Zeit stetig zugenommen hatte. Die anfänglichen Mäuerchen zwischen uns hatten wir selbst zu unüberwindbaren Mauern aufgetürmt.

Eine gewisse Art von Sprachlosigkeit hatte sich nach und nach eingeschlichen, während die Unterschiedlichkeit unserer Interessen stetig gewachsen war. Cornelias sexuellen Wünsche waren zunehmend auf kleinste Flamme geschrumpft, die nur noch in großen Abständen heller wurde. Irgendwann war diese Quelle lustvoller Vertrautheit und Geborgenheit nur noch eine schöne, quälende Erinnerung. Diese Seite der Entwicklung hatte neue heftige Debatten zur Folge, in denen die gegenseitigen Verletzungen und das gegenseitige Unverständnis zugenommen hatten.

Als der Bau dann endlich fertig war, war auch unsere Ehe am Ende. Cornelia hatte sich, kurz bevor sie ging, in einen anderen Mann verliebt. Das brachte das Faß zum Überlaufen. Sie war dabei, sich von mir zu trennen. Obwohl auf beiden Seiten noch viele Empfindungen füreinander existierten, hatten wir beide gespürt: Unsere Chance war vertan.

Noch heute wecken diese Erinnerungen in mir Verletztheit und versteckte Sehnsüchte nach unwiderruflich vergangenen Zeiten. Ich dachte an den Abend zurück, an dem Anna und Cornelia eigentlich aus dem Urlaub hätten zurückkehren sollen. Mit einer Mischung aus Angst und freudiger Erwartung hatte ich an jenem Abend in die untergehende Sonne geblinzelt und auf das rote Auto gewartet. Bis spät in die Nacht hatte ich auf das Tippeln von Annas kleinen Schuhen gelauscht, mich darauf gefreut, sie wieder in meine Arme schließen zu können, und mir gewünscht, ihr eine Gutenacht-Geschichte vorzulesen. Niemand kam, nur die Gewißheit: Unsere Ehe hatte ihr endgültiges Ende gefunden.

Jenem Abend war eine grauenvolle Nacht gefolgt. Selbstvorwürfe hatten mich malträtiert. Ruhelos hatte ich mich in meinem Bett hin- und hergewälzt. Aller Bitterkeit zum Trotz war keiner von uns beiden ein Alleinschuldiger. Unsere Ehe war zerbrochen, weil wir, Cornelia und ich gleichermaßen, es an gegenseitiger Akzeptanz und gegenseitigem Respekt hatten fehlen lassen. Eine bittere Pille der Erkenntnis, die ich in dieser freudlosen Nacht widerstrebend zu schlucken gehabt hatte.

Ich hatte Cornelia trotz der Schwierigkeiten in unserer Ehe geliebt. Ich hatte ihren Geist, ihr Aussehen und den besonderen Umgang mit ihren Mitmenschen oft bewundert. Jetzt konnte ich mir kaum vorstellen, daß genau dieser Geist auf so ein trauriges Niveau abgestiegen war. Hätte damals, als unsere Ehe ihrem Ende entgegenging, die Möglichkeit bestanden, die Welt auseinanderzunehmen und umgekehrt wieder zusammenzufügen, hätte ich es mit Begeisterung getan.

Fast wehmütig ließ ich das Bild von dem Morgen in mir hochsteigen, der der schlaflosen Nacht gefolgt war. Selbst jetzt, nach all den Jahren, fühlte ich eine eigenartige Mischung aus Melancholie und Unbehagen in mir.

An jenem Morgen hatte ich mit tiefen Rändern unter den Augen durch die Doppelfenster unserer Küche geschaut. Sie waren in den Ecken von der Kühle der Nacht beschlagen gewesen. Der Garten hatte sich nicht verändert, dennoch hatte ich ihn verändert wahrgenommen. Die glitzernden Tautröpfchen an den Blumen, Grashalmen und Blättern bedrückten mich in dieser Frühe im selben Maß, wie mich der morgendliche Blick nach draußen sonst erfreut hatte. Meine Sicht der Dinge hatte sich verändert. Das tägliche gemeinsame Frühstück, der Anblick unserer im Garten spielenden Tochter – all das war bereits Vergangenheit geworden. Die spärlichen Stunden der Gemeinsamkeit hatten unsere Ehe nicht in Balance halten können. Die vielen liebevoll gepflanzten Bäume und Sträucher, die anheimelnde Wohnung waren zu einem hübsch anzusehenden, aber traurigen Relikt einer fünfjährigen Ehe geworden.

»Können wir jetzt über Ihre Ehe reden?« Fast vorsichtig klinkte sich der Anwalt mit seiner Frage in meine Gedanken ein. Er schien mein Berührtsein zu ahnen. Mit hochgezogenen Augenbrauen fügt er hinzu: »Es dauert lange, bis eine äußere Trennung zu einer inneren geworden ist. Bitte, haben Sie Verständnis, aber wir müssen auf das Thema zurückkommen. Sind Ihnen irgendwelche Punkte eingefallen, die uns weiterhelfen könnten?«

Ich brauchte einen Moment, mich aus den Gedanken zu lösen, und biß auf meine Unterlippe. Fieberhaft durchkramte ich meine Erinnerung und schüttelte langsam den Kopf. Keine Phase unserer Ehe, auch nicht die Streitereien und Querelen, hatte Bedeutung genug gehabt, einen Grund für Cornelias Verhalten zu schaffen.

»Nein, mir fällt absolut nichts ein, was einen solchen Amoklauf begründen könnte. Aber abgesehen davon, selbst wenn ...«

»Wie stand es um die Sexualität?« unterbrach er mich.

»Bis zur Geburt unseres Kindes haben wir sie beide genossen, danach allerdings ließ das Interesse meiner Frau mehr und mehr nach.«

Der Anwalt horchte auf.

Ich erinnerte mich an den Satz in Cornelias Anzeige: »Mein Exmann forderte jeden Tag den GV.«

»Sie hatte einfach keine Lust mehr.«

»Und Sie waren gefrustet?«

»Stimmt.«

»Erzählen Sie«, forderte er mich auf.

»Es gibt nicht viel zu erzählen. Meine sexuellen Wünsche waren geblieben, ihre waren irgendwann verschwunden. Es war häufig Thema heftiger Dispute. Wer für wen weniger Verständnis aufbrachte, kann ich nicht beurteilen. Ich fühlte mich damals unverstanden, und würden Sie meine Exfrau fragen, wäre es sicher andersherum. Sicher ist: Wir beide haben unter dem Mißverhältnis von Lust und Unlust gelitten. Cornelia fühlte sich emotional ebenso unter Druck gesetzt wie ich, nur mit anderem Vorzeichen. «

»In diesem mangelnden Verständnis füreinander könnten tiefere Gründe für das Verhalten ihrer Exfrau liegen.«

»Ich will das weder bestreiten noch bejahen. Vorstellen kann ich es mir nicht. Doch selbst wenn es so wäre, erklärt das doch keinesfalls so eine Beschuldigung, zumal sie auf dem Rücken unserer Tochter ausgetragen wird. Nein«, sagte ich entschieden, »eher ist die Ursache in Cornelias Angst um Anna zu suchen. Sie befürchtet ihren Verlust.«

»Wie darf ich das verstehen?« Der Rechtsanwalt schaute auf seine Uhr.

»Na ja, nicht nur mir, sondern auch Freunden war aufgefallen, daß Cornelia unsere Tochter geradezu mit einer Art Überliebe umsorgte. Es war keine normale Liebe mehr, sondern vielmehr eine – ich weiß auch nicht ... diese Liebe ging viel weiter als die übliche Mutterliebe.«

»Wie meinen Sie das?«

»Ich weiß nicht, wie ich das erklären soll. Die Liebe ging einfach zu weit. Sie saugte das Kind mit dieser übersteigerten Zuneigung aus.« Ich suchte nach einem passenden Vergleich. »Sie war wie eine kopfgesteuerte, überdimensionale Glucke. Sie erdrückte unsere Tochter nicht etwa mit mütterlicher Zärtlichkeit, sondern mit einer Zärtlichkeit, die wie notwendige Medizin verabreicht werden mußte. Eben kopfgesteuerte Zärtlichkeit.«

Mit diesem Vergleich gab sich der Anwalt zufrieden.

»So widerspüchlich das klingen mag, sie behandelte Anna wie eine Erwachsene. Es gab bei uns keinen Wauwau, es gab von Beginn an nur den Hund. Außerdem gab es noch einen anderen bemerkenswerten Widerspruch: Oft kritisierte meine Frau mich, daß ich mich mehr um das Haus als um unsere Tochter kümmern würde. Was sollte ich aber tun? Einerseits ging ihr die Renovierung nicht schnell genug, andererseits sollte ich mich vorrangig um die Erziehung unserer Tochter kümmern. Das ließ sich nicht miteinander vereinbaren. In den

Zeiten jedoch, in denen ich mich um meine Tochter bemühte, meckerte sie an allem rum, was ich mit Anna unternahm oder plante. Mit aller Gewalt versuchte sie, mir ihre intellektualisierten Erziehungsmuster aufs Auge zu drücken. Sie wollte mich dazu zwingen, ein Vater zu sein, der ich nicht sein wollte. Ich war kein Vater mit hochgeschraubten, nur kopfgesteuerten Erziehungsrezepturen. Ich hatte das Gefühl, damit würde man Anna um ihre Kindheit betrügen. Mir fehlte an den Prizipien meiner Frau einfach die Seele, der Instinkt.«

Wieder sah der Rechtsanwalt auf seine Uhr: »So, wir haben gleich halb zehn, und ich denke, wir beenden unser heutiges Gespräch. Im Augenblick können wir nichts anderes machen, als uns in Geduld zu fassen. Allerdings werde ich mich bemühen, über die Staatsanwaltschaft ein Glaubwürdigkeitsgutachten über Ihre Tochter erstellen zu lassen.«

Dieser Gedanke machte Sinn. Ein Fachmann, beziehungsweise eine Fachfrau, würde schnell entlarven, was meiner Tochter über mehrere Tage hinweg eingepaukt worden war.

»Das ist eine gute Idee. Ich möchte Sie nur schnell noch ein paar Kleinigkeiten fragen, wenn's geht. Sie wissen, daß ich innerhalb der letzten anderthalb Jahre schon vier Anträge auf Besuchsrecht an das Familiengericht gestellt habe?«

»Aus welchem Grund?«

»Meine Exfrau versuchte nach unserer Trennung ständig, mir unter fadenscheinigen Gründen meine Tochter vorzuenthalten. Erst seit zwei Monaten habe ich meine Tochter regelmäßig sehen können.«

»Schicken Sie mir die Kopien der Anträge an das Familiengericht in den nächsten Tagen zu!«

Ich erzählte ihm in knappen Sätzen von dem Telefongespräch zwischen meiner Exfrau und mir, in dem ich sie auf den Wunsch Annas angesprochen hatte, vielleicht bei mir wohnen zu wollen.

»Ich werde darüber nachdenken.« Abrupt erhob sich Dr. Vogel und reichte mir zum Abschied die Hand. »Ich habe noch eine Frage an Sie.«

Ich erschrak über seinen unnachgiebigen Blick und den schneidenden Unterton in seiner Stimme. »Ja, bitte«, gab ich irritiert zurück.

»Haben Sie mit Ihrer Tochter so etwas gemacht? Ja oder nein?«

Die Frage war glasklar, und ich tat gut daran, meinen aufflammenden Zorn diesmal zu unterdrücken. Ebenso klar erwiderte ich: »Nein, das habe ich nicht. Etwas anderes werden Sie von mir niemals hören können. Ersparen Sie mir in Zukunft solche Fragen. Auf Wiedersehen.«

Ich öffnete die Tür, trat auf den dunklen Flur und ließ hinter mir die Tür unsanft ins Schloß fallen. Ich konnte meinen Ärger nicht unterdrücken: »So eine verdammte Scheiße.« Die Akustik der Halle ließ den gezischelten Satz lauter klingen als beabsichtigt.

Diesen Doktor Vogel – ich konnte ihn einfach nicht einschätzen. Stärker als während des ganzen Gesprächs drängten sich mir Zweifel auf, ob er der richtige Verteidiger für mich war.

Vorsichtig tastete ich mich im Dunkel des Treppenhauses die ausgetretenen Stufen hinunter und stand dann müde und fröstelnd auf der Straße. Mein Kopf brummte. Die Wechselbäder der Gefühle während der letzten zweieinhalb Stunden hatten mich restlos ausgepumpt. Ich wollte nach Hause, mich lang ausstrecken und ausruhen.

Bevor ich meinen Wagen startete, lehnte ich mich mit geschlossenen Augen in den Sitz zurück. Wie würde das alles enden? Nach diesen anstrengenden Stunden tat das Schließen der Augen gut. Wie ein Film glitten im Zeitraffertempo die unterschiedlichen Eindrücke aus dem Büro des Anwalts an mir vorbei. An einer Stelle verharrte der vorbeiziehende Film abrupt, nämlich bei einer Antwort von Anna aus dem Vernehmungsprotokoll. Dem Anwalt gegenüber hatte ich nichts von meinen Gedanken dazu erwähnt. Er hätte es nicht verstanden. Diese Antwort war, wenn auch nur auf einem Blatt Papier stehend, etwas sehr Persönliches zwischen Anna und mir. Dennoch – oder vielleicht gerade deshalb – brachte sie die ganze

Tragik dieses miesen Spiels genau auf den Punkt. Es war für mich keine Antwort auf die Frage einer Kriminalbeamtin an mein Kind, sondern die Antwort auf viele eigene angstvolle Fragen.

»Frage: Würdest du ihn denn gerne wiedersehen?
Antwort: Ja, Mama verbietet es mir aber.«

5

»Nie wieder Alkohol.« Ich brachte dieses leere Versprechen nur mühsam zwischen zwei Hustenanfällen über die Lippen. Der gestrige Abend forderte unerbittlich seinen Tribut. Mein Schädel dröhnte. Meine Augen hatten Mühe, mir ein koordiniertes Bild von meiner Umgebung zu übermitteln. Es dauerte unendliche Sekunden, wenigstens Teile meines Bewußtseins wach werden zu lassen. Meine Hände tasteten das Bett neben mir ab. Es war warm, doch niemand lag neben mir. Meine geschwollenenen Augen entdeckten Möbelstücke, die ich nie vorher gesehen hatte. Für einen Traum war dieses Zimmer mit seinem befremdlichen Inventar zu realistisch. Andererseits wollte mir nicht klar werden, wieso alles um mich herum so fremd war. Mein dröhnender Kopfschmerz knüppelte jeden klärenden Gedanken nieder und zwang mich, meine Lider über meine brennenden Augäpfel zu klappen. Ich rutschte wieder ab in eine Art Schwebezustand zwischen Wachsein und Schlaf.

Entferntes Geklapper von Geschirr, das Brodeln einer Kaffeemaschine und das Gedudel eines Radios waren vertraute Geräusche. Das tat gut. Alles um mich herum wirkte fremd, andererseits gewohnte Geräusche – das paßte nicht zusammen. Erneut schloß ich die Augen.

»He, willst du nicht endlich wach werden?«

Ich kannte die Stimme, vertraut war sie mir nicht. Eine Hand streichelte sanft über meine spärlich behaarte Brust, wanderte über meinen Bauch und zu den Innenseiten meiner Schenkel. Barbara war das nicht. Ihre morgendliche Hektik kannte ich zur Genüge, und dieser Genuß hatte nichts Hektisches, sondern war eine liebevolle Provokation der noch schlafenden Sinne. Ich wagte kaum zu atmen. Dieses verführerische

Spiel wollte genossen werden. Maßvoll drängte mich die sanfte Stimme: »Hallo, aufwachen, der Kaffee ist fertig.«

Das mit dem Aufwachen hatte Zeit. Ich genoß die Sanftheit dieser Hand, diesen überaus angenehmen Vorstoß auf meine Lust. Ungeniert entdeckten die zärtlichen Finger meine unvermeidliche körperliche Reaktion. Warum also sollte ich wach werden? Dem Kater in meinem Kopf blieb bei soviel Angenehmem nicht mal die Chance einer Gegenattacke. Seine Protestschreie gingen ungehört in meinen wachgekitzelten Sinnen unter.

»Na? Bist du jetzt wach?«

»Ich glaube«, grinste ich mit geschlossenen Augen.

»Na, dann komm.«

Ich drehte mich zu Carmen hin und blinzelte sie aus glänzenden Augen verschmitzt an. Sie lag, nur bis zum Bauchnabel zugedeckt, neben mir. Der Blick auf ihren aufregenden Oberkörper ließ meine Lebensgeister vollends erwachen. Ich beugte mich zu ihr hinüber und küßte zart zwischen Ohr und Schulter ihren Hals. Das Parfüm von gestern Abend haftete noch verführerisch an ihr, und ich sog diesen Duft tief in mich hinein.

»Du duftest gut«, raunte ich ihr ins Ohr.

»Jetzt wird gefrühstückt«, wies sie mich mit einem Lachen zurück, »sonst kommen wir gar nicht aus den Federn.«

»Macht doch nichts, dann bleiben wir eben im Bett.«

Ich zog sie zu mir herüber und legte meinen Arm um ihren Körper. Ich schloß die Augen und nahm dieses wohlige Gefühl in mir auf, diesen unwiderstehlichen Reiz ihres Körpers, und die Erkenntnis, jetzt nicht allein zu sein. Ich war dankbar für diesen Augenblick, fühlte mich geborgen, dachte über nichts nach.

Einige Wochen zuvor hatte ich die Beziehung zu Barbara beendet. Es war ein schmerzlicher Schlußstrich gewesen. Barbara war nicht bereit gewesen, meine Tochter eventuell bei uns aufzunehmen. Mein Entschluß, mich von ihr zu trennen, war nicht langsam gereift, er war spontan entstanden. Eines Abends hatte ich mich vor sie hingestellt, meinen Hausschlüssel auf den Tisch gelegt und ihr mit knappen, deutlichen Worten meine Gründe für diese Entscheidung genannt. Ohne mich zu unterbrechen, hatte sie mir zugehört und bestätigend mit dem Kopf genickt. Äußerlich war sie ruhig geblieben, dennoch waren mir ihre roten Flecken am Hals nicht verborgen geblieben, ein deutliches Zeichen für ihr Aufgewühltsein. Ich hatte meine Sätze abgeschossen, während sie unverwandt in eine Ecke des Wohnzimmers gestarrt und ihr Buch festgehalten hatte.

»Barbara, ich werde dich verlassen.«

»Wann willst du gehen?«

»Heute abend.«

»Warum?« Sie hatte ihr Buch zur Seite gelegt und mich direkt angeschaut.

»Wir haben in der letzten Zeit oft über Anna gesprochen, darüber, ob sie hier wohnen kann, falls ich das Sorgerecht bekomme. Du äußerst dich einfach nicht eindeutig dazu. Du läßt mich schlichtweg hängen. Jetzt, da ich dich brauche und du als Partnerin gefordert wärest, bist du entscheidungsunfähig. Ich finde das absolut mies. Zwar war ich die letzten Jahre gut genug für deinen Sohn, aber jetzt, da ich dich für Anna brauche, kann ich mich nicht auf dich verlassen. Es gibt für mich nur eine Konsequenz: Trennung! Schließlich geht es um meine Tochter, und die ist immer noch der wichtigste Mensch in meinem Leben« Je mehr ich geredet hatte, um so ungehaltener war ich geworden.

Vielleicht hatte ich Protest erwartet, vielleicht waren meine Worte nur eine Provokation gewesen, um ihr eine klare Entscheidung zu entlocken. Doch Barbara hatte geschwiegen, hatte am Ende meines Monologs nur langsam zustimmend genickt. Meine Empfindung war nicht falsch gewesen. Sie hätte Anna nicht bei sich haben wollen.

»Gut, wenn das deine Entscheidung ist – ich werde dich nicht aufhalten.«

Regelmäßig, wenn sie Zustimmung in bezug auf Anna signalisiert hatte, waren ihr tags darauf wieder Zweifel gekommen; selbst eine klare Zusage gegenüber einem Herrn vom Jugendamt, für Anna ebenso wie für ihren Sohn präsent zu sein, hinderte sie nicht daran, sich einige Tage später wieder anders zu besinnen. Auch bei dem Rechtsanwalt, der mich in der Familienrechtssache vertrat, hatte sie zugestimmt, Anna in unsere kleine Familie aufzunehmen. Als sie mich danach mit verschiedenen Äußerungen wieder in Zweifel stürzte, war meine Geduld am Ende gewesen. Das Hin und Her von Annehmen und Ablehnen hatte mich mürbe gemacht. Ich brauchte verläßliche Menschen und konnte nichts mit einer Partnerin anfangen, die fast täglich ihren Standpunkt in einer so wichtigen Angelegenheit änderte.

Ich hatte nicht die geringste Ahnung, wie mein Leben in Zukunft weitergehen sollte. Nur eins hatte ich sicher sagen können: Diese Frau war, trotz all meiner Gefühle zu diesem Zeitpunkt, die falsche Partnerin.

Die letzten Sätze, die ich für lange Zeit von ihr hörte, klangen ungerührt: »Dann sieh mal zu. Ich wünsche dir alles Gute. Sag mir rechtzeitig Bescheid, wenn du deine Sachen holen willst.«

Das waren ebenso deutliche Worte wie meine. Vielleicht war ich ein wenig verletzt gewesen, weil sie nichts, aber auch gar nichts versucht hatte, mich am Gehen zu hindern. Sie hatte damit meinen Stolz angekratzt. Keine Tränen waren geflossen, weder bei ihr noch bei mir. Sie hatte sich wieder ihrem Buch gewidmet, und ich war ins Nebenzimmer gegangen, hatte meine vorher heimlich gepackte Reisetasche genommen und war, mit einer Mischung aus Unbehagen und Erleichterung, in die Kneipe gefahren, in der ich hoffte, einen bestimmten Freund zu treffen.

Entgegen seiner sonstigen Gewohnheit, sich mittwochs den Abend bei einem Bier zu vertreiben, traf ich ihn jedoch nicht an. Mein kurzes Telefongespräch mit ihm hatte gedroht, im Kneipenlärm unterzugehen. Ulli hatte auf meine kurze Beschreibung der Situation mit zwei befreienden Sätzen reagiert: »Komm vorbei, wenn dir das kleine Zimmer reicht. Ich denke, das wird keine Probleme geben.«

Ich war nicht sofort losgefahren, sondern hatte in aller Ruhe mein Bier ausgetrunken. In dem Trubel fühlte ich mich allerdings verloren, obwohl ich belebte Kneipen sonst sehr mochte. Von den Gästen kannte ich niemanden. Trotz des kurz aufflammenden Gefühls, alleingelassen zu sein, war ich stolz gewesen, aus meiner Sicht eine wichtige und richtige Entscheidung getroffen zu haben. Im Lärm dieses verrauchten Lokals hatte ich mir selbst auf mein neues Leben zugeprostet. Während an den Tischen gescherzt und diskutiert wurde, war ich dabei gewesen, eine Weiche für die Zukunft zu stellen, ohne auch nur annähernd zu wissen, wohin mich der Zug auf dieser neuen Schiene führen würde.

Der Kaffee tat gut. Die Lebensgeister waren zurückgekehrt, und einige Sequenzen des gestrigen Abends ließen ein löchriges Bild von dem entstehen, was sich abgespielt hatte.

Ich hatte Carmen vor einiger Zeit auf einer Fete getroffen. Ihre zurückhaltende Art und ihre außergewöhnliche Aufmachung hatten ihre Attraktivität unterstrichen. Bevor wir zu später Stunde miteinander plauderten, hatten wir verstohlene Blicke ausgetauscht und uns einige Male zugelächelt. Für mich hatte Mut dazugehört, mich in ihre Nähe vorzuarbeiten und sie anzusprechen. Beide hatten wir die Spannung gespürt, und bei mir hatte sich, je länger wir miteinander sprachen und flirteten, das berühmte Prickeln ausgebreitet. Doch die Trennung von Barbara war noch ganz frisch gewesen, und so hatten wir uns nach der Fete wieder aus den Augen verloren.

Vor einigen Tagen waren wir uns zufällig wieder in einer Kneipe über den Weg gelaufen. Die Begegnung hatte mein Herz ruckartig höher schlagen lassen, und fast hörbares Knistern hatte in der Luft gelegen. Keiner von uns hatte darüber gesprochen, aber beide hatten wir es gefühlt und uns verabredet.

Gestern war es dann soweit gewesen. Wir hatten im Dämmerlicht eines gemütlichen Studentenlokals eng beieinander gesessen, über Gott und die Welt geredet und die kribbelnde Spannung auf uns wirken lassen.

Die nächste Zeit gestaltete sich angenehm. Es waren Tage, die mich von Barbara weit wegrückten, Tage an denen ich mich wohlfühlte. Carmen hatte etwas angenehm Zwangloses an sich, das mir guttat. Für mich war es ein Aufatmen, eine Verschnaufpause vom Streß all meiner Unwägbarkeiten. Dennoch war für mich klar: Eine neue enge Bindung wollte ich nicht. Ich brauchte die Rückbesinnung auf mich selbst, wollte versuchen, mir einen neuen Lebensstandpunkt zu schaffen. Für mich war innere Sicherheit wichtig, um meine Sorgen, die Unebenheiten in der Landschaft meines Lebens, auszugleichen. Für eine starke Bindung fehlte mir derzeit die Bereitschaft.

Ich hatte Carmen von meiner Tragödie nichts erzählt. Ohne jeden Zweifel war sie eine wundervolle und schätzenswerte Frau. Aber meine derzeitige Situation ließ nicht mehr als eine schöne Episode zu. Befürchtungen, mich auf jemanden nicht verlassen zu können, hatten eine erschreckende Dimension bekommen, doch obwohl mein Kopf eine Menge Arbeit zu leisten hatte, lief die Geschichte mit Carmen auf einer der obersten Sprossen meiner Gefühle ab. Trotzdem war absehbar, daß die ganze schöne Geschichte nicht sehr lange dauern würde – und so war es dann auch. Allerdings kam das Ende auf eine Weise, mit dem ich im Traum nicht gerechnet hatte.

Es war beim Frühstück. Abends zuvor hatten wir uns früh ins Bett gekuschelt, geschwatzt, Wein getrunken und es uns gutgehen lassen. Am Morgen waren wir bester Laune, während wir ausgelassen das Frühstück zubereiteten. Wir alberten über jede Kleinigkeit und konnten es kaum abwarten, die erste Tasse dampfenden Kaffees zu genießen. Unsere Wortplänkeleien ließen nicht ahnen, daß dieses Frühstück unser letztes gemeinsames sein würde.

Zunächst hatte ich das Gedudel des Radios nicht weiter registriert, bis Carmen mich bat, still zu sein. Eine Reportage über Kindesmißhandlungen hatte ihr Interesse geweckt. Es ging nicht um sexuellen Mißbrauch, jedoch drängte sich mir diese Verbindung sofort auf. Meine gute Laune verebbte und wich Betroffenheit. Der Bericht war emotionslos, und gerade diese Sachlichkeit war es, die das Thema auf das Erschreckende reduzierte. Es wirkte auf mich wie eine hörbare Schwarzweißfotografie. Auch Carmen lauschte aufmerksam der neutralen Stimme des Sprechers. Ihr Kommentar war knapp: »Schweine sind das, die sowas fertigbringen.«

»Schlimmer«, bekräftigte ich und legte dabei meinen Finger auf die Lippen, um sie aufzufordern, nicht weiterzureden. Ich wollte nicht darüber diskutieren. Zu schnell hätte so ein Gespräch eine unangenehme Entwicklung in Richtung sexuellen Mißbrauchs haben können. Zwar war meine Einstellung zu diesem Thema eindeutig, nur hatte ich kein Interesse daran, ein Frühstücksthema daraus werden zu lassen. Ich war dankbar, einige Tage der Ruhe und Entspannung zu haben.

»Wie können Eltern nur so bestialisch sein?«

Ich ging auf ihre Bemerkung nicht weiter ein. »Bitte, laß mich kurz zuhören, ist sicher gleich zu Ende«, bat ich sie und drehte das Radio eine Spur lauter.

Es war grausam, was da in aller Nüchternheit an furchtbaren Fakten geschildert wurde: Kinder mit zerschlagenen Nasen, Blutergüssen am ganzen Körper, Würgemalen – ein Reigen der Widerwärtigkeit. Was empfanden solche Unmenschen, die alkoholisiert oder gar nüchtern ihre Säuglinge, Kleinkinder und Kinder quälten?

»So ein Thema kann mir das ganze Frühstück verderben«, äußerte Carmen unbehaglich.

»Mir auch – einfach entsetzlich. Was geht in diesen Menschen nur vor? Der Staat sollte viel schärfer dagegen vorgehen.«

Carmen stand auf und steckte zwei Brotscheiben in den Toaster. Offensichtlich wollte sie sich nicht länger mit dieser Thematik befassen. Ich war erleichtert, doch die anfänglich gelöste Stimmung war wie weggefegt. Die Betroffenheit über das Gehörte schwang in uns beiden nach. Carmen legte die fertigen Toasts auf unsere Teller und setzte sich. Dann kam von ihr genau das, was ich hatte verhindern wollen.

»In der letzten Zeit hört man oft solche Sachen über Kindesmißhandlung und noch öfter über sexuellen Mißbrauch. Das sind echt Tausende jedes Jahr, allein bei uns. Nicht auszudenken, wie hoch die Zahlen weltweit sind. Was ist das nur für eine miese Zeit, in der wir leben?«

»Ich denke, daß ist keine Frage der Zeit. Das ist keine Modeerscheinung. Allerdings wird heute, glaube ich, offener über diese Tabuthemen diskutiert. Gegeben hat es das schon immer, nur jetzt wird es aus der Versenkung der bürgerlichen Verschwiegenheit geholt.«

»Ja, man kann den verschiedenen Frauengruppen, die dieses Bewußtsein forciert haben, nur dankbar sein.«

»Im Prinzip schon«, meinte ich vorsichtig, »und für einige Kinder erweist sich das als Segen.«

Carmen kam jetzt regelrecht ins Dozieren: »Die ganze Richtung stimmt nicht. Die ganze Sensibilität der Menschen verschwindet irgendwo im Niemandsland der Massenmedien, in zunehmender Unzufriedenheit und kaputten Familien. Die Menschen verrohen einfach. Sieh dir doch den ganzen Videomist an – nur Perversionen und Brutalitäten. Jeder denkt nur noch an sich und keiner mehr an den anderen.«

»Ich denke, daß die Familienstrukturen sich einfach zum Nachteil der Menschen geändert haben«, ging ich auf ihre Gedanken ein. »Es gibt inzwischen massenhaft Single-Haushalte, und das sind nicht nur jüngere Leute. Bei den Alten nennt das nur keiner so, wenn sie mutterseelenallein in ihren Wohnungen hocken. Die Menschen werden zunehmend egoistischer.«

»Menschlich ist die Zeit wirklich nicht. Eigentlich darf es einen überhaupt nicht wundern, wenn Eltern auch Kindern gegenüber immer egoistischer und brutaler handeln.«

»Bei der Vorstellung, daß früher sogar offiziell Kindesmißhandlung in Form von Prügelstrafen in den Schulen akzeptiert wurde, wird mir ganz anders.«

»Damals hatte man in bezug auf Erziehung auch noch ein völlig anderes Bewußtsein. Heute aber sollte man das verdammt nochmal besser wissen. Ich kann einfach nicht begreifen, mit welcher unmenschlichen Grausamkeit Kinder geschlagen, gequält oder sexuell mißbraucht werden.«

Carmens letzter Satz veranlaßte mich, dem Gespräch möglichst eine Wende zu geben. Ohne also auf ihre letzten Worte einzugehen, fragte ich sie: »Möchtest du noch Kaffee?«

»Ja, eine halbe Tasse.«

Ich schenkte ihr nach. Winterliche Sonnenstrahlen tauchten die geräumige Küche in anheimelndes Licht. Es ließ die glänzenden Holzdielen in warmen Farben leuchten. Carmen drehte ihren Kopf zum Fenster und blinzelte in die Sonne. »Hätten wir doch nur schon Sommer. Dann empfindet man solche Themen irgendwie nicht ganz so drastisch, und wenn man dieses ganze Elend überhaupt nicht mehr ertragen kann, läßt man sich am besten von blauem Meer, weißen Stränden, Palmen, und Cocktails verwöhnen«, schwärmte sie.

»Du solltest Werbefrau für Reisebüros werden«, feixte ich, erleichtert, daß sie das Thema wechselte. »Schöne Frauen mit romantischer Phantasie können in dem Job bestimmt Kohle machen.«

»Ja, super! Länder bereisen, Strände, Hotels und Swimmingpools testen! Abends an der Bar hocken und exotische Cocktails mit Zuckerrand schlürfen, und dann die reichen Männer ... herrlich!«

Einen Moment hing sie ihren Träumereien nach, dann kam sie unvermittelt auf unser altes Thema zurück. »Ein riesengroßer Mist ist das!«

Ich war noch bei den weißen Sandstränden und konnte ihre Bemerkung nicht einordnen.

»Sprichst du von den reichen Männern oder von den Cocktails?«

»Nein, ich bin noch bei den Kindern, entschuldige. Bei dem Thema sind mir eben ein paar verdammt miese Erinnerungen hochgekommen.«

Noch halbwegs unbefangen fragte ich nach: »Bist du etwa zu Hause geschlagen worden?«

»Selten. Das habe ich auch nicht gemeint.«

»Was denn?«

»Ach, nichts«, druckste sie.

Irgend etwas brannte ihr auf der Seele. Ihr eben noch träumerischer Gesichtsausdruck war wie weggeblasen.

»Bist du sicher?«

»Na ja ...«

»Möchtest du darüber reden?«

Sie zögerte: »Das wissen nur ganz wenige, eigentlich nur eine, nämlich meine beste Freundin. «

Ich schwieg und wartete. Ich wußte, jetzt würde sie sprechen.

»Ist auch schon reichlich lange her, die ganze Geschichte. Ich war nicht mal in der Schule.«

Es fiel ihr sichtlich schwer, passende Worte zu finden. Mit traurigem Blick sah sie auf ihren Teller und schob mit ihrem Zeigefinger einige Toastkrümel hin und her. Sie fand keinen geeigneten Anfang, ihr Geheimnis preiszugeben. Langsam lösten sich ihre Blicke vom Teller und balancierten unsicher zu mir herüber.

»Es hängt mit meinem Vater zusammen. War echt nicht toll, was der gemacht hat, wirklich übel.«

Meine aufkeimenden Befürchtungen verdichteten sich mit jedem ihrer stockenden Worte.

»Ich war gerade fünf – noch nicht mal in der Schule, als mein Vater ...«

Langsam fing ich an zu begreifen, daß meine Flucht vor der Realität, vor meinen eigenen Lebensumständen, genau jetzt und hier enden würde, in dieser anheimelnden Küchenidylle.

»Also, mein Vater ... der ... der hat sich ...«, gequält suchte sie nach einer Formulierung. »Das ist schlimm, wenn ich mich daran erinnere. Es fällt mir schwer, darüber zu sprechen.«

Ich atmete tief durch und ließ die Luft geräuschvoll ausströmen. Mir war heiß geworden.

»Einfach schauderhaft war es. Dieses Schwein. Sexueller Mißbrauch hängt dir dein ganzes verdammtes Leben lang nach. Selbst heute träume ich noch ab und zu davon. Du wirst es einfach nicht los.«

Wie angenagelt saß ich auf dem Küchenstuhl. Ich brachte kein Wort des Trostes über die Lippen, sehnte nur das Ende dieses Alptraums herbei. Da saßen sich zwei Menschen gegenüber, von derselben Sache betroffen, nur jeder auf völlig unterschiedliche Weise. Meine Realität hatte mich auf geradezu absurde Art eingeholt.

»Es ist nicht nur einmal passiert.« Sie schluckte. »Abends schlich er in mein Kinderzimmer und legte sich mit in mein Bett.«

Der Damm war jetzt gebrochen. Immer flüssiger, schließlich fast sprudelnd, erzählte sie mir mit aneinandergepreßten Händen ihre Kindheitstragödie. Ich blieb völlig stumm.

»So war das. Und wenn ich dann so etwas wie eben im Radio mitkriege, dann werde ich wieder zu dem kleinen Mädchen von damals mit diesen verdammten Ängsten, mit diesem Bewußtsein, daß etwas Unerträgliches passiert. Ich empfinde wieder meine Hilflosigkeit, meine Wehrlosigkeit und meine Angst wie damals, als mein Vater zu mir kam.«

Ihre Augen hatten sich mit Tränen gefüllt. Ich sah sie nur stumm an, trug den Konflikt in mir, zu trösten oder wegzulaufen. Wie sollte ich reagieren? Ich war wie gelähmt. Unbehaglich saß ich auf meinem Stuhl. Dieser Frau konnte ich doch niemals meine eigene Geschichte erzählen. Sollte ich mich einem Menschen preisgeben, der von der Tat betroffen war, die mir vorgeworfen wurde? Ich hätte gegen Unglauben und Mißtrauen ankämpfen müssen, aber ich wollte und konnte mich weder skeptischen Fragen noch hysterischen Attacken stellen. Überzeugungsarbeit würde ich noch genug zu leisten haben. Die Begegnung zwischen Carmen und mir hatte bisher nur aus wunderschönen Stunden bestanden, und wenn sie schon enden mußte, dann nicht mit diesem verfluchten Thema. Ich brauchte Menschen um mich herum, die mir glaubten und nicht Mißtrauen entgegenbrachten. Nur so konnte ich mich vor einem Riß in meinem hauchdünnen Nervenkostüm schützen.

Noch während ich mir Carmens Geschichte anhörte, erkannte ich die Notwendigkeit meines Rückzugs aus dieser wundervollen Begegnung. Ich mußte fort von hier. Sie tat mir leid, aber gerade ich konnte ihr nicht helfen. Und vor dem Hintergrund ihrer erdrückenden Erfahrungen konnte ich mich auch nicht mit ihr über meine eigenen Probleme unterhalten. Mittelfristig hätte ich, da war ich mir sicher, meine Geschichte nicht vor ihr geheimhalten können. Und das hätte eine Katastrophe geben können.

Meine Lebenslage fing an, mir mein Handeln zu diktieren und mir das Ruder aus der Hand zu nehmen. Das Ende der Beziehung zu Barbara, das winziges Zimmer in der Wohnung meines Freundes Ulli, die anstehende Flucht vor Carmen waren erste Signale einer sich anbahnenden Desorientierung, ausgelöst durch eine Anzeige. Der Fluß, auf dem ich fuhr, wurde unruhiger, und erste kleine Strudel brachten mein Boot ins Schlingern.

Ich weiß nicht mehr genau, wie ich mich an jenem Morgen aus dem heiklen Thema herauswand – mit irgendwelchen Nichtigkeiten lenkte ich das Gespräch in eine unverfänglichere Richtung. Wenig später, als Carmen bei einer Freundin war, machte ich mich wie ein Dieb davon. Nur ein paar spärliche Zeilen schrieb ich auf einen Zettel, stopfte eilig meine wenigen Habseligkeiten in meine braune Ledertasche und verschwand mit furchtbar schlechtem Gewissen aus ihrem Blickfeld.

Viel später trafen wir uns zufällig auf der Staße wieder. Sie würdigte mich keines Blickes, sondern ging erhobenen Hauptes an mir vorbei. Große Erklärungen abzugeben lag nicht in meiner Absicht, doch es wollte mir auch nicht gelingen, ebenfalls grußlos an ihr vorüberzugehen. Ich wußte, die Situation würde sich nicht einfach mitten auf der Straße bereinigen lassen, doch ich wollte sie wenigstens um Verzeihung bitten. Ein Stück weit lief ich neben ihr her, doch meine kläglichen Worte bewirkten nur, daß sie mich gelangweilt musterte. Sie strafte mich mit ihrem Stolz. Was hätte ich auch anderes von ihr erwarten können? Ohne auf mein Gestammel einzugehen, sagte sie nur: »Wenigstens deine Kaffeetasse hättest du spülen können. Aber, was soll's? Typen wie dich trifft man reichlich. Dutzendware.«

Ich konnte nichts erwidern. Sie ließ mich stehen wie einen Hund im Regen. Zu meinem größten Bedauern hat sich bis heute keine Möglichkeit gefunden, ihr alles zu erklären.

Das Leben mit Ulli gestaltete sich nicht sonderlich abwechslungsreich. Schlafen, essen, diskutieren und ab und zu ein Kneipenbesuch. Es war nicht das, was ich mir von einem neuen Leben versprochen hatte. Ich hatte ohne meine Arbeit jede Menge Zeit, mit der ich nichts Sinnvolles anzufangen wußte.

Schon längst hatte ich den Kontakt zu den ehemaligen Kollegen abgebrochen. Neugierigen Fragen, unehrlichen Antworten und oberflächlichen Erklärungen wollte ich mich nicht aussetzen. Unmerklich, aber stetig rutschte ich in eine tiefe, lähmende Depression, die es verhinderte, einen geordneten Tagesablauf einzuhalten. Alltägliche Notwendigkeiten wie Spülen, Aufräumen und Putzen bekam ich kaum noch geregelt. Statt Widerstandskraft und Kampfgeist empfand ich gähnende Leere, und eine tiefe Dumpfheit umgab mich wie eine Ödlandschaft. Ich traute mich kaum noch aus meinem Zimmer und zog mich mehr und mehr in mich selbst zurück. Tage, an denen ich befreit aufatmen konnte, wurden zur Seltenheit.

Immer seltener versuchte Ulli, mich mit seinem Witz und Charme aufzumuntern. Alles um mich herum nahm ich nur grau in grau wahr. Sobald ein Fremder die Wohnung betrat, war ich in meinem Zimmer verschwunden, starrte die Wände an, verlor mich in meinen Gedanken. Längst hatte ich aufgegeben, danach zu fragen, aus welchem Grund dies alles mit mir geschehen war. Die spärlichen Sonnenstrahlen verwandelten sich in dieser Depressionsphase schnell wieder in graue Schatten. Es war eine beklemmende, lethargische Ruhe in mir, gegen die ich hilflos war. Mein Arzt verschrieb mir Antidepressiva, die ich mit außerordentlichem Widerwillen einnahm. Danach fühlte ich mich gefangen wie eine Fliege unter einer Käseglokke. Von Erleichterung keine Spur. Zwei Wochen lang schluckte ich das Zeug, um ein Stückchen des steilen Berges zu erklimmen, den ich vor mir ahnte. Die Tabletten erzeugten eine unangenehme geistige Unbeweglichkeit, die mich schließlich dazu veranlaßte, den Rest der Packung angewidert in den Müll zu werfen.

Auf der Suche nach meinem Tabak verlor ich beinah den Glauben an meinen Verstand. Ich suchte die ganze Wohnung ab, fand den Tabakbeutel aber nur zufällig im Kühlschrank. Ich mußte lachen, aber es war ein beklemmendes Lachen. Es war richtig bergab mit mir gegangen, und es mußte sich dringend etwas ändern.

Vor meiner Zimmertür lag der kleine rote Ball, das Lieblingsspielzeug von Ullis Mischlingsrüden. Ich stieß ihn mit dem Fuß zu Seite. Während er rollte, fiel mir unvermittelt Anna ein. Oft hatte sie damals in unserem Garten vergnügt mit ihrem rotgepunkteten Ball gespielt, den sie kaum mit ihren kleinen Händen halten konnte. Meine Gedankenkette löste in mir ein lange vergessenes Gefühl aus. Es war weniger die traurige Sehnsucht nach Anna als vielmehr Wut über meine Ohnmacht.

Im Bad betrachtete ich mich im Spiegel. Ein Gesicht des Jammers starrte mich aus dunkel umrandeten Augen an. Ein Anflug von Selbstmitleid machte mich aggressiv. Den da im Spiegel kannte ich nicht. Der wollte ich nicht sein. Wo war mein Kampfgeist geblieben, der mich retten sollte, der meiner Anna ihren Vater wiedergeben und die Wahrheit ans Licht bringen sollte? Nicht die Spur von Lebenskraft, ganz zu schweigen von Lebensfreude, spiegelte sich in dieser jämmerlichen Gestalt wider, die mich hohlwangig beäugte.

»Junge, du hängst wirklich in der Scheiße. Es wird Zeit, daß du da rauskommst.« Irgendwo von Ferne, tief aus meinem Inneren, hörte ich diese Aufforderung. Irgend jemand aus einer anderen Welt mahnte mich, aufzuwachen. Noch immer gefangen in dem Nebel der letzten Wochen, stellte ich wie ferngesteuert die Dusche an. Seit langem empfand ich zum erstenmal so etwas wie Genuß, während das Wasser auf meiner Haut prickelte. Anschließend rasierte ich mich, und der, der mich jetzt ansah, war ein anderer. Ich atmete tief durch. Einigermaßen frisch ging ich zurück in mein Zimmer. Zum ersten mal seit Wochen sprang mich die Unordnung auf unangenehme Weise an. Was sich mir so chaotisch bot, war mit einemmal nicht mehr das Abziehbild meiner Gefühlswelt, sondern schlicht eine peinlich schlampige Bude. Kaum zu verstehen, daß ich es hier so lange ausgehalten hatte. Nach und nach erinnerte ich mich wieder an Dinge, die schon längst hätten erledigt werden müssen. Dringend mußte ich einen Stoß ungeöffneter Briefe durchgehen. Doch zuvor brachte ich mein Zimmer in einen Zustand, der meinem neugewonnenen Lebensgefühl angemessen war. Dann die Post. Neben einem Brief von meinem Anwalt empfand ich vor allem den hellblauen Umschlag einer Postzustellungsurkunde als Bedrohung. Vor zwei oder drei Wochen hatte ich ihn entgegengenommen und ungeöffnet liegengelassen. Ein nicht bezahlter Strafzettel wäre das kleinste Übel gewesen. Eher vermutete ich allerdings etwas Hochamtliches aus der Geschäfsstelle des Landgerichts.

Bislang war in den acht Wochen seit der Anzeige nichts geschehen. Weder mein Rechtsanwalt noch eine Polizeidienststelle oder gar die Staatsanwaltschaft hatten sich bei mir gemeldet, und wenn doch, dann lagen ihre Briefe ungeöffnet vor mir. Meine Eremitenphase erschien mir jetzt wie die Ruhe vor einem Sturm. Das Gewitter mußte in der nächsten Zeit losbrechen. Viele Fragen drängten sich mir auf. Wie lange würde das Erstellen eines Glaubwürdigkeitsgutachtens über Anna dauern? Was würde Anna bei der Befragung, der »Exploration« durch den Gutachter antworten? Warum durfte ich Anna nicht wenigstens einmal sehen?

Gegen den Ratschlag meines Rechtsanwalts hatte ich kurz nach dem Besuch in der weißen Villa den Staatsanwalt angerufen und ihn gebeten, mich meine Tochter sehen zu lassen.

»Nur fünf Minuten«, hatte ich gefleht. »Sie können ja ruhig dabeibleiben.«

»Wozu wollen Sie das?« hatte er mich gefragt.

»Die ganze Tragödie würde damit schnell ihr Ende finden«, war meine Antwort gewesen.

Mit der Begründung, ich wolle meine Tochter zu meinen Gunsten beeinflussen, hatte er meine Bitte abgelehnt. Er schien mir viel zuzutrauen – in fünf Minuten und in seiner Gegenwart. Beeinflussung blieb der Mutter überlassen. Die Möglichkeit, die Wahrheit herauszufinden, wurde durch die einseitige Haltung der Staatsanwaltschaft zunichte gemacht.

Ulli kam herein und freute sich, mich endlich wieder als ansprechbaren Menschen in der Küche sitzen zu sehen. Meine veränderte Gemütslage stand mir offenbar ins Gesicht geschrieben.

»Du siehst ja aus, als hätte dich das Leben wieder«, frotzelte er freundschaftlich.

»Eher habe ich das Leben wieder«, korrigierte ich grinsend. Fast den ganzen Nachmittag verbrachten wir mit angeregten Gesprächen über Gott und die Welt, ein Zeitvertreib, der schon lange nicht mehr mit mir möglich gewesen war. Ich konnte wieder lachen. Ein wunderbares Gefühl. Die Talsohle lag hinter mir, und ich konnte mich endlich auf den steilen Berg konzentrieren, an dem ich mich hocharbeiten mußte. Nach und nach nahm ich die Welt um mich herum wieder wahr. Ich genoß den Anblick vereinzelter Krokusse in den Vorgärten – kleine bunte Kleckse in den gepflegten Rasenteppichen. Was mir in der vergangenen Zeit in tristem Grau erschienen war, erhielt seine verlorengegangene Helligkeit und seine Farbe in gleichem Maße zurück, wie sich in mir Lebenswille und Lebensstärke den Weg an die Oberfläche bahnten.

Der kleine rote Ball war es gewesen, der den Stein ins Rollen gebracht hatte, der mich an Anna erinnert hatte und mir Auftrieb verschafft hatte. Zwar würden unter der Last der Anschuldigungen weitere Einbrüche erfolgen, dessen war ich mir sicher, trotzdem wuchs in mir die Gewißheit, den kommenden Schwierigkeiten jetzt besser gegenübertreten zu können.

Ulli war inzwischen wieder ausgeflogen, und ich stellte mich meiner ungeöffneten Post. Den blauen Brief riß ich zuerst auf, und schon beim ersten Hinsehen breitete sich Erleichterung in mir aus. Meine Versicherung wollte Geld von mir haben, das ich trotz einer Mahnung nicht bezahlt hatte. Eine Lappalie.

Mutig geworden durch den banalen Inhalt des ersten Briefs, öffnete ich den zweiten bedrohlichen Umschlag. Ich hielt die Antwort auf meinen Eilantrag ans Familiengericht vom 19. Februar in den den Händen. Schon nach zwei Monaten übermittelte mir das Gericht die Antwort des für Anna zuständigen Jugendamts. Es war vom Gericht eingeschaltet worden, um herauszufinden, ob es Anna zuzumuten sei, ihren Vater zu sehen. Die Stellungnahme des Jugendamts war von derselben Frau unterschrieben worden, die meiner Exfrau – neben der bewußten Freundin – geraten hatte, sich mit Mandragora in Verbindung zu setzen und mich anzuzeigen.

Im Jugendamt hatte man es mit dem Eilantrag nicht eilig gehabt, da man arrogant genug war, die eigene, von sachlichen Erwägungen weit entfernte Meinung, zur Wahrheit zu erheben. Auch ohne näheres Hinsehen wußte ich, welchen Inhalt das Schreiben hatte. Nur einige Zeilen las ich, bevor ich, zornig über soviel Ignoranz, den Brief in die Ecke feuerte.

»Sehr geehrte Damen und Herren, zum Antrag des Herrn Bernd Herbort wird von hier festgestellt, daß Eilmaßnahmen zur Abänderung nicht gegeben sind. Es wird vorgeschlagen, die elterliche Sorge weiterhin der Mutter, Frau X., zu überlassen.«

Das war das Fazit der Untersuchung des Jugendamts auf meinen Eilantrag. Die Frau, auf deren Initiative hin sich meine ehemalige Frau an Mandragora gewandt hatte, eine Frau, die selbst in diesem Verein tätig war, wie meine Exfrau zu Protokoll gegeben hatte, – diese Frau war durch das Gericht aufgefordert worden, eine Stellungnahme zu meinem Antrag abzuliefern. Ich empfand das als blanken Hohn. Keine Spur von Objektivität. In dem Polizeiprotokoll vor zwei Monaten hatte meine Exfrau zu dieser Jugendamtfrau geäußert:

»Ich habe dann mit Frau Ungemach vom Jugendamt ..., die auch in der Selbsthilfegruppe Mandragora tätig ist, telefoniert und ihr den Sachverhalt geschildert. Für sie war es keine Frage, daß mein Verdacht berechtigt sei.«

Es war wirklich abenteuerlich. Einerseits konnte natürlich kein Mensch von dieser Frau soviel Erkenntnis und Format verlangen, sich selbst Lügen zu strafen, nachdem sie zwei Monate zuvor bei einem Telefonat mit meiner Exfrau den Verdacht des sexuellen Mißbrauchs berechtigt gefunden hatte. Doch andererseits war für diese Frau, ohne mich zu kennen, schon vor der Anzeige klar gewesen, daß es sich tatsächlich um sexuellen Mißbrauch handelte. Sie war, obwohl sie eine Behörde vertrat, nicht auf die Idee gekommen, bei einer so schwerwiegenden Vermutung auch mit mir, dem Vater, zu sprechen. Es hätte ja möglicherweise eine Klärung in die falsche Richtung stattfinden können.

Nachdem ich ruhiger geworden war, nahm ich mir den Brief nochmal vor. Eine fast masochistische Neugier trieb mich weiterzulesen. In der Begründung, warum der Mutter das Sorgerecht zu lassen sei, hieß es weiter:

»Seit Okt./Nov. zeigten sich bei Anna zunehmend veränderte Verhaltensweisen ... Ähnliche Probleme hatte Anna zur Zeit der Trennung der Eltern, die jedoch durch vermehrte Zuwendung und behutsames Erklären von Seiten der Mutter abgebaut werden konnten.«

Ja, Cornelia war eine bewundernswerte Mutter. Bewundert werden mußte zumindest ihre Überzeugungskraft gegenüber der Frau vom Jugendamt. Bis jetzt, so hatte die Mutter behauptet, hatte sich niemand die auffälligen Veränderungen erklären können. Nicht etwa, daß die im Umgang mit Kindern erfahrene Dame vom Jugendamt es für nötig befunden hätte, nachzufragen, wie es denn zu diesem Zeitpunkt um die Mutter selbst und um die Stimmung in der Familie bestellt war. Die Antwort hätte möglicherweise ihr Vorurteil zerstören können. Cornelia hatte immerhin einen Schwangerschaftsabbruch und die Trennung von ihrem Freund und dessen drei Kindern hinter sich.

Ich fragte mich wirklich, wo die Dame vom Jugendamt ihre Lehrstunden genommen hatte. Gerade in einem solchen Amt sollte man Menschen vermuten dürfen, die ein Minimum an gesunder Skepsis auch Müttern gegenüber besaßen. Wäre diese Frau nur ein einziges Mal von dem hohen Roß ihrer Leichtgläubigkeit und Voreingenommenheit herabgestiegen, hätte sie verantwortungsvoll über Wohl und Wehe eines kleinen Mädchens entscheiden können. Die Tatsache, daß Anna dieselben Verhaltensweisen gezeigt hatte, als Cornelia und ich uns getrennt hatten, wäre Grund genug gewesen, hinter ihrem derzeitigen Verhalten ähnliche Gründe zu vermuten. Wenn die Trennung der Mutter von ihrem Lebensgefährten, die Trennung Annas von drei befreundeten Kindern sowie eine Abtreibung der Mutter für dic Jugendamtsfrau nicht ausreichten, um Verhaltensauffälligkeiten bei Anna zu begründen, dann sollte sie sich besser eine weniger anspruchsvolle Betätigung suchen.

Selbst wenn Cornelia nichts von all dem erzählt hatte, um sich nicht eingestehen zu müssen, alleinige Urheberin von Annas auffälligem Verhalten zu sein, wäre es Pflicht des Jugendamts gewesen, Cornelias Lebenssituation genauestens zu hinterfragen, anstatt aus einer ebenso tendenziellen wie verantwortungslosen Haltung heraus, einen Vater des sexuellen Mißbrauchs zu bezichtigen.

Doch Frau Ungemach resümierte: Eilmaßnahmen seien nicht geboten. Nun, Zeit genug hatte man sich sowieso gelassen. Angesichts der vergangenen zwei Monate war dieses Ergebnis eine Farce.

Wenn weder die Lehrerin noch das Jugendamt noch merkwürdigerweise Cornelia selbst eine Erklärung für die Auffälligkeiten in Annas Verhalten finden konnten, so hätten die äußeren Umstände wenigstens jemandem in ihrem Bekanntenkreis zu denken geben müssen. Wie einseitig mußte der Blickwinkel von Cornelias Bekannten sein, wenn sie die Trennung von ihrem Partner und seinen Kindern nicht als mögliche Veranlassung für Annas Verhaltensweisen sahen?

Diese Möglichkeit nicht in Erwägung zu ziehen war jedoch das bequemste. Denn der, um den es bei diesem Spiel ging, gegen dessen Ruf und Existenz eine dramatische Attacke geritten wurde, war ja wunderbar weit weg. Cornelia dagegen, die Überzeugungskünstlerin, war so ungemein betroffen und besorgt. Wer also hätte da Zweifel wagen sollen?

Ich war gespannt darauf, wer aus Cornelias Kavallerie kommen würde, um sich bei Anna und mir zu entschuldigen, wenn die Wahrheit sich endlich ans Licht gequält haben würde. Oder würden die Gesinnungsgenossinnen dann mit ungebrochener Arroganz auch noch eine Frau schützen, die sich des Mißbrauchs ihrer Tochter auf übelste Weise schuldig gemacht hatte? Ich war mir sicher, daß ich in ihren Augen immer der Schuldige bleiben würde.

In der Begründung der Dame vom Jugendamt hieß es weiter: »Frau X. hat inzwischen Kontakt zu einer Psychologin aufgenommen, um adäquat damit umgehen zu können und ihr bei der Verarbeitung des Geschehenen zu helfen.«

Für mich lag die Vermutung nahe, daß es sich nur um die Psychologin von Mandragora handeln konnte – neutralere Fachleute hätten möglicherweise zu schnell Zweifel angemeldet. Cornelia konsultierte also eine Psychologin. Nicht Anna war es, die nach der angeblichen Schändung fachfraulicher Hilfe bedurfte, sondern Cornelia holte sich Rat, um an Anna herumdoktern zu können. Aus meiner Sicht und Kenntnis der Dinge hätte es einen direkteren Weg der Hilfe für Anna gegeben, nämlich sie gleich der Erfahrung und Obhut einer Fachfrau anzuvertrauen. Um das zu verhindern, gab es für Cornelia eben nur den Weg, selbst an Anna herumzutherapieren. Sie hatte damit nach außen hin ihrer Mutterpflicht genüge getan und konnte unentdeckt weiter ihre Fäden spinnen. Es war einfach nicht zu fassen. Nein: Sie war einfach nicht zu fassen.

So wie es schien, gab es für die Psychologin und Frau Ungemach offenbar nicht den geringsten Zweifel an der Schuld eines Mannes, der bislang weder verurteilt war, noch irgendeine Möglichkeit erhalten hatte, zu den Vorwürfen Stellung zu nehmen. Ungefiltert wurde die Aussage der Mutter von diesem Jugendamt zur Wahrheit erhoben, alle Widersprüche in Annas Aussage wurden ohne den geringsten Zweifel geschluckt, und so sorgte die Behörde dafür, daß Vater und Tochter voneinander getrennt wurden. Obwohl Anna bei der Polizei ausgesagt hatte, daß sie gerne ihren Papa wiedersehen wolle, daß Mama ihr das aber verboten habe.

So also ging das Jugendamt mit den Wünschen der Kinder um. Die Aussagen der Mutter zu überprüfen wäre ein leichtes gewesen: Man brauchte den Vater bloß zu einem Termin zu bitten und ihn Stellung nehmen zu lassen. Entweder fiel ich nicht in deren Zuständigkeit, oder man machte es sich schlichtweg nur bequem auf Annas und meinem Rücken. Vielleicht aber zog das Jugendamt sich auch auf den Standpunkt zurück, daß die Klärung aller Widersprüche Sache von Polizei und Staatsanwaltschaft sei. Wie immer die schmale Argumentation auch aussehen mochte, im Ergebnis blieb es sich gleich. Die Einrichtung, die sich ihrer Aufgabe gemäß um die

Belange von Kindern und Jugendlichen zu kümmern hatte, versagte hier auf tragische Weise.

Bei alledem drängte sich mir die Frage auf, ob eine Frau Ungemach genügend Format haben würde, sich irgendwann, bei Herauskommen des wahren Sachverhalts, mitschuldig zu fühlen an diesem Desaster für Anna und mich. Ich hätte mir diese Frage schenken können. Der Kontakt, den ich zwei Jahre später zu diesem Jugendamt aufnahm, bestätigte mir, daß ich es mit einer ignoranten, selbstgerechten Behörde, aber nicht mit einfühlsamen Fachleuten zu tun hatte.

Jetzt lag meine ganze Hoffnung bei den Gerichten. Ich war unschuldig, und die Gerichte würden das bestätigen.

Nicht einen Krümel Kaffee hatte ich in der Küche noch finden können. Der Orangensaft aus der Tüte schmeckte fade und hatte nichts Belebendes. Ich war gereizt.

Bis zur Abklärung, ob ich, der Vater, sexuelle Handlungen an meinem Kind vorgenommen hatte oder nicht, sollte der Besuchskontakt unterbrochen werden. Diese Meinung des Jugendamts hatte mich trotz meiner Wut, die während des Lesens in mir aufgewallt war, mitten ins Herz getroffen. Ich ahnte, daß dieses amtliche Schreiben den Richter des Familiengerichts unzweifelhaft in eine Richtung treiben würde, die das Herz meiner Exfrau höher schlagen ließ. Ich war nicht aufgefordert, an irgendeiner offiziellen Stelle meine unmaßgebliche Meinung kundzutun, folglich konnte ich auch keine Weichen stellen, die den anrollenden Zug auf ein anderes Gleis gelenkt hätten. Aber auch der Zug in meinem Inneren war nach der Zeit der Depression wieder in Bewegung geraten und forderte grüne Signale. Ich wollte Anna wiedersehen, ihr Lachen hören, Hand in Hand mit ihr spazierengehen.

Ulli kam zurück. Zunächst hatte ich ihn nicht wahrgenommen.

»Du hast doch nicht schon wieder das Lachen verlernt?« fragte er zweifelnd und holte mich zurück in die Realität.

»Ich hoffe nicht.«

»Warum siehst du dann so trübsinnig aus?«

Seufzend schob ich ihm das Schreiben zu. »Lies dir das mal durch.« Ich beobachtete ihn beim Lesen. Einige Male schüttelte er leicht seinen Kopf, schob ab und zu mit dem Zeigefinger seine rutschende Brille an ihren Platz zurück und zog während dieser automatisierten Bewegung die Augenbrauen hoch, als wolle er gleich einen Laut des Erstaunens von sich geben. Schweigend reichte er mir den Schriftsatz zurück. Er wußte, was dieses Schreiben für mich bedeutete. Er atmete geräuschvoll ein, schürzte seine Lippen und schwieg weiter. Ihm stand die Hilflosigkeit ins Gesicht geschrieben. So oft hatte er zu allen möglichen Dingen Witziges oder Geistreiches zu bemerken gehabt. Jetzt fiel auch ihm nichts mehr ein.

»Da bist du sprachlos, was? Wie schätzt du das Ganze ein?« Die Frage hätte ich mir sparen können.

»Was soll ich dazu sagen? Sicher ist es für dich mit diesem Schreiben fast unmöglich, einen Richter vom Gegenteil zu überzeugen. Verdammt schlechte Karten.«

»Ganz schöner Mist.«

»Du neigst zu Optimismus. Ich sehe da wieder mal nur eine riesengroße Scheiße auf dich zukommen«, meinte er bitter.

»Mensch Ulli, was soll ich nur machen?«

»Bin ich Jesus? Ich habe absolut keine Ahnung. Nicht die geringste.«

Wie sollte er mir auch einen Ratschlag geben können? Trotzdem war ich enttäuscht. Eine Zeitlang saßen wir schweigend an dem runden Tisch. Fast so etwas wie Verlegenheit brütete zwischen uns. Kein Telefonanruf, kein Klingeln an der Haustür entkrampfte diese Stimmung.

Bis ich vor einigen Tagen mein Zimmer in Ordnung gebracht hatte, war es das passende Gegenstück meiner Gemütslage gewesen: eng, voller Gerümpel und trist. Jetzt war der Raum wieder bewohnbar. Eigentlich hätte ich mich freuen sollen, dennoch fühlte ich mich in diesen vier Wänden unwohl. Das Zimmer, das mir unlängst noch Geborgenheit geboten hatte, erdrückte mich jetzt. Ich brauchte Luft und viel Platz um mich herum. Ich wollte atmen, frei atmen, ich brauchte den erwachenden Frühling, aber nicht in einem grauen Haus einer

Stadtstraße. Meine neu aufkeimenden Kräfte verlangten nach einer lebendigen Umgebung, weg von grauen Häuserfronten, weg von gestylten Einheitsvorgärten mit ihren spießigen, grün gestrichenen Metallrohrzäunen. Wie ich meine Lust auf Ausdehnung verwirklichen sollte, war mir ebenso unklar, wie mir mein Wille zur räumlichen Veränderung klar war.

Ulli war mir ein liebenswerter Freund. Es würde mir nicht leicht fallen zu gehen. Er hatte die dunkelste Seite meines bisherigen Lebens hautnah miterlebt. Er war für mich da gewesen, nicht nur als Freund, sondern auch als seelischer Beistand mit der schwierigen Aufgabe, mir Mut zu machen, mich aufzufangen und meinen Karren zu ziehen, der viele Wochen im Schlamm meiner Depressionen steckengeblieben war.

Abends teilte ich ihm meinen Entschluß mit. Ohne Umschweife, ohne lange Erklärungen, mit knappen Worten. Er verstand sofort, auch ohne ausführliche und entschuldigende Schwätzerei.

»Schade, aber wenn es für dich wichtig ist ...«

Mit diesen Worten stand er auf, ging zum Kühlschrank, stellte schmunzelnd die Ouzoflasche auf den Tisch, holte aus dem Schrank zwei unangemessen große Gläser, schenkte ein und nahm sein gefülltes Glas.

»Ich denke, mein Lieber, das Leben hat dich wieder. Wir testen das jetzt aus. Also dann.«

Ich hatte mein Glas ebenfalls in die Hand genommen. Wir stießen an und tranken.

Diese kleine Szene rührte mich. Ich war Ulli zutiefst dankbar.

Der kleine Umzugswagen stand auf dem Kieselweg. Ich stieß die Fahrertür auf und füllte meine Lungen mit Frühling. Schneller, als ich zu hoffen gewagt hatte, war mir ein geräumiges, helles Zimmer in einer Wohngemeinschaft in einem idyllisch gelegenen Dorf angeboten worden. Meine aufkeimenden Schwellenängste vor den neuen Leuten, vor dem Unbekannten überhaupt, versuchte ich zu ignorieren. Bevor ich aus dem kleinen Lastwagen ausstieg, ließ ich meine Beine aus der Tür baumeln, genoß den Anblick des Gartens, die frisch erblühten Sträucher und Bäume, freute mich über den windschiefen Zaun, der von den drängenden Pflanzen aus dem Lot geschoben war, der keine Chance gehabt hatte, die Kraft des Lebens zu zügeln und einzupferchen. Es war wundervoll hier. Augen, Ohren und Seele würden hier erholsame Entspannung finden.

Ulli war mitgefahren, um mir beim Auspacken zu helfen. Die Sachen, die ich bei Barbara gelassen hatte, standen jetzt auf dem Wagen. Wenige dieser Trophäen menschlicher Sammelleidenschaft würde ich in meinem Zimmer unterstellen. Nur das Allernotwendigste, um mein neues Zuhause nicht wieder zu einem Käfig werden zu lassen. Kiste um Kiste stapelten wir auf den geräumigen Boden des alten Bauernhauses, stolperten mit schweren, und zum Teil nutzlosen Möbeln die alte, zitternde Stiege hoch.

In diesem Haus war man weit entfernt vom normalen bürgerlichen Standard, von Lackschühchen und Sonntagskrawatte. Ein Hauch von innerer und äußerer Freiheit schwebte über diesem kleinen Paradies, über diesem Haus mit seinen grünen Fensterläden und dem ungehemmten Wildwuchs von Sträuchern und Blumen, deren Köpfe überall ihre Farbakzente setzten. Eine Bilderbuchidylle. Meine Hoffnungen und Vorstellungen erfüllten sich wie in einem kitschigen Bühnenstück.

Hier konnte ich die Schwerter für Lebenskämpfe wetzen, Kräfte sammeln, um Attacken parieren zu können. Eine unumstößliche Gewißheit hatte ich: In der nächsten Zeit würde ich Ereignisse zu bewältigen haben, die einen klaren Kopf und Energie voraussetzten. Niemals verlor ich das aus dem Sinn. Ich war sprungbereit wie eine Katze. Doch den ganzen Sommer über ereignete sich nichts Wesentliches.

Der Morgen, an dem sich die Maschinerie schließlich in Bewegung setzte, war ein nebliger Septembertag, der schon den Herbst ahnen ließ. Noch hatte die Sonne aber genügend Kraft, um die Luft zu wärmen und meine Lebensgefühle hochzuhalten. Doch dann klingelte der Postbote an der Tür und hielt mir einen dicken Umschlag von meinem Rechtsanwalt entgegen.

Einige Monate vorher hatte ich eine kurze Nachricht erhalten, daß die Sache der Staatsanwaltschaft zur weiteren Bearbeitung zugegangen war. Das hatte mich nicht weiter überraschen können, mein Rechtsanwalt hatte mich vorgewarnt. Sobald der Staatsanwaltschaft die Anzeige und das Polizeiprotokoll vorgelegen hatte, war dem Gericht von meinem Anwalt ein Antrag auf Erstellung eines Glaubwürdigkeitsgutachtens zugegangen. Mit diesem Gutachten sollte bewiesen werden, daß meine Tochter von meiner Exfrau beeinflußt worden war und die Aussage unter Druck gemacht hatte. Ich hatte den Antrag stellen lassen, da es für mich keine Frage war, meine Exfrau auf diese Weise überführen zu können.

Mehrere Gutachter hatte mein Rechtsanwalt dem Gericht vorgeschlagen. Gutachter, die den Gerichten nicht unbekannt waren und durchaus einen Namen hatten. Prompt war von der Rechtsanwältin der Gegenseite, Frau Schulze-Müller, ein biestiges Schreiben samt einem kopierten *Spiegel*-Artikel gekommen, das einer Maßregelung meines Rechtsanwalts gleichkam. In dem Artikel wurde einer der von uns vorgeschlagenen Gutachter in der Luft zerrissen. Ja, die Gegenseite hatte sich vorbereitet. Der Streit hatte Niveau.

Geschickterweise hatte Frau Rechtsanwältin keine Gegenvorschläge gemacht, sondern verließ sich auf die Klugheit und verantwortungsbewußte Auswahl des Gerichts. Möglicherweise wußte sie, wen man am hiesigen Gericht für solche Fälle zu favorisieren pflegte. Ein geschickter Schachzug. Er reichte, dem Gericht klarzumachen, daß mein Rechtsanwalt sich mit seinem Vorschlag eine Frechheit geleistet hatte.

An diesem Septembertag traf mich der erste Pfeil, getarnt als Postzustellungsurkunde. Trotz meines unguten Gefühls ging mein Atem kaum schneller und meine Hände zitterten während des Brieföffnens nicht. Doch was ich dann zu lesen bekam, sollte alle neu gesammelte Kraft wie einen prallen Luftballon platzen lassen. Mit diesem Schreiben waren die Waffen geschmiedet worden, und der Arm des Gesetzes hatte mir mit ausladender Geste den Fehdehandschuh hingeworfen. Die Freiheit, ihn aufzuheben oder liegenzulassen, hatte ich nicht. Meine Hand war gezwungen ihn aufzuheben, und er brannte wie glühendes Eisen. Ich hielt das Glaubwürdigkeitsgutachten über meine Tochter in der Hand, erstellt von einem mir bis dahin unbekannten Herrn Professor Dr. Beil.

Viele Menschen, mit denen ich in den vergangenen Monaten über meine erdrückende Angelegenheit gesprochen hatte, platzten vor Sensationsgier; ernstzunehmendes Interesse zeigte sich in ihren Worten nicht. Andere waren völlig unbeteiligt geblieben und hatten nur registriert. Wieder andere signalisierten Mitgefühl, doch ihre Augen sprachen eine andere Sprache. Zwei oder drei waren geblieben, deren Mitgefühl echt war, die ohne Übertreibung ihr Bedauern gezeigt hatten und sich immer mal meldeten, um mitfühlend Anteil zu nehmen und zu trösten.

Manch einer, der sich Freund genannt hatte, war durch seine Reaktion auf traurige Weise demaskiert. Menschen waren zum Vorschein gekommen, die unter diesen Voraussetzungen keine Freundschaft mehr mit mir pflegen wollten. Nicht, daß sie mich für schuldig gehalten hätten – ich war lediglich ein Nestbeschmutzer, und sie wollten ihre reinen Westen sauberhalten. Niemand jedoch hätte mir jetzt Beistand oder Rat geben können, soviel stand fest. Das, was hier schwarz auf weiß zu lesen war, mußte ich allein durchstehen.

Ich saß in der Sonne und starrte fassungslos auf das Ergebnis dieser Begutachtung. Mir war schwindelig. Die Buchstaben vor meinen Augen fingen an zu tanzen. Nur die letzten Zeilen hatte ich bisher gelesen:

»Nach den Befunden der psychologischen Untersuchung und nach den Ergebnissen der psychologischen Sachverhaltsexploration ist die Grundschülerin Anna auch im vorliegenden Verfahren als zeugentüchtig und als glaubwürdig zu bezeichnen.«

Ich war nicht bereit, mehr zu lesen. Ich war starr vor Entsetzen. Mein aus Hoffnungen aufgebautes Kartenhaus flog im Wirbel unbeschreiblicher Gefühle auseinander.

Es wurde allmählich kühl. Ich ging ins Haus und setzte mich an den Küchentisch. Die Kraft, die ich in meinem neuen Heim geschöpft hatte, verwandelte sich in unbeschreibliche Angst um Anna, um meine Existenz, um mein Leben. Würde dieses gutachterliche Fazit von den Gerichten akzeptiert werden, hätte ich bei dem erwartbaren Prozeß keine Chance, als freier Mann aus dem Gerichtssaal zu gehen. Auch später würde man dann mit dem Finger auf mich zeigen. Kaum jemand, bis auf die allerengsten Freunde, würden mir nach einer Verurteilung meine Unschuld glauben. Nie wieder würde ich mit einem Urteil, das mich als Triebtäter auswies, in einer Schule oder in einer anderen öffentlichen Einrichtung arbeiten dürfen. Für meine Tochter aber hieße es, ihren Vater, einen Teil ihrer Identität zu verlieren und viele Fragen von Freunden und Freundinnen, wo denn der Papa sei, über sich ergehen lassen zu müssen.

»Geht's dir nicht gut?« Christoph, einer der Mitbewohner, hatte seinen Kopf durch die Tür gesteckt und sah mich mit verzerrtem Gesicht am Küchentisch kauern.

»Nein, es geht mir nicht gut. Kannst du mich bitte allein lassen?«

»Okay, wenn du was brauchst, sag Bescheid.«

Vorsichtig zog er die Tür hinter sich zu. Was ich brauchte, waren Zeit und Ruhe, um mich mit dieser entsetzlichen Wahrheit abzufinden. Ich wollte mich nicht unterkriegen lassen. Ich war unschuldig, und daran würde dieses Schreiben nichts ändern. Nur, was nützte mir mein Wissen, wenn ich keine Möglichkeit hatte, es einem Gericht bewußt zu machen?

»Ich glaube eher an die Unschuld einer Hure als an die Gerechtigkeit.« Unlängst hatte ich diesen Spruch an einer Toilettenwand entdeckt. Diese Ansicht entzog sich bislang meiner Erfahrung. Doch sie entsprach viel mehr, unendlich viel mehr der Realität als meine kindlichen Vorstellungen von der Verläßlichkeit bundesdeutscher Gerichte. Das sollte sich in den kommenden Jahren in einer Kaskade von Prozessen, Urteilen, Beschlüssen und Gutachten auf nervenzehrende Art zeigen. Heute weiß ich, daß sich kein Ort der Welt besser für die Proklamation einer solchen Wahrheit anbot als eben der, an dem ich sie entdeckt hatte, nämlich über dem Pissoir.

Den Teddybären im Büro meines Rechtsanwalts schenkte ich heute keinerlei Beachtung. Erst kurz vor diesem Besuch hatte ich das Gutachten komplett gelesen. Es war eine Horrorgeschichte.

»Nun fassen Sie sich mal wieder. Alles wird heißer gekocht als gegessen.« Das war die Art von Sätzen, die ich an meinem Rechtsanwalt so liebte. Nichtssagende, abgedroschene Sätze.

»Was soll ich jetzt nur machen?« Meine Eltern fielen mir plötzlich ein. Ich hatte ihnen nichts von dem niederschmetternden Gutachten erzählt. Auch sie hatten Anna jetzt ein dreiviertel Jahr nicht gesehen. Immer wieder mußte ich sie trotz besseren Wissens beruhigen. Ich hatte Sorge, daß sie die Wahrheit nicht verkraften würden. Meine Versuche, sie zu schützen, fielen mir schwer. Oft genug gab es Momente, in denen ich mir ihren elterlichen Trost gewünscht hätte. Nur, die Wahrheit hätte sie selbst trostbedürftig gemacht. Unentwegt hatten sie in der letzten Zeit nach ihrem Enkelkind gefragt, selten erkundigten sie sich nach dem Stand der gerichtlichen Ereignisse. Sie hatten Angst, Angst vor einer Wahrheit, die ihnen den Schlaf, die Gesundheit und die verdiente Ruhe nach einem arbeitsreichen Leben nehmen konnte. Ich wußte, wie sehr sie sich alle vierzehn Tage auf den Besuch ihrer kleinen, lebhaften Enkelin gefreut hatten, wußte, wie sehr sie diesen zwei Stunden entgegenfieberten und wie sehr diese kurzen Begegnungen ihr bescheidenes Leben bunter machten.

»Das ist wirklich nicht so schlimm, wie es auf den ersten Blick aussieht. Glauben Sie, hier sind etliche Punkte, die Anlaß zur Kritik geben.«

»Ach, da wäre ich wirklich nicht drauf gekommen. Das ganze hochgestochene Geschreibsel von Herrn Beil ist schon deswegen untauglich, weil es eindeutig in Gegenwart der Mutter erstellt wurde. Wo bleibt die Objektivität bei so einer Befragung, wenn die Mutter während der ganzen Zeit für Rückfragen im selben Raum ist? Ich frage mich außerdem, was meine Tochter überhaupt rückfragen mußte.«

»Sie haben nicht richtig gelesen. Die Mutter war nicht im selben Raum. Ich zitiere: ›Die Kindesmutter ist in der Wohnung, aber nicht im Untersuchungsraum anwesend, sie kann angesprochen werden, so daß Anna sich auch bei Rückfragen an die Kindesmutter wenden kann.‹ Wie das machbar ist, beziehungsweise ob und wie oft ihre Tochter Rückfragen gestellt hat, geht leider nicht aus dem Text hervor.«

»Gerade in einem solchen Zusammenhang wäre es aber doch wichtig zu wissen, was meine Tochter …«

»Wir brauchen uns darüber nicht zu unterhalten. Ich bin ganz Ihrer Meinung. Nur leider hat es der Gutachter nicht für nötig befunden, uns darüber Aufschluß zu geben. Kennen Sie die Räumlichkeiten, in denen Ihre ehemalige Frau und Ihre Tochter wohnen?«

»Nein, bis vor kurzem haben die beiden eine kleine Einliegerwohnung im Haus meiner ehemaligen Schwiegereltern bewohnt. Die neue Wohnung kenne ich nicht.«

»Hm, wie auch immer, der Beil hat das geschickt formuliert.«

»Wieso?« fragte ich irritiert.

Der Rechtsanwalt nahm seine Brille ab und klärte mich sachlich auf: »Zwar war Ihre Frau offenbar bei der Befragung anwesend, dennoch befand sie sich in einem anderen Raum. Hätte sie im selben Raum gesessen, wäre das ein schwerer gutachterlicher Fehler gewesen, denn die Qualität des Gutachtens müßte dann erheblich in Frage gestellt werden. So kann sich Beil darauf zurückziehen, daß Ihre Tochter unbeeinflußt von der Mutter ihre Aussage machen konnte. Denn schließlich war sie in einem anderen Raum und damit so gut wie nicht anwesend.«

Während er dies sagte, wiegte er bedächtig seinen Kopf, als befürchte er, ich würde diese eigenwillige, aber offenbar juristisch einwandfreie Erläuterung nicht nachvollziehen können. Und genausowar es auch. Diese Art Logik war mir fremd. Cornelia hatte im unmittelbaren Ansprechbereich ihrer Tochter gesessen, hatte auf nicht näher erläuterte Rückfragen geantwortet und Anna Rückendeckung bei ihren Antworten gegeben. Ich hatte mir die entsprechende Textstelle rausgesucht.

»Aber hier steht doch sogar: ›Willst du es denn erzählen ...‹, und in den Klammern lese ich: ›Die anwesende Kindesmutter erklärt, sie habe A. gesagt, es könne sein, daß A. über dieses Thema noch einmal etwas erzählen müsse.‹ Folglich war sie doch anwesend.«

»Richtig, in zwei unterschiedlichen Räumen.«

Ich halte mich nicht für einen begriffsstutzigen Menschen, doch um diese Widersinnigkeit nachzuvollziehen, fehlte mir offenbar die geistige Kapazität. Solche juristischen Kapriolen ließen mich kapitulieren.

Diese Kapitulation vor der Logik der Justiz sollte in meinem Werdegang nicht die letzte sein. Die Justiz, die ich in den folgenden Jahren kennenlernte, war gespickt mit Verdrehtheiten, die mir bis heute ein Buch mit sieben Siegeln geblieben sind.

Ich bemühte mich nicht weiter, die Ausführungen über die Räumlichkeiten und die anwesende und seltsamerweise doch nicht anwesende Mutter zu analysieren. Jeder weitere Erklärungsversuch des Rechtsanwalts wäre in derselben Sackgasse gelandet, wie die gescheiterten Versuche meines Mathematiklehrers, mich in die Geheimnisse der Integralrechnung einzuweihen. Ich zog mich auf einen anderen Punkt zurück, der mir beim Lesen des Gutachtens aufgefallen war. Was Anna hier antwortete, war plötzlich wesentlich umfangreicher und mit mehr Details ausgeschmückt, als bei ihrer kriminalpolizeilichen Vernehmung – obwohl die gutachterliche Befragung mehr als ein halbes Jahr nach jener stattgefunden hatte.

»Wie kann das sein, daß Anna sieben Monate nach ihrer ersten Aussage ihre Behauptungen plötzlich um etliche Einzelheiten erweitert hat, obwohl sie von dem angeblichen Geschehen zeitlich sehr viel weiter entfernt war? Mein Gedächtnis nimmt mit der Zeit ab und nicht zu.«

»Das ist eine Sache, über die ich mir auch Gedanken mache. Ich muß gestehen, mir fällt darauf keine geeignete Antwort ein«, meinte er achselzuckend.

»Wirklich nicht?«

Der Anwalt ließ die Frage unbeantwortet im Raum stehen.

»Verstehen Sie denn, daß ich in dieser Aussage wieder gelben Samen haben soll? Hier: ›Und dann ist da so was Gelbes rausgeflossen ... aus dem Piedel ... sah aus wie Pipi ... das fließt dann immer so runter auf meinen Rücken‹«, zitierte ich. »Wie kommt Anna auf die gelbe Farbe von Samen? Kein Mann hat gelben Samen.«

»Ich bitte Sie, fragen Sie mich was Leichteres. Ich weiß es wirklich nicht. Haben Sie noch weitere Fragen?«

»Ja, nämlich warum ein Gutachter nicht nachforscht, wenn ein nicht farbenblindes Kind gelben Samen gesehen haben will.«

»Es sind zugegebenermaßen Ungereimtheiten da, die wir allesamt von hier aus nicht klären können.«

Wir nahmen uns beide den Text noch einmal vor. Ich konnte nur noch den Kopf schütteln.

»Frage: Ist er vielleicht auch mit seinem Piedel an deinen Kopf gekommen?
Antwort: Nee ...
Frage: Hast du denn den Piedel von Papa mal angefaßt?
Antwort: Nee, doch als ich klein war ..., als ich ein Jahr alt war ...
Frage: Weißt du das noch?
Antwort: Nee, nicht mehr so, da war ich ja noch gar nicht so alt, daß ich das wußte ...«

Die Frage, die der Gutachter Prof. Dr. Beil auf Annas eindeutige Antwort hin stellte, ließ mich in ihrer Ignoranz fast platzen. Eindeutig und unmißverständlich hatte Anna kundgetan, sie wisse davon nichts mehr. Statt sinnvollerweise an dieser Stelle nachzufragen, von wem sie das denn wisse, daß sie den Piedel ihres Vaters mal angefaßt habe, fragte der Gutachter nach der Beschaffenheit des väterlichen Gliedes.

»Dem Gutachter hätte auffallen müssen, daß eine Rückerinnerung auf eine Erfahrung, die angeblich in einem Alter von einem Jahr gemacht worden sein soll, schlichtweg nicht möglich ist«, unterbrach der Rechtsanwalt seine Lektüre.

Ich konnte ihm nur recht geben: »Er hat sich geweigert, die eindeutige Einflußnahme der Mutter zur Kenntnis zu nehmen. Er hätte hier problemlos die Manipulation erkennen können.«

»Hm, da haben Sie nicht ganz unrecht, ziemlich verwunderlich«, gab der Rechtsanwalt unumwunden zu.

Obwohl Anna ihrer eigenen Aussage nach nicht wissen konnte, wie sich »Papas Piedel« anfühlte, hatte sie auf die entsprechende Frage geantwortet. Denn schwachsinnigerweise wurde sie von dem begnadeten Herrn Beil zu einer Antwort gedrängt:

»Frage:	Wie hat sich denn der Piedel angefühlt?
Antwort:	So weich wie mein Finger, außen fühlte der sich ganz weich an.
Frage:	Und innen?
Antwort:	Da waren ja die Knochen ..., außen war der weich, so'n bißchen Speck war dran.«

Wirklich eine glaubhafte Beschreibung von einem Kind, das diese Erfahrung angeblich mit einem Jahr gemacht haben wollte. Ich las weiter:

»Frage:	Hat der Papa dir einen Kuß auf den Mund gegeben?
Antwort:	Nee, fast nie, hat er nur manchmal, auf die Backe und manchmal auf den Mund ...
Frage:	Hat der Papa dir einen Kuß auf den Mund gegeben, der anders war als die Küsse, die Mama dir auf den Mund gibt?«

Ich erinnerte mich an Cornelias Aussage, sie habe *jedesmal* beobachtet, wie ich Anna mit Zungenküssen begrüßt und verabschiedet hätte.

»Antwort:	Ja, hat er manchmal, auf die Backe und auf den Mund ...«

Es mußte sich doch was entdecken lassen.

»Frage:	Wie denn?
Antwort:	Hat er manchmal so ein Stück die Zunge raus, so bis hier so.
Frage:	Wohin hat er seine Zunge getan?«

Ich hatte den Eindruck, daß der Professor kurz vor seinem gutachterlichen Orgasmus stand.

»Antwort:	Hier so hin, hat er immer so an dem Mund geleckt, manchmal auch an die Backe. Ist er nicht in meinen Mund reingekommen. Ich hab den ja immer so zugekniffen ...«

Jetzt holte der Gutachter zum entscheidenden Vorstoß aus. Man spürte seine Lust, die ganze »Wahrheit« ans Licht zu pressen. Die verdeckte Frage nach dem oralen Geschlechtsverkehr:

»Frage:	Ist er denn mit seinem Mund noch woanders rangekommen bei dir?
Antwort:	Nee.«

Der Gutachter gab nicht auf. Er wollte triumphalere Erfolge.

»Frage:	Kann ja sein an deine Stirn?
Antwort:	Nee.
Frage:	An den Hals?
Antwort:	Nee.«

Zu oft mußte bei den verschiedenen Fragen ein »Nee« gekommen sein, denn die übrigen Fragen wurden von dem Gutachter nicht mehr protokolliert. Überhaupt war das gesamte Protokoll der Begutachtung wie ein Schweizer Käse mit Auslassungspünktchen durchsiebt. Welche Worte ursprünglich die Pünktchen mit Inhalt gefüllt hatten, welche Widersprüche sich hinter ihnen verbargen, wurde weder von Herrn Beil noch von einem Gericht jemals geklärt. Der Kommentar des Gutachters zu den nicht protokollierten Fragen in seinem Lückentext war ebenso schlicht wie nichtssagend: »Verneinungen nach verschiedenen Frageausrichtungen.«

Leider ließen sich den Lücken die weiteren Frageausrichtungen nicht entnehmen, aber sie ließen dem Lesenden viele phantasievolle Möglichkeiten offen ...

»Nur immer an die Backe und an den Mund.« Mehr war offenbar nicht herauszuholen gewesen. Der Gutachter, dem Annas Polizeiaussage natürlich bekannt war, entdeckte keine Ungereimtheit darin, daß Anna bei ihm entschieden mehr zu antworten wußte als sieben Monate zuvor bei der Kripo. Damals hatte Anna auf die Frage, ob denn ein Unterschied zwischen einem Küßchen von Mama und einem von Papa sei, eindeutig geantwortet: »Nein. Da ist kein Unterschied.«

Selbst ein Gutachter mit nur durchschnittlicher Begabung hätte sich zumindest an einem solchen Widerspruch aufgehalten und weitergebohrt. Andererseits, was wäre dieser Gutachter für ein Gutachter gewesen, wäre ihm nicht wenigstens *eine* Auffälligkeit in der polizeilichen Aussage ins Auge gesprungen, nämlich die, daß Anna auf die Frage der Polizistin, ob sie das denn der Mama erzählt habe, aussagte, sie habe das mit Mama immer geübt, damit sie das richtig erzählen könne. Ja, das war dem Gutachter aufgefallen. Aber statt das durch Fragen zu klären, bastelte er sich sein eigenes Erklärungsmodell.

Ich mußte den Text seines Gutachtens einige Male durchlesen, um den Sinn wenigstens ansatzweise verstehen zu können, denn eine unklare pseudo-wissenschaftliche Aussage reihte sich zusammenhanglos an die andere.

Das hörte sich dann so an:

»Sicherlich ist – in diesem Zusammenhang der den Erstbekundungen nachgehenden protokollierten – der Passus ›wir haben das immer (sic!) geübt, damit ich das hier auch erzählen kann‹, geradezu verdächtig und läßt eine Art von Indoktrination vermuten; aber damit ist von der Auffassungs- und Beurteilungsweise der A. her nicht die (einmal unterstellte) Intention der KM zu einer Aussage gemeint, sondern der Umstand, daß auch für das Erleben bei A. ihre Aussage nicht spontan, sondern in einer Reihe von verschiedenen Bekundungssituationen (so nach und nach) zustande gekommen ist.

Obwohl dieses Thema in den Raum der Beweiswürdigung gehört – wie die Zeugin Cornelia X., also die Kindesmutter, bekundet –, habe A. ihre Bekundungen über einen Zeitraum hinweg (›... zu den Geschehnissen ... befragt. Das zog sich über mehrere Tage hin ...‹) getroffen, was eher einer befreienden Bekundung als einer ›Einübung‹ im Sinne einer Suggestion entspricht. Auch sind – das ist die aussagepsychologische Seite – die Bekundungen der A. nicht sprachlich stereotyp und starr, wie es bei ›suggerierten‹, ›eingeübten‹ Bekundungen anzutreffen wäre. A. kann in verschiedenen Explorationsansätzen, wie das Protokoll ergibt ..., jeweils mit den Bekundungen auf eine erlebte Wirklichkeit hin aussagen.«

Gemeint war folgendes: Anna hatte mit dem Wort »üben« nach Meinung des Professors nicht tatsächlich das Wort »üben« gemeint, sondern lediglich das wiederholte Sprechen mit der Mutter über dieselbe Sache. Und obwohl die Mutter drei Tage gebraucht hatte, »das« mit dem Kind zu »üben«, sprach der Gutachter von einer »freiwilligen Bekundung«. Mir fehlte es für solche Schlußfolgerungen wohl an genügend Phantasie.

Einen Widerspruch sah dieser Gutachter, der im übrigen kein Kinderpsychologe ist, auch nicht darin, daß meine Tochter in der Aussage bei ihm davon redete, ich, ihr Vater, habe ihr eine klatschen wollen, wenn sie sich weigerte mitzumachen.

»Setz dich mal dahin, sonst klatsch ich dir eine«, sollte ich gedroht haben.

Nichts davon kam in der polizeilichen Vernehmung vor. Und es ist schwer nachvollziehbar, wieso meine Tochter erst ein dreiviertel Jahr später von dieser für ein Kind doch sehr beängstigenden Bedrohung erzählte.

Herr Beil mochte auch nicht nachforschen, wieso Anna im Polizeiprotokoll auf die Frage: »Kannst du dich denn daran erinnern, wann Papa das zum letzten Mal mit dir gemacht hat?« antwortet: »Ich kann mich nicht mehr erinnern, wir wohnen schon zweieinhalb Jahre bei Oma.«

Daß angebliche Handlungen völlig aus Annas Gedächtnis verschwunden waren, andere aber hinzuphantasiert wurden, störte diesen Professor wenig. Mag sein, daß dieses Wegsehen der Tribut für Kaffee und Gebäck war, das ihm und – wie sich später noch herausstellen sollte – seiner Begleiterin von meiner abwesenden, aber doch anwesenden Exgattin gereicht wurde. Ebenfalls stellte sich später heraus, daß die Begleiterin nicht etwa eine wissensdurstige Assistentin des Herrn Professor oder eine Sekretärin war, sondern, man höre und staune, seine Gattin.

Die ganze Befragung war von Herrn Professor Dr. Beil zur Sicherung mit einem Kassettenrekorder aufgezeichnet worden. Sie hatte sich über zwei Tage erstreckt. Der Inhalt dieser zweitägigen Befragung fand jetzt in einem pünktchenreichen Text von knapp drei Seiten Platz. Die Bedeutung der Pünktchen blieb ein Geheimnis, denn als später einer meiner Rechtsanwälte die Kassette mit den Aufzeichnungen von Herrn Beil erbat, tat der in einem Schreiben kund, er habe das Tonband zur weiteren Verwendung direkt nach der Fertigstellung seines Protokolls gelöscht.

Nach diesem Exkurs durch die Niederungen gutachterlicher Verdrehtheiten entschloß sich mein Rechtsanwalt, ein weiteres Gutachten zu beantragen.

Das zuständige Gericht lehnte ab. Es vertraute diesem Gutachter und sah keine Notwendigkeit, Herrn Prof. Dr. Beils kompetentes Urteil in Zweifel zu ziehen. Der Weg für den Prozeß war bereitet. Meine Exfrau durfte aufatmen – Anna hatte diesen Staat nicht mehr auf ihrer Seite. Die, die Anna hätten helfen können, waren zu ihren und meinen Gegnern geworden.

6

Johlend und lärmend kamen mir Schulkinder entgegen. Noch lag die Sonne hinter dem Dunstschleier der Großstadt. Ich war in meiner Kneipe versackt, stand nun orientierungslos zwischen den grauen Häuserfronten und versuchte, den Sauerstoffschock zu überwinden. Ich kam mir vor wie in einem Film. Ausgeschlafene Menschen mit Brötchentüten im Arm eilten an ihren Kaffeetisch, andere, übriggebliebene Nachtschwärmer, stützten ihre Arme müde auf den Tresen einer durchgehend geöffneten Pommesbude, umklammerten ihre Frühstückswürstchen und mühten sich sabbernd und schmatzend um festen Halt. Unweit ging ein kleiner Junge an der Hand seiner Mutter wohlerzogen in Richtung Schule. Keifend und zeternd wurde ein Volltrunkener von einer schlampig aussehenden Frau aus einer Kneipe gezerrt. Er sträubte sich torkelnd, es zog ihn zurück in sein Paradies des Vergessens. Seine Proteste kamen unter der Wirkung des Alkohols unverständlich über seine Lippen. Menschen eilten grinsend an den beiden vorüber. Manche zeigten keine Reaktion, andere wandten sich angewidert ab. Ein Grüppchen Heranwachsender blieb stehen und begaffte die Straßenepisode, ulkte und scherzte und feuerte unter Gelächter die alte Frau zu kraftvollerem Zerren an.

Die Kneipe, aus der ich vor Augenblicken mit unsicherem Gang gekommen war, präsentierte Nacht für Nacht mit wechselnden Statisten auf engem Raum einen Zerrspiegel der bürgerlichen Gesellschaft. Bunt und bizarr war die Welt hier im Nebel des Zigarettenrauchs zwischen Theke, Fensterseite und der Musikbox aus den 50er Jahren, randvoll mit alten Seemannsliedern von Hans Albers und Freddy Quinn, nach denen das kuriose, unseriöse und seriöse Publikum gleichermaßen schunkelte, wenn der Alkohol sie ebenbürtig gemacht hatte, wenn sie Menschen unter Menschen waren, weit weg von Höhergestellten und Untergebenen. Der Professor, dem seine Frau weggelaufen war, fand hier ebenso seine Zerstreuung, wie seine Studenten, deren Grund für ihr Hiersein vielleicht die versiebte Prüfung bei eben diesem Professor war. Der Akkordarbeiter, der seinen Frust im Alkohol ersäufte, fand hier genauso seine Nische, wie der Philosoph und der Mann von der Heilsarmee, der mit seinem ewig missionarischen Ansinnen die Leute in ihrer Bierlaune zu nerven pflegte. Alle verschmolzen sie zu einer obskuren Einheit.

Seit Wochen hatte ich den Tag zur Nacht werden lassen, war aus dem kleinen Dorf von den lieben Menschen weggezogen, um zu verdrängen und zu vergessen, um nicht mehr meinem Grübeln und der zermürbenden Ruhe ausgesetzt zu sein. Ich hatte es nicht mehr ausgehalten. Diese ständigen Gedanken um meine Tochter, um meinen Beruf und um meine Zukunft hatten mich ausgehöhlt, waren Auslöser für meine Entscheidung gewesen, in diese Großstadt zu flüchten und mich von ihren tausendfachen Spielvarianten ablenken zu lassen. Ich wußte, es war eine Flucht vor meinem Inneren, vor meinen Sorgen und vor dem ungeheueren Druck, den ich nach der Ablehnung eines zweiten Gutachtens und dem unausweichlichen Prozeß in der Abgeschiedenheit des kleinen Dörfchens nicht ertragen hätte. Wie sicher war ich mir damals gewesen, bei den Widersprüchen zwischen den Aussagen meiner Tochter bei Polizei und Gutachter, daß das Gericht meinem Antrag auf ein zweites Gutachten stattgeben würde. Doch das Gericht konnte oder wollte nicht sehen, was für mich so deutlich war. Trotz der mannigfachen Ungereimtheiten, trotz der eindeutigen Beeinflussung meiner Tochter durch meine Exfrau, trotz vielfacher Hinweise auf die Mängel des Gutachtens ignorierte die zuständige Staatsanwaltschaft die entlastenden Fakten.

Obwohl mir der Rechtsanwalt schon bei unserem ersten Treffen geraten hatte, nicht bei der Staatsanwaltschaft vorstellig zu werden – einen Rat, dessen Grund ich bis heute nicht begreife –, hatte ich in meiner Verzweiflung die Bedenken des Anwalts beiseite geschoben und den Staatsanwalt, Herrn Zeisig, angerufen. Zunächst hatte er am Telefon auf mich einen sehr verständnisvollen Eindruck gemacht, und ich hatte ihn gebeten, ein Gespräch mit meiner Tochter bei ihm, bei einer Psychologin oder bei einem Richter außerhalb eines Prozesses führen zu dürfen. Ich hatte versucht, ihm klarzumachen, daß nur dann Objektivität gewährleistet sei. Ich beteuerte ihm immer und immer wieder meine Unschuld. Es sei ein Gebot der Menschlichkeit, Anna und mir diese Chance der Wahrheitsfindung einzuräumen, das Mädchen habe unter dem einseitigen Einfluß der Mutter keine Möglichkeit, die Wahrheit zu sagen. Ein Kind, das seinen Vater verloren habe, klammere sich doch um so mehr an die Mutter. Aus diesem Grund könne es den Wünschen der Mutter nicht zuwider handeln. So betrachtet, daß müsse er doch verstehen, seien die Aussagen mit ihren ganzen Wunderlichkeiten das traurige Ergebnis kindlichen Selbsterhaltungstriebs.

»Es tut mir leid, das kann ich nicht zulassen. Sie könnten das Kind dadurch in Ihrem Sinne beeinflussen,« war seine unverrückbare Antwort gewesen.

Verzweifelt hatte ich versucht, ihm einige der vielen Hinweise, der förmlich ins Auge springenden Unstimmigkeiten näherzubringen, um einige Minuten geschenkt zu bekommen, die Wahrheit zu beweisen, bevor sie unter dem Einfluß der Mutter vielleicht für immer aus dem Kindergedächtnis verschwinden würde. Alles Reden, alles Bitten und Flehen, keine Tränen hatten diesen Mann ein Jota von seiner starren Meinung abweichen lassen. Noch hätte man mit seiner Hilfe, mit seiner Einsicht die Lok wieder auf das richtige Gleis setzen können. Zehn Minuten hätte es vielleicht gedauert, ein wenig Courage, eine Spur von Einsicht, einen Augenblick Menschlichkeit hätte es gekostet, und elf Gerichte hätten sich später einen Wust an Arbeit sparen können. Ein Lehrer hätte noch viele Schüler unterrichten können, Anna hätte ihren Vater, die Großeltern ihre Enkelin und ein Vater seine Tochter behalten können.

»Niemals werde ich das auf mir sitzen lassen«, hatte ich den Staatsanwalt angeraunzt. »Es kann doch nicht angehen, daß meine Exfrau Tag für Tag am Phantasierädchen meiner Tochter drehen kann, sie weiter nach Gutdünken manipulieren darf, während ich aus der Ferne zusehen muß, wie das Gericht sich von vornherein auf ihre Seite stellt. Bitte lassen Sie mich einmal – nur einmal kurz – mit meiner Tochter reden.«

Ohne meine Argumente auch nur eines Wortes zu würdigen, hatte der Staatsanwalt auf seinem Standpunkt beharrt. Allerdings bot er mir in dem selben ruhigen und freundlichen Ton, in dem er mein Begehren abgelehnt hatte, an, bei ihm vorbeizukommen, um ausführlich über die »Angelegenheit« zu sprechen. Das nun wiederum hatte mir Rechtsanwalt Dr. Vogel quasi untersagt. Er, der so einen tollen Ruf genoß, sollte wissen, was richtig war, folglich lehnte ich dieses Angebot ab. Viel später, viel zu spät habe ich die Möglichkeit dann doch noch wahrgenommen, mit diesem Staatsanwalt ausführlich zu sprechen, ihm Hintergründe und Fakten aufzuzeigen.

Kopfschüttelnd hatte er gefragt: »Aus welchem Grund sind Sie damals nicht bei mir gewesen, ich hatte es Ihnen doch mehrmals angeboten?«

»Dr. Vogel wollte es nicht«, antwortete ich wahrheitsgemäß.

»Gerade der hätte es besser wissen müssen.« Unverständnis lag bei diesem Satz in seiner Stimme. Ich muß sagen, obwohl zum Zeitpunkt dieses Gesprächs die ganze Sache ihren Weg bereits genommen hatte, ist er aus meiner heutigen Sicht ein Mann, der sich mir im nachhinein ausgesprochen menschlich zeigte. Bitter habe ich es bereut, der unverständlichen Forderung meines Rechtsanwalts gefolgt zu sein. Doch trotz meiner heutigen Einschätzung habe ich diesem Staatsanwalt nicht verziehen, daß er mich damals meine Tochter nicht sehen ließ.

Ich spürte meinen schmerzenden Kopf, und die Helligkeit der durchbrechenden Sonne stach mir in die Augen. Das Gegröle der entgegenkommenden Schüler vertrieb das Kabarett der Nacht aus meinen Gedanken und holte mich in die Wirklichkeit zurück. Fast jeden Morgen empfand ich die Eindrücke um mich herum wie eine kalte Dusche, unter der man von kräftigen Armen festgehalten wurde. Der Rausch der Nacht verlor beim ersten Schritt auf dem Kopfsteinpfaster schlagartig seine Faszination. Ich war mit meinem nikotin- und alkoholumnebelten Schädel allein.

Obwohl ich erst seit einigen Wochen in diesem Rotlichtviertel wohnte, empfand ich mich schon als Vagabunden zwischen Tag- und Nachtwelt.

Ich sah die Gefahr, in eine schmuddelige Halbwelt abzurutschen und wußte in einem Eckchen meines Gehirns, wie wichtig es war, wach zu bleiben, sich nicht einlullen zu lassen von diesem Zwielicht, diesem Jonglierakt zwischen Lust und Frust. Nachts die Kneipe, die kurzen amurösen Bonbons, die Frivolität und der Suff, konnten vieles vergessen lassen. Doch das war weniger als die Behandlung eines Symptoms. Probleme wurden hier nicht gelöst. Im Gegenteil, in den Augenblicken des Wachseins, in den Momenten der Ernüchterung, sah man das rettende Ufer nur noch aus immer größerer Ferne. Das machte angst.

An diesem Morgen war es ein kleines blondes Mädchen, das mich auf meinem Nachhauseweg in die Erinnerung an meine Tochter zurückstieß.

Es balancierte mit seinem rosa Fahrrad um einen Hydranten und lächelte nach diesem Kunststückchen beifallheischend in meine Richtung. Ich war wie hypnotisert und starrte die Kleine gebannt an. Sie war nicht irgendein kleines Mädchen, sie war für die Dauer einiger Sekunden meine Tochter. Wortlos ging ich an dem Kind vorüber. Sein Lächeln war verschwunden. Wie gerne hätte ich der Kleinen einfach nur ein »toll« zugerufen, doch ich brachte es nicht über meine Lippen. Trauer breitete sich in mir aus. Häufig habe ich später an diese Szene gedacht, und immer vermischte sich dann diese Erinnerung mit dem Erlebnis, als Anna mir auf ihrem rosa Fahrrad voller Stolz ihre ersten Künste präsentiert hatte.

Ich war ausgelaugt, als ich die Wohnungstür aufschloß. Aschgrau starrte ich in den Spiegel mit seinen hundert Wasserflecken über dem ungeputzten Waschbecken in dem winzigen Bad. Für einen Moment erinnerte ich mich des Blicks in den Spiegel in der Wohnung von Ulli, dachte daran, wieviel Mühe es mich dort gekostet hatte, mein Leben halbwegs in den Griff zu kriegen. Der heutige Blick in den Spiegel machte mir überdeutlich, wie sehr mir mein Leben ein zweites Mal entglitten war. Wo war mein Entschluß geblieben, für mich und Anna zu kämpfen?

Die ganze Wohnung stank nach Katze. Sehr wahrscheinlich hatte sich dieses Tier wieder in irgendeine Ecke entleert, da sein Halter, ein Mensch ohne Verhältnis zu Hygiene, das Katzenklo seit Wochen zu leeren versäumt hatte. Ich weigerte mich vehement, das zu tun.

Rudi, den stolzen Besitzer der Katze, hatte ich über seine Schwester kennengelernt, deren Bekanntschaft ich in einer Kneipe gemacht hatte. Zufällig hatte Rudi in seiner Wohnung ein Zimmer frei gehabt und mir für teures Geld erlaubt, die zirka dreizehn Quadratmeter übergangsweise zu bewohnen. Wenngleich ich auch mit meiner Miete fast die halbe Wohnung finanzierte, tat es gut, nicht allein zu sein und erfreulicherweise verstanden wir uns.

Rudi war ein Aussteiger, ein Mensch von hohem Bildungsniveau. Er hatte ein Lehrerstudium absolviert, hatte eine abgeschlossene Ausbildung als Steuerfachgehilfe und arbeitete aus Überzeugung seit zwei Jahren als Gabelstaplerfahrer in einem Großhandel. Wenn er gut drauf war, hatte er einen kabarettreifen Humor, aber das war selten.

Ich sah mich in meinem Zimmer um, betrachtete die fleckigen Textiltapeten. Das Gedröhne der Kirchenglocken schallte nervtötend vom Kirchturm der St. Pauli-Kirche herüber und vermischte sich mit dem Tuten der in den Hafen einlaufenden Schiffe zu einem unerträglichen Konzert. Es war kurz nach acht Uhr. Ich streckte mich, angezogen wie ich war, auf meinem Bett aus und wollte nur noch schlafen. Am späten Nachmittag wachte ich auf. Ich hörte Rudi ächzen und fluchen. Zu meiner und des Katers Erleichterung schickte er sich – offenbar wenig begeistert – an, das Katzenklo endlich mal zu reinigen.

Spät abends gingen wir zusammen raus. Rudi hatte sich für morgen »krank genommen« und hatte trotz der unerfreulichen Nachmittagsbeschäftigung beste Laune, eine nahezu sichere Voraussetzung für einen gelungenen Abend. Die Kneipe war zum Bersten voll, und uns empfing das lautstarke Gegröle angetrunkener Fußballfans, die noch einmal den Sieg ihrer Mannschaft vom vergangenen Wochenende feierten. Die Luft war trotz der geöffneten Tür zum Zerschneiden dick. Wir arbeiteten uns durch den dichten Menschenpulk, der nach jedem geschafften Meter hinter uns wieder zusammenschwappte, bis zum Tresen vor. Niemanden störte diese Enge, im Gegenteil, sie verlieh die dieser Kneipe ihr Flair. Die Distanzlosigkeit schaffte dem, der sie ertragen konnte, eine Art anonymer Nähe, der man keinen anderen Tribut zu zollen hatte als den, einfach da zu sein und Bestandteil des Ganzen zu werden. Der Charme dieser Kaschemme lag in der Möglichkeit des amüsanten Smalltalks, in der gegenseitigen flüchtigen Anmache im Gedränge, im unverbindlichen Flirt und in den Gesprächen, die zu nichts verpflichteten, in denen man nicht nach Namen fragen mußte, um sich den Anschein zu geben, als habe man morgen noch ein nennenswertes Interesse an dem Gesprächspartner.

Rudi hatte sich durch die Menge gedrängt und unterhielt sich mit einer Frau, die ich ihrem Outfit nach dem Rotlichtmilieu zuordnete. Ich prostete grinsend zu ihm hinüber und wandte mich dann zwei jungen Frauen zu, die sich – durchgestylt und nach edelsten Wässerchen duftend – neben mich gedrängt hatten und unüberhörbar über diese, meine Stadt herzogen. Zu überhören war auch nicht ihr Dialekt, mit dem sie ihre eigene bayerische Hauptstadt über den grünen Klee verherrlichten. Ich fühlte mich provoziert.

»Kroko-Pumps und Lagerfeld-Blüschen sind in dieser Gegend ein bißchen überzogen«, schaltete ich mich in ihre Tirade ein.

»Das ist nicht zu übersehen, hier ist eher die untere Preisgruppe gefragt«, gab eine der beiden arrogant zurück, während die andere betont gelangweilt in eine andere Richtung schaute und ein undefinierbares Mixgetränk in kleinen hektischen Schlückchen aus ihrem Glas saugte.

»Warum seid ihr dann nicht da, wo eure eigene Preisgruppe flaniert?«

»Ist eben wichtig, auch mit den eher traurigen Seiten des Lebens Bekanntschaft zu machen«, gab die erste bissig zurück und ließ ihren verächtlichen Blick über die Köpfe der Gäste schweifen.

Eine Frau mit langen, blonden Haaren beobachtete mich und lachte mich offen an. Nur flüchtig hatte ich registriert, wie sie mit einem jungen hageren Mann mit einem Gipsfuß in die Kneipe gekommen war. Sie schien mir etwas sagen zu wollen. Ich zwängte mich mit meinem schwappenden Weinglas bis zu ihr vor und landete, von irgend jemandem angestoßen, fast auf ihrem Schoß.

»Ganz schön stürmisch«, sagte sie grinsend.

»Sorry, wollte nicht aufdringlich sein.«

»Macht doch nichts.«

»Wolltest du mir was sagen?«

»Ich wollte dich was fragen.« Sie hatte ein bezauberndes Lächeln.

»Und was?«

»Wie gefallen dir die beiden bayerischen Grazien?«

»Hm«, ich verdrehte die Augen, »blöde Schickimicki-Hühner. Kennst du die?« stutzte ich dann.

»Uns haben die eben auch gestreßt. In einer anderen Kneipe hatten wir bereits das Vergnügen, und du hast eben auch ganz schön genervt ausgesehen.«

»Kann man wohl sagen.«

»Komm, quetsch dich mit auf die Bank. Ich heiße übrigens Charlotte, die meisten nennen mich Charli.«

Der Name paßte zu ihr. Ich nannte ihr meinen. Ihre Offenheit und ihre Aufforderung, mich neben sie zu setzen, hatten keineswegs etwas Aufdringliches, eher etwas Amüsantes. Dem Mann, mit dem sie reingekommen war, schenkte sie, während wir uns unterhielten, kaum Aufmerksamkeit, doch das schien ihn nicht weiter zu stören.

Vom ersten Augenblick dieser Begegnung an hatte ich jenes tiefe Gefühl, für das es keine Worte gibt. Diese Frau schlug in mir eine Saite an, die schon seit Monaten kein weibliches Wesen mehr zum klingen gebracht hatte. Im Hinterkopf spürte ich die Bedeutung dieser Begegnung. Dies war ein Zusammentreffen besonderer Art – der Blick ihrer offenen, grünen Augen verwirrte mich; er traf viel mehr als nur meine Augen. Diese Begegnung war eine dieser seltenen Fügungen, die ihre Bedeutung durch die besondere Aura des Gegenübers erfahren, eine Aura, die einen diese seltsamen Schwingungen spüren läßt, wenn sich Seelen berühren. Ich ahnte zwischen Charlotte und mir eine Verbindung, die das Leben nicht oft als Geschenk bereithält.

Als sie sich später anschickte zu gehen, tauschten wir unsere Telefonnummern aus. Mit größter Sorgfalt verstaute ich den Zettel. Ich sah ihr nach, als sie sich mit dem schweigsamen »Gipsfuß« durch das Gewühl ins Freie schob. In der Tür drehte sie sich noch einmal um, lächelte zu mir herüber und verschwand. Sie hatte mich völlig durcheinandergebracht.

Rudi war schon lange gegangen, hatte beim Rausgehen galant seiner Errungenschaft einen Arm zum Einhaken angeboten und mit der freien Hand zu mir herübergewinkt. Ich wußte, in welche Kneipe er vermutlich gegangen war, aber ich wollte die erfrischende Spannung nach der Begegnung mit Charli nicht in Wein oder Bier ertränken. Mein Kneipenbummel war für heute nacht beendet. Einen Entschluß dieser Art hatte ich in den letzten Monaten zu so früher Stunde lange nicht mehr gefällt. Statt dessen steuerte ich jetzt auf die Pommesbude des Chinesen zu und bestellte mir eine Currywurst mit Pommes frites. Tagsüber hatte ich nichts gegessen. Ich bezahlte und machte mich auf den Heimweg, vorbei an einer kleinen Diskothek, aus der die Bässe dröhnten und tief im Mark verebbten. Die alte zahnlose Hure lag wieder im Fenster und keifte Vorbeigehenden ihren Preis hinterher. Plötzlich tat mir die Frau leid. Das Trottoir war nicht weit von ihrem Fenster vollgekotzt, und einige Meter weiter, schwankend an einen Baum gelehnt, sah ich den Mann, der keine Kontrolle mehr über seinen Magen hatte. Ich ging nicht schnell und registrierte jede Einzelheit – das

Dröhnen des Hafens, das ferne Geschrei einer Frau, das Kläffen eines Straßenköters, die Glocken der Kirchturmuhr. Heute allerdings hörte ich auch in mich selbst, nahm meine innere Stimme wahr, die ich lange ignoriert hatte. Sie drängte mich, diesem zermürbenden Leben frische Impulse zu geben, und ich akzeptierte. Farbe sollte nicht nur in mein aschgraues Gesicht zurückkehren. Was ich in letzter Zeit getrieben hatte, war kein Leben, nur der verzweifelte Versuch, mich mit dieser Stadt zu betäuben. Ich lebte in einer Scheinwelt, um die Leere und die Hoffnungslosigkeit in mir zu verdrängen. Mit einem Mal hatte ich dieses Leben satt, meine Kraft zum Verdrängen war offenbar aufgebraucht. Ich würde untergehen, wenn ich mir nicht andere Wege erschloß. Mir war trotz der Begegnung mit Charli hundeelend – oder vielleicht auch gerade deswegen. Ich fühlte eine tiefe Wehmut in mir aufsteigen, ich spürte Angst, keinen Halt auf der glatten und verführerischen Rutschbahn nach unten finden zu können. Die Bedeutung meines Lebens erschöpfte sich im Dunst der Kneipen und den darauffolgenden verschlafenen Tagen.

Langsam stieg ich die breite Treppe in dem alten, längst verkommenen Bürgerhaus hoch und fiel erschöpft und nachdenklich auf mein Bett. Mir fielen Bruchstücke der netten Plauderei mit Charlotte ein, deren Ausstrahlung mich fasziniert hatte und die, obwohl sie Medizin studierte, statt »Psychologie« »Zychologie« gesagt hatte. Als ich sie damit auf den Arm nahm, hatte sie nur ganz erstaunt »Ja?« gefragt, ihre Haare nach hinten gestrichen und bemerkt: »Hauptsache, man versteht, was der andere meint.«

Dieser Mensch hatte in mir etwas ausgelöst, das längst überfällig war, nämlich den Wunsch, meinen freien Fall anzuhalten. Doch andererseits spürte ich die Sucht nach genau diesem Leben. Um diesem Sog zu entkommen, brauchte ich einen starken Gegenpol, und das konnte nur ein Mensch sein, der mich faszinierte. Vielleicht war ja Charli dieser Mensch.

Nach großer Überwindung hatte ich mir gestern meine letzten Kontoauszüge angesehen und entsetzt festgestellt, daß die monatelange Demontage meines Lebens nicht nur destruktiv, sondern auch reichlich teuer gewesen war. Ich bewegte mich in einem Bereich roter Zahlen, die, wären sie von gleicher Höhe, aber schwarz gewesen, problemlos einer vierköpfigen Familie mindestens zwei Monate ein komfortables Leben gesichert hätten. Daß es nicht berauschend um meine Finanzen bestellt war, hatte ich gewußt – nicht jedoch dieses Ausmaß meiner Schulden.

Dieter, ein Vagabund zwischen Zuhälterei und Jura-Studium, den ich vor einiger Zeit in meiner Stammkneipe kennengelernt hatte, hatte mir unlängst einen Job als Beleuchter in einer Sexshow angeboten, nachdem ich ihm von meiner Woche für Woche dramatischeren finanziellen Situation erzählt hatte. Immer noch dachte ich über sein Angebot nach. Doch das hätte für mich bedeutet, keine Zeit mehr in der wichtigsten Hälfte des Tages zu haben – in der Nacht. Statt mich ins halbseidene Vergnügen stürzen zu können, hätte ich Spots auf leichtbekleidete Mädchen und deren schwingende Brüste richten müssen, wäre Teil der Maschine geworden, die wenig Vergnügen für viel Geld verkaufte, ohne selbst daran teilnehmen zu können. Dieser Gedanke widerstrebte mir zutiefst.

All diese Gedanken schwirrten an diesem Morgen durch meinen Kopf, ohne daß ich zu einer brauchbaren Lösung kam. Gedanken über neue Lebensperspektiven waren mir fremd geworden, und das unbeholfene Umgehen mit ihnen zeigte in aller Deutlichkeit, daß es höchste Zeit war, mich aus meiner Dumpfheit zu lösen. Dieses Leben bot nicht einmal den Ansatz einer Lösung. Im Gegenteil – es kamen immer neue Probleme hinzu. Abgesehen von meiner desolaten Finanzlage spürte ich körperliche Reaktionen, die mich ermahnten, nicht noch mehr Raubbau mit meinem Körper und meiner Seele zu treiben. Die Faszination des monatelangen exessiven Nachtlebens forderte in vielerlei Hinsicht langsam, aber gnadenlos ihren Tribut. Nur – wie sollte ich die Umkehr bewerkstelligen?

Während ich die vom Kerzenschein schwach erleuchtete Decke anstarrte, mußte ich an Heiligabend denken. Der Tag hatte dieses Jahr keine Überaschungen bereitgehalten, die meine Augen hätten erstrahlen lassen. Die Kneipen waren überfüllt gewesen, die Stimmung in ihnen hatte jedoch kein Leuchten in die Seelen getrieben. Freundlicher und zutraulicher waren die dichtgedrängten Menschen gewesen, doch manch einer hatte unverhohlen Melancholie auf seinem Gesicht getragen. Und die, bei denen der Alkohol die Seele erweicht hatte, konnten sich kaum noch ihrer hochsteigenden Tränen erwehren. Ich war einer von ihnen gewesen. Hatte mich allein gelassen gefühlt und hatte erbittert mit meinem Schicksal gehadert, das dabei war, mir den Boden unter den Füßen wegzuziehen und mir nichts gelassen hatte als Sorge und Angst und Verdrängung. Ich mußte einen neuen Weg finden.

Einige Tage später wurde mir deutlicher als im ganzen vergangenen Jahr der Weg gezeigt, der mein zukünftiges Leben bestimmen sollte. Doch, weiß Gott, diesen Weg hatte ich nicht gemeint. Einen Weg der Hoffnungslosigkeit, wie er sich mit aller Deutlichkeit in dem Schreiben abzeichnete, das ich eben aus dem Briefkasten geholt hatte:

»Der Lehrer Bernd Herbort

...

wird angeklagt

in D. vom Herbst 1987 bis Januar 1988

fortgesetzt in mindestens 8 Fällen

1) sexuelle Handlungen an seinem noch nicht 18 Jahre alten leiblichen Kind vorgenommen zu haben,
2) sexuelle Handlungen an einer Person unter 14 Jahren (Kind) vorgenommen zu haben.

Dem Angeschuldigten wird Folgendes zur Last gelegt:

Der Angeschuldigte ist der leibliche Vater der inzwischen 7-jährigen Zeugin A. Er lebt seit 1985 von seiner Familie getrennt.

In dem genannten Tatzeitraum besuchte das Kind den Angeschuldigten regelmäßig 14-tägig am Wochenende.

Bei diesen Gelegenheiten veranlaßte der Angeschuldigte auf Grund eines zuvor gefaßten Tatentschlusses seine Tochter in mindestens acht Fällen, sich entkleidet vor ihm auf den Boden zu knien. Der Angeschuldigte näherte sich mit ebenfalls entblößtem Unterleib dem Kind von hinten und rieb mit seinem Glied über den Rücken des Kindes und zwischen dessen Schenkeln, wobei es teilweise zu einem Samenerguß kam.

Vergehen,
strafbar gem. §§ 174 Abs. I Nr. 3, 176 Abs. I, 52 StGB.

Beweismittel:
I) Einlassung des Angeschuldigten
II) Zeugen:
   1) Schülerin A.
   2) Lehrerin C.
   3) Kriminalhauptkommissarin S.,
      zu laden über die Kriminalpolizei in …
III) Sachverständiger: Prof. Dr. Beil

Wesentliches Ergebnis der Ermittlungen:
Der 38-jährige Angeschuldigte (ist) strafrechtlich bislang noch nicht in Erscheinung getreten.
Der Angeschuldigte war bis zur Scheidung im Jahre 1987 mit der Zeugin C. verheiratet. Aus der Ehe ist die inzwischen 7-jährige Tochter A. hervorgegangen.
(Das Kind) … lebte … durchweg im Haushalt der Mutter. Den Angeschuldigten besuchte das Kind durchweg nur tageweise, insbesondere regelmäßig seit Herbst 1987 14-tägig an den Wochenenden. Anfang Februar 1988 wurde die Zeugin durch eine Lehrerin ihrer Tochter auf deren verändertes Verhalten aufmerksam gemacht. Bei längeren Gesprächen mit dem Kind fand die Zeugin schließlich heraus, daß der Vater des Kindes sich an diesem, in der im Anklagesatz geschilderten Art und Weise, vergangen hatte.
Nach Rücksprache mit einer Psychologin erstattete die Zeugin C. sodann Mitte Februar Strafanzeige gegen ihren geschiedenen Ehemann.

Der Angeschuldigte stellt die ihm zur Last gelegten Taten in Abrede. Er hat sich dahingehend eingelassen, die ihn belastenden Bekundungen des Kindes seien frei erfunden und als Werk der Kindesmutter zu sehen.
Die fachpsychologische Begutachtung der Zeugin A. bezüglich deren Zeugeneignung (Zeugentüchtigkeit und Glaubwürdigkeit) hat indessen ergeben, daß keinerlei Anhaltspunkte für das Vorliegen einer von der Mutter beeinflußten unzutreffenden Aussage gegeben sind.
Der Gutachter kommt zu dem Ergebnis, daß nach den Befunden der durchgeführten psychologischen Persönlichkeitsuntersuchung die Zeugin A. als allgemein zeugentüchtig ... zu bezeichnen sei. Keinesfalls sei die Aussage des Kindes von diesem mit der Mutter gemeinsam eingeübt worden, sondern es handele sich um auf tatsächlichen Erlebnissen beruhende Bekundungen, die insgesamt glaubhaft seien.

Der Angeschuldigte hat durch seinen Verteidiger Einwendungen gegen das Zustandekommen des Gutachtens erhoben und insbesondere gerügt, daß die Exploration des Kindes in Anwesenheit der Mutter erfolgt sei.
Dieser Einwand vermag jedoch nicht zu überzeugen, da sich aus BL.2 des Gutachtens ergibt, daß die Exploration zwar in der häuslichen Umgebung des Kindes, nicht aber in Anwesenheit der Mutter erfolgte.

Nach alledem ist der Angeschuldigte der ihm zur Last gelegten Straftaten hinreichend verdächtig. Er wird in der kommenden Hauptverhandlung auf Grund der angegebenen Beweismittel überführt werden können.

Es wird beantragt,
das Hauptverfahren vor dem Landgericht -Strafkammer – in D. zu eröffnen.

Zeisig, Staatsanwalt«

Jetzt, da ich das niederschreibe, denke ich voller Grauen an diese unerträgliche Furcht, an die bitteren Tränen zurück, derer ich in meiner Erschütterung stundenlang nicht mehr Herr werden konnte. Die Gefühle, die dieses Schreiben an jenem Januarmorgen in mir auslösten, beschleichen mich noch heute bei der Rückerinnerung an dieses traumatische Erlebnis, das soviel Klarheit über den vor mir liegenden Weg brachte. Damals, als ich bei dem Rechtsanwalt die Anzeige in den Händen gehalten hatte, war ich erschüttert gewesen, aber ich hatte Hoffnungen an die Justiz geknüpft, hatte letztlich vertrauensvoll auf die Erfahrung der Menschen gesetzt, auf deren Schultern die Kraft eines Rechtsstaates ruhen sollte, hatte auf jene gehofft, die sich dem Ziel untergeordnet fühlten, Unrecht zu sühnen und Recht zu schaffen. Doch was ich nun vor mir sah, war das Gegenteil all dessen, was ich mir von der Justiz erhofft hatte.

Ich erinnere mich, daß ich nach dem Lesen des Schreibens ziellos durch die Stadt irrte. Stundenlang lief ich rastlos durch die von Hektik erfüllten Straßen, ließ meine umherirrenden Blicke über Häuserfronten und fremde Gesichter wandern und fraß mich Kilometer für Kilometer durch das bunte Gewühl zwischen den überdimensionierten Menschensilos. Es war grausam. Niemanden von den wenigen, die mir geblieben waren, konnte ich erreichen; niemand nahm mir einen Teil der schweren Bürde ab, die der Brief mir plötzlich aufgeladen hatte. Dieser Vorwurf, diese klaren Formulierungen mit dem Ziel, mich Taten zu überführen, die ich nie begangen hatte, tranchierten in der Hektik der Stadt meine Seele. Diese auf Umweltpapier gedruckte Anklage machte mich blind für alles, was um mich herum geschah. Es gab kein Wenn und Aber, sondern nur die unerbittliche Härte, daß mich ein Prozeß erwartete, den zu gewinnen schier unmöglich war. Alle der Entlastung dienenden Fakten waren schlicht nicht zur Kenntnis genommen worden, und der anklagende Staatsanwalt hatte keine Möglichkeit gesehen, mir zehn Minuten zuzugestehen, um mit Anna vor Fachleuten zu sprechen. Die Möglichkeit einer Beeinflussung durch die Mutter war erst gar nicht in Erwägung gezogen worden, ebensowenig hatte man die Kompetenz des

Herrn Professor Dr. Beil in Frage gestellt, der in familiärer Runde – bei Kaffee und Kuchen – seine waghalsigen Schlüsse gezogen hatte.

Spät abends kam ich nach Hause und traf Rudi. Den ganzen Tag war ich auf der Suche nach einem Menschen gewesen, mit dem ich ein paar Worte hätte wechseln können. Nur, was hätte ich diesem Menschen erzählen sollen? Etwa: »Ich muß vielleicht bald ins Gefängnis, weil meine Exfrau mich wegen sexuellen Mißbrauchs meiner Tochter angezeigt hat«? Sollte ich erklären, daß sie die Anzeige gemacht hatte, kurz nachdem ihr von meiner Tochter signalisiert worden war, daß es ihr bei meiner Exfrau nicht mehr gefiel? Sollte ich erzählen, daß Anna gesagt hatte, sie habe das mit Mama geübt, um es richtig erzählen zu können? Sollte ich erklären, daß der mir gemachte Vorwurf nicht einmal technisch in dem fraglichen Badezimmer möglich gewesen wäre? Wie viele Erklärungen hätte ich abgeben müssen, bis vor dem Hintergrund der heftigen Diskussion in der Öffentlichkeit über dieses Thema jemand ernsthaft zugehört hätte, ohne zu sagen: »Irgendwas wird schon dran sein«? Wer hätte mir geglaubt, wo doch seinerzeit jedes Boulevardblatt Hetzjagd auf Triebtäter machte? Ich war gebranntmarkt. Ich war – völlig unabhängig von dem Ausgang des Prozesses – geächtet.

Rudi erzählte ich nichts. Den geringsten seiner Zweifel hätte ich nicht mehr ertragen. Und da er dazu neigte, in Situationen, mit denen er schlecht umgehen konnte, deplazierte Bemerkungen loszulassen, war mir das Risiko zu groß, von ihm etwas zu hören, was zwar nicht böse gemeint, aber in meiner Verfassung unerträglich gewesen wäre.

Am nächsten Tag rief ich meinen Rechtsanwalt an und vereinbarte mit ihm einen Termin für die nächste Woche. Auf seine joviale Art ermunterte er mich zum Durchhalten, ohne jedoch ein Rezept für das Wie zu liefern. Bis zu dem Termin war noch Zeit genug, mir viele Gedanken zu machen, um vielleicht doch noch dem Gericht und dem Rechtsanwalt überzeugende Fakten für meine Unschuld liefern zu können. Außerdem würde ich einige Tage brauchen, um mich von dem Schock der Klageerhebung zu erholen.

In diesen Tagen traf ich mich einige Male mit Charli. Wir führten lange Gespräche, bummelten durch die Straßen und verabredeten uns schließlich zu einem Kinobesuch. Trotz all meines Elends sah ich diesem Abend voller Freude entgegen.

Es war romantisch und prickelnd, mich langsam zu ihrer Hand vorzutasten und zu spüren, daß Charlotte mein sanftes Streicheln erwiderte. Ich fühlte mich behaglich und erregt zugleich in dieser wunderbar knisternden Spannung der schummrigen Kinoatmosphäre. Ein Traum, der Wirklichkeit war.

Anschließend zogen wir durch einige Kneipen und strandeten einige wunderschöne Stunden später bei mir, nachdem ich ihr ein Klavierkonzert von Rachmaninoff versprochen und mich lang und breit für mein unaufgeräumtes Zimmer entschuldigt hatte. Es war eine Nacht, die selbst das trostlose Ambiente dieser Wohnung zum Genuß werden ließ. Für mich lag ein Zauber auf der Nacht, der mein Gefühl, das ich bei unserer allerersten Begegnung gehabt hatte, voll und ganz bestätigte. Meine wunde Psyche feierte ein Frühlingsfest. Nach dieser Nacht trafen wir uns fast täglich, und die Wurzeln dieser zauberhaften Frau pflanzten sich fast zu schnell in meine Seele.

Noch heute, fast vier Jahre nachdem Charli sich von mir getrennt hat, denke ich oft mit großer Dankbarkeit an sie zurück. Trotz der damaligen Situation war die Zeit mit ihr für mich die schönste Phase meines bisherigen Lebens ...

Einige Wochen zuvor hatte ich die offizielle Aufforderung erhalten, mich einer amtsärztlichen Untersuchung zu stellen. Ich war über ein Jahr lang krank geschrieben gewesen, und das für mich zuständige Regierungsdezernat hatte die Untersuchung angeordnet. Der Ärztin hatte ich die ganze tragische Geschichte erzählt. Still hatte sie zugehört, ohne zu fragen, ohne zu unterbrechen, und anschließend hatte sie gemeint:

»Wie haben Sie das nur bis heute ausgehalten, das ist ja eine furchtbare Lebenssituation! Ohne Frage kann man unter solchen Voraussetzungen und in einer solchen psychischen Verfassung nicht als Lehrer arbeiten.«

Wenig später wurde ich pensioniert und erhielt Bezüge, die mein Portemonnaie noch schmaler machten. Dennoch hatte mich diese Entscheidung des Gesundheitsamts erleichtert.

Ich betrat das Büro meines Anwalts. Ich war erst nach der Rush-hour losgefahren, und die Autobahnen waren frei gewesen, dennoch war ich müde von der langen Fahrt. In dem bequemen Sessel vor dem Schreibtisch streckte ich meine Beine aus und reckte mich ausgiebig. Die Sekretärin hatte mich gebeten, einen Augenblick Geduld zu haben, Herr Dr. Vogel habe noch eine Kleinigkeit zu erledigen. Mir war das sehr recht, ich schloß einen Moment die Augen und entspannte mich.

Mit den Worten: »Na, wie war Ihre Fahrt?« betrat Dr. Vogel das Büro.

»Naja, geht so«, antwortete ich schulterzuckend und drückte mich aus dem Sessel hoch, um ihn zu begrüßen.

»Bleiben Sie sitzen, bleiben Sie sitzen. Solche Förmlichkeiten können wir uns doch wohl schenken«, gab er sich leutselig. »Haben Sie irgendwelche Fragen auf dem Herzen?«

»Ja, eine ganz wichtige.«

»Schießen Sie los.«

Ich hatte lange darüber nachgedacht, ob ich diese Frage stellen sollte. Doch die Zeit war vorbei, in der ich den Kopf in den Sand stecken konnte. Ich mußte mich innerlich an die Möglichkeit einer Gefängnisstrafe gewöhnen. Also fragte ich: »Nehmen wir an, ich verliere den Prozeß ...«

»Wie hoch würde in etwa die Strafe ausfallen?« vollendete er meinen Satz. Es war nicht schwer zu erraten, daß diese Frage für alle Angeklagten die brennendste war. »Tja«, fuhr er zögernd fort und sah mich über seinen Brillenrand hinweg an.

»Tja, wie lange?«

Sein Zögern spannte mich auf die Folter. Bei den vorausgegangenen Gesprächen hatte ich noch nicht gewagt, ihm diese Frage aller Fragen zu stellen. Viel zu weit weg waren die Dinge gewesen, um diese Überlegung konkret werden zu lassen. Jetzt mußte ich mich mit der absurden Möglichkeit einer Verurteilung auseinandersetzen. Mit der Entscheidung der Staatsanwaltschaft war sie in greifbare Nähe gerückt. Es schien so, als sei ein Prozeß unabwendbar geworden. Bevor der Rechtsanwalt die Frage beantwortete, meinte er:

»Wissen Sie, was der Richter Dr. Fuchsen gesagt hat?« Ohne eine Antwort abzuwarten, ergänzte er: »Ich habe vor ein paar Tagen kurz mit ihm über Ihren Fall gesprochen.«

Er machte eine kleine Pause und musterte mich fast mitleidig.

»Ja, also, was hat der Richter gesagt? Spannen Sie mich nicht so auf die Folter«, drängte ich ungeduldig.

Langsam kroch die Angst in mir hoch. Der Rechtsanwalt machte nicht den Eindruck, als habe er bunte Blumen zu verschenken.

»Er ist der Ansicht, Sie sollten die Tat einfach zugeben, dann könnten wir uns einen langen Prozeß sparen.«

Mir zog sich bei dieser Offenbarung der Magen zusammen, und ich starrte den Anwalt ungläubig mit offenem Mund an.

»Wie bitte?« fuhr es aus mir heraus.

»Der Staatsanwalt hat dazu einen Kommentar abgegeben, der noch eine Spur interessanter ist«.

Seine unpassende Ausdrucksweise kam bei mir nicht an.

»Wieso: Kommentar des Staatsanwalts? Haben Sie mit dem auch gesprochen?«

»Nur ein paar Sätze.«

»Würden Sie vielleicht eine Spur deutlicher werden?«

»Der glaubt, Sie sind schizophren.«

Mir blieb fast die Spucke weg.

»Sind die denn von allen guten Geistern verlassen? Der eine möchte ein Geständnis für etwas, das ich nicht getan habe, der andere hält mich für schizophren, nur weil meine durchgedrehte Exfrau so einen Schwachsinn behauptet. Es ist schier unglaublich.«

Die Sätze sprudelten nur so aus mir heraus. Was sich da hinter den hohen Mauern der Justiz im Vorfeld eines Prozesses über mich, den Angeklagten, an Meinungen gebildet hatte, war aus meiner Sicht eine glatte Vorverurteilung. Ich hatte zwar früher schon einiges über die für einen Laien schwer nachvollziehbare Denk- und Argumentationsweise der Justiz mitbekommen, doch was mir hier geboten wurde, ließ mein Vertrauen erst in Verachtung, dann in helle Wut ausarten. So also zeigte sich der Goliath. Er trat nicht allein an, sondern holte nach der Entwaffnung von David noch ein ganzes Heer hinter den Hügeln hervor.

»Ich finde das absolut zum Kotzen.« Ungestüm schlug ich mit der vor Wut geballten Faust auf den Tisch. »Welche Chancen, welche *fairen* Chancen bleiben mir bei solchen Voraussetzungen in einem Prozeß, wenn Richter und Staatsanwalt vor Prozeßbeginn ihr Urteil bereits gefällt haben? Dann kann ich ja wirklich gleich eine nicht begangene Tat zugeben, und alle – außer mir – sind zufrieden, der Prozeß ist in kurzer Zeit über die Bühne gebracht, und ...«

Hier unterbrach mich der Rechtsanwalt schroff: »Zu Ihren Vorwürfen: Auch wenn Sie es nicht verstehen, oft läuft das in Gerichten so. Natürlich ist das nicht ganz rechtens, aber die Gerichte sind hoffnungslos überlastet, da wird schon mal über den einen oder anderen Fall vorher kurz diskutiert.«

»Verdammt, das interessiert mich einen Dreck, wer da an welchem Gericht überlastet ist. Ich will einen fairen Prozeß und nicht Poker mit gezinkten Karten, bei dem der Verlierer von vornherein feststeht. Was hat das mit Unvoreingenommenheit oder Gerechtigkeit zu tun?«

Der Jurist lächelte nachsichtig, als sei er ein Güte und Liebe verkündender Heilsprediger mit unerschöpflichem Wissen um die Geheimnisse des Universums. Ich war der kleine Langsamdenker, der nicht verstehen konnte, den die Natur nicht mit der Gabe des flinken Geistes beschenkt hatte.

»Lassen Sie uns doch das Problem einmal sachlich betrachten.«

Er entwickelte jetzt einen Gedanken, der nur unverschämt war – er schlug mir einen Handel vor, der meinem Gerechtigkeitsempfinden einen Dolchstoß versetzte.

»Sehen Sie, ich will ganz offen zu Ihnen sein. Die Schwierigkeit liegt in der ziemlich deutlichen Haltung des Gerichtes Ihre

Angelegenheit betreffend. Offenbar ist sich das Gericht in der Beurteilung Ihres Falles recht sicher.«

»Aber wie können die, ohne mit mir gesprochen zu haben, ohne mich gesehen zu haben ...«

»Lassen Sie mich bitte ausreden. Sehen Sie, für Sie als Laien, für Sie als Betroffenen, ist das schwer nachvollziehbar. Ich kann das verstehen. Aber das ändert nichts an der Tatsache an sich. Und Sie werden das akzepzieren müssen.«

Allmählich dämmerte es mir. Hier verlor das Individuum seine Bedeutung. Hier versagte, aus für mich undurchschaubaren Gründen, die gesetzliche Verpflichtung, die Wahrheit aufzuspüren.

»Wissen Sie, wenn Sie bereit wären, die Sache zuzugeben, ließe sich das Gericht möglicherweise darauf ein, Sie unter der Auflage psychiatrischer Betreuung ohne Gefängnisstrafe aus der Geschichte herauskommen zu lassen. Sie sind dann eben krank und nicht schuldfähig.«

Nach dieser Offerte konnte ich mich nicht mehr beherrschen: »Was schlagen Sie mir da vor?! Habe ich Sie richtig verstanden? Ich gebe eine Tat zu, die ich nicht begangen habe, und wandere dann zur Behandlung einer nicht vorhandenen Abartigkeit in eine geschlossene Abteilung der Psychiatrie? Sind Sie völlig verrückt?! Wissen Sie was, Sie kotzen mich an! Sie reiten genau auf der gleichen Welle wie meine verdammte Exfrau! Haben Sie mir gerade wirklich so einen irrsinnigen Vorschlag unterbreitet, oder habe ich mich verhört? Ich gebe etwas zu, was ich nicht gemacht habe, und gehe dafür in die Klapsmühle? Entweder spinnen Sie oder ich!«

»Reden Sie gefälligst nicht in einem solchen Ton mit mir, ich will Ihnen nur helfen. Lernen Sie, Fakten zu akzeptieren!« raunzte er zurück.

In ihrer ganzen Groteskheit kam mir die Situation vor, als sei ich einer Sinnestäuschung aufgesessen. Der bemerkenswerte Chor der Teddybären neben mir war in Wirklichkeit eine Horde hämisch grinsender Teufel, jeder mit einer anderen Fratze, jeder mit einer anderen delikaten Spielart der Folter vertraut.

»Fakten akzeptieren? Wollen Sie mich verarschen? Was sollen denn die Psychiater behandeln, wenn ich weder Kinderschänder bin, noch sonstige sexuelle Abartigkeiten präsentieren kann? Stellen Sie sich das bitte einmal vor. Wie paradox, wie pervers ist das, was Sie mir da raten?«

Ich hatte meine Lautstärke wieder auf Normalmaß zurückgeschraubt und atmete tief ein und aus.

»Sie wollten meine Meinung hören, Herr Herbort, und ich habe sie Ihnen gesagt. Noch einmal: Ich sehe für Sie kaum eine andere Chance. Denken Sie noch einmal in aller Ruhe über meinen Vorschlag nach. Sie täten gut daran, ihn zu beherzigen.«

Weiß Gott, ich war kein Wundergläubiger. Doch hier zwang mich die Not dazu, auf ein Wunder zu hoffen. Und mit der gleichen Sicherheit, mit der ich die mir zur Last gelegten Taten nicht begangen hatte, zögerte ich nicht, Dr. Vogel ein klares Nein in sein spitzes Gesicht zu schleudern. Meine nächsten Worte kamen langsam, deutlich und klar.

»Niemals wird irgendein Rechtsanwalt, Staatsanwalt oder Richter von mir etwas anderes zu hören bekommen als die Wahrheit, nämlich, daß ich meine Tochter niemals auf eine Art angefaßt habe, die – selbst bei prüdestem Verständnis von sexuellem Mißbrauch – den geringsten Anlaß zu solch miesen Vorwürfen rechtfertigen könnte. Dann gehe ich lieber in den Knast!«

So langsam dämmerte mir, in welch hoffnungsloser Zwickmühle ich mich befand. Man hatte mich gerade gefragt, welche Todesart ich bevorzugte: Köpfen oder Hängen. Obwohl ich die Antwort im voraus kannte, startete ich noch einen kläglichen Versuch.

»Können Sie nicht versuchen, ein Treffen mit meiner Tochter zu arrangieren? Nur ein paar Minuten, und alles hätte ein Ende. Anders kann ich meine Unschuld nicht beweisen. Ich sehe doch meine Tochter sonst nie wieder. Ich will sie nicht verlieren. Bitte«, flehte ich ihn an, »sprechen Sie mit dem Staatsanwalt, helfen Sie mir.«

Meine letzten Worte brachte ich nur noch ganz leise hervor. Ich fühlte mich betrogen, fühlte mich allein gelassen, hilflos und elend. Trotz Charli, trotz einiger lieber Freunde, trotz eines Rechtsanwalts mußte ich diesen Kreuzweg offenbar allein hinter mich bringen. Freunde konnten die Auswirkungen der Misere lindern helfen, aber die Bürde selbst, mit all ihren Konsequenzen, blieb ausschließlich meine eigene Sache.

»Man wird nicht die Zustimmung dazu geben, Herr Herbort. Ich kann Ihnen nicht mehr sagen, als ich Ihnen bereits erzählt habe, und ich werde Ihnen keine falschen Versprechungen machen.«

Ich schüttelte resigniert mit dem Kopf. »Und wie hoch könnte das Strafmaß im Falle einer Verurteilung ohne mangelnde Schuldfähigkeit sein?« wiederholte ich meine am Anfang unserer Sitzung gestellte Frage. Bislang hatte er sie mir noch nicht beantwortet.

»Das läßt sich nicht so einfach sagen ...«

»Ich denke, Sie haben mit dem Richter gesprochen«, fiel ich ihm ins Wort.

»Sehen Sie, die Strafe richtet sich nach der Schwere der jeweiligen Tat, und der Ermessensspielraum des Gerichts ist erheblich«, druckste er herum.

»Also wie hoch?«

»In Ihrem Fall, so wie die Sache liegt«, – seine folgenden Worte nahm ich wie durch Watte wahr –, »hm, so wie mir das signalisiert wurde, tippe ich mal – vorausgesetzt Sie geben die Tat zu –, neun Monate.«

Jetzt hatte ich Klarheit. Bevor ich weiterfragte, brauchte ich eine Besinnungspause und sah mit zusammengekniffenen Lippen aus dem Fenster. Der Versuch, mir die Bedeutung seiner Worte auszumalen, wollte mir nicht gelingen. Eins verstand ich überhaupt nicht: Wie konnte es zu einem Ermessensspielraum im Strafmaß kommen? Das wollte ich jetzt wissen:

»Dieser Spielraum, von dem Sie da eben sprachen, bedeutet das, zwei verschiedene Richter könnten dieselbe Tat mit unterschiedlichen Strafen belegen?«

»In einem bestimmten Rahmen, ja. Wie wollen Sie das anders machen? Die Richter sind autonom in ihren Entscheidungen, und ihre Entscheidung hängt von ihrer Einschätzung der

Schwere einer Straftat ab. Und«, so fügte er hinzu, »es hängt auch von der Einsicht des Angeklagten ab. Zwar sind die Richter an Gesetzesvorgaben gebunden, aber innerhalb dieser Vorgaben haben sie einen erheblichen Spielraum.«

»Wenn ich das richtig verstehe, hängt das Strafmaß nicht unwesentlich auch von der Tageslaune eines Richters oder von der Nase des Angeklagten ab.«

»Na ja, also ich denke, daß die Richter größtenteils um Objektivität bemüht sind, aber rein theoretisch ...« Er nickte mit dem Kopf.

Aus heutiger Sicht frage ich mich manchmal, ob ich damals nicht besser den Vorschlag des Anwalts angenommen hätte. De jure wäre ich dann vielleicht schuldunfähig gewesen, hätte aber die ganzen Jahre hindurch meine Pensionsbezüge gehabt und davon gut meinen Lebensunterhalt bestreiten können. Meine Gesundheit wäre nicht auf der Strecke geblieben, und ich hätte hundertmal weniger Streß gehabt. Die menschliche Würde definiert sich nicht zuletzt über eine von anderen Menschen unabhängige existentielle Grundlage. Die hätte ich in den Folgejahren gehabt.

Andererseits dreht sich mir bei dem Gedanken, ich hätte damals ein nicht begangenes Verbrechen zugegeben, der Magen um. Darüber hinaus hätte ich mir für alle Zukunft jede Chance einer Rehabilitation genommen. Ich hätte Verrat an mir selbst geübt und könnte heute nicht mehr in den Spiegel sehen. Ich weiß jetzt, daß der Weg, den ich gewählt habe, der einzig gangbare für mich war, und genau den Weg würde ich, trotz gelegentlicher Zweifel, in einer ähnlichen Situation wieder beschreiten – selbst bei meinem heutigen Wissen über die Unzulänglichkeiten der Justiz. Meine Selbstachtung in einem Kuhhandel zu opfern, hätte und würde ich mir niemals verzeihen können.

Auf dem Rückweg machte ich mir Gedanken über die Haltung des Staatsanwalts. Eigentlich hatte ich erwartet, daß so eine Staatsanwaltschaft vorsichtiger in der Beurteilung von Äußerungen einer Frau ist, die versucht, ihren Exmann eines Verbrechens anzuklagen. Statt dessen hatte der Staatsanwalt den Behauptungen geglaubt, ohne mich jemals gesehen zu haben, und hielt mich prompt für schizophren.

Ich denke, daß ein Staatsanwalt gehalten sein sollte, Äußerungen dieser Art auf die Goldwaage zu legen und deren Wahrheitsgehalt zu erforschen, statt blind und voreilig eine Behauptung als Realität zu akzeptieren. Die Justiz bietet kaum eine Möglichkeit, sich gegen diese Art von Rufmord zu schützen, solange nicht die Gefahr der Verbreitung besteht.

Andererseits, welcher Staatsanwalt kann wirklich vorbehaltlos solche oder ähnliche Behauptungen bewerten, wenn ihm vor einem Prozeß von der Gegenseite solche Lügen beredt und glaubwürdig aufgetischt werden? Dreimal hatten zwischen dem Staatsanwalt und meiner Exfrau Gespräche stattgefunden, und sie hatte gute Überzeugungsarbeit geleistet. Da ich leider von meinem Rechtsanwalt gehalten war, den Staatsanwalt nicht aufzusuchen, hatte ich keine Möglichkeit, die diversen Aussagen in irgendeiner Form zu korrigieren. Dabei hätte ich nichts zu verbergen gehabt.

Charlotte und ich waren zusammengezogen, und bis auf die ständige Angst vor dem Prozeß verlebten wir eine Zeit größter Harmonie und Zärtlichkeit. Mein Leben hatte einen neuen Sinn bekommen, die Zeit der dunstigen Nächte gehörte der Vergangenheit an. Die jetzige Phase ließ mich Kräfte für das bevorstehende gerichtliche Ereignis sammeln – die Hauptverhandlung vor der Strafkammer in D.

Charli kam von einem Bauernhof, und voller Wonne erinnere ich mich jetzt noch daran, wie ich mit Charli oder ihrem Vater mit der Pferdsekutsche durch die Landschaft fuhr. Für mich bedeutete das die Verwirklichung nie gelebter Kinderträume und familiärer Geborgenheit. Charlis Familie und ihre Verwandtschaft hatten mich akzeptiert – samt meiner Problematik. Doch mit Bekanntwerden meiner schwierigen Situation wurden auch Mahner auf den Plan gerufen. Menschen, die Charli näherstanden als mir, erhoben ihre Zeigefinger. Wenn das vordergründig geschah, wenn die Leute den Mut hatten, auch mir gegenüber ihre Bedenken zu äußern, hatte ich eine faire Chance, mich zu wehren, doch es gab auch andere, die mir hinterrücks ihren Zeigefinger in den Rücken bohrten. Menschen, die nach außen so taten, als stünden sie auf meiner Seite, warnten Charli, ohne mir offen gegenüberzutreten. Diese Menschen empfand ich als Gegner, und ich hatte Angst vor ihnen. Die Befürchtung, Charli könne dieser Beeinflussung unterliegen, war – trotz meines Vertrauens zu ihr – oft unerträglich groß. Durch Charli hatte mein Leben wieder einen Sinn gewonnen, und meine Liebe zu ihr machte mich stark genug, das Leben wieder erträglich zu finden. Dennoch blieb das Eis, auf dem ich mich bewegte, sehr dünn. Nur ein Minimum an Energie stand mir zur Verfügung, gerade genug, trotz der vom Rechtsanwalt nur zu deutlich beschriebenen Chancenlosigkeit meinen Kampf um mein Recht nicht aufzugeben. Die wenigsten konnten sich vorstellen, wie unbeschreiblich kräftezehrend diese Zeit für mich war.

»So kannst du doch nicht leben!« oder »Willst du nicht endlich was Vernünftigeres tun, als deinen Gedanken nachzuhängen?« – so oder ähnlich lauteten die drängenden Formulierungen von Menschen, die in gesunden Familien lebten, täglich ihrer Arbeit nachgehen konnten und ihre Kinder großzogen. Für einige war es nicht annähernd nachvollziehbar, daß meine Probleme nichts mit ihren alltäglichen Sorgen gemein hatten. Auf der anderen Seite gab es die ganz Schlauen, die einen todsicheren Plan hatten, wie der ganze Prozeß problemlos bewältigt werden konnte. In meiner Phantasie war das auch sehr einfach, doch diese Leute begriffen den Unterschied zwischen Phantasie und Realität nicht. Sie sprachen von dem Prozeß, als handele es sich um den Bau eines Spielzeugflugzeugs.

Das schlimmste war für mich in dieser Zeit die ständige Fragerei von Menschen, denen ich mich nicht anvertrauen wollte, nach meinem Beruf: »Und warum arbeitest du nicht mehr als Lehrer?«

Bei meinen fadenscheinigen Erklärungen konnte ich ihnen nie in die Augen sehen. Diese Seiltänze zwischen Wahrheit und Lüge widerten mich an und strapazierten mein Wahrheitsempfinden aufs äußerste.

Mittlerweile war es April geworden, und die ersten wärmenden Sonnenstrahlen lockten die Menschen auf die kleinen Balkone, auf diese zwei Quadratmeter großen Entspannungsinseln, auf denen die ersten Blumen ihre Farben leuchten ließen. Auch unseren Balkon zierte schon eine kleine grünbunte Pracht, und wir genossen dort die ersten sonnigen Tage mit Plätzchen und mit unseren Kaffeebechern auf dem wackeligen Tisch. Zwar saßen wir eingepfercht wie in einem Vogelnest aber die Sonne machte diese kleinen Unzulänglichkeiten wieder gut. Das Haus stand an einer Allee, und direkt vor dem Balkon zeigte die ausladende Krone einer Linde das zarte Grün ihrer jungen Blätter. Für mich war dieses sprießende Leben Symbol der Hoffnung. Aber es war eben nur ein Symbol.

Schon bevor ich den Brief öffnete, wußte ich, daß er endgültig die Hiobsbotschaft enthielt, auf die ich so lange gewartet hatte.

Fast eineinhalb Jahre waren seit der Anklage vergangen, und in dem Umschlag mußte der Termin für die Hauptverhandlung sein. Dennoch war ich erleichtert. Ich wollte die Sache hinter mich bringen, je eher desto besser. In der langen Zeit des Wartens hatte es immer wieder Momente gegeben, in denen ich die Hoffnung auf ein Wunder in meine ständig kreisenden Gedanken eingewoben hatte, aber meistens hatte die Verzweiflung mein Bewußtsein beherrscht. Immer wieder hatte ich an Charli Halt gesucht, wenn ich voller Furcht von der Vision befallen war, zusammen mit Mördern, Dieben und anderen Verbrechern in einem Gefängnis sitzen zu müssen. Kinderschänder rangierten selbst in deren Hackordnung ganz unten. Im Knast wurden sie von allen verachtet – von den Insassen und vom Personal gleichermaßen –, und ich konnte das sogar nachvollziehen. Ich hatte so große Angst. Nicht selten war ich von Alpträumen gequält aufgewacht, in denen ich Phantasieprozesse durchlebt hatte: Horden rannten hinter mir her und jagten mich, den Kinderschänder, und immer und immer wieder hatte ich meine weinende Tochter am anderen Ufer eines unüberwindbaren Flusses gesehen ...

Charli kam erst gegen Abend nach Hause. Mit der Frage: »Was passiert mit uns beiden, wenn ich ins Gefängnis muß?« begrüßte ich sie und hielt ihr den Brief entgegen. Sie nahm mich in die Arme und drückte mich sanft. Ich merkte, daß sie weinte. Eine ganze Weile standen wir eng umschlungen zusammen und streichelten uns. Auch ich konnte mein Elend nicht verbergen. Mit aller Macht packte mich jetzt die schiere Verzweiflung, gegen die ich so lange angegangen war. Meine Angst und den inneren Schmerz wußte ich nicht mehr zu bewältigen. Langsam löste ich mich aus der Umarmung.

»Ich weiß nicht mehr, was ich machen soll, Charli.«

Sie sah mich nur wortlos an, und die Hilflosigkeit in ihrem Blick machte mich unendlich traurig. Ich sah ihre große Sorge um den Menschen, den sie liebte, und die Verzweiflung, ihm nicht anders helfen zu können, als ihm durch ihre Gegenwart Trost zu geben. Ich ging noch einmal auf sie zu, drückte sie ganz fest an mich und flüsterte ihr ein »Ich liebe dich« ins Ohr.

»Ich werde bei dir bleiben. Was immer auch passiert, ich bleibe bei dir«, antwortete sie.

»Bestimmt?«

»Ich verspreche es. Ich werde dich nicht im Stich lassen, niemals.«

Charli war mit zum Rechtsanwalt gekommen; es war eine anstrengende Fahrt gewesen. Die ganze Zeit hatten wir über den anstehenden Prozeß spekuliert, hatten nach Möglichkeiten gesucht, die das Unabwendbare hätten abwenden können. Als wir dann angespannt im Büro saßen, eröffnete ich das Gespräch mit einer Frage, die der Rechtsanwalt nicht erwartet hatte.

»Sind Sie davon überzeugt, daß ich unschuldig bin?«

Auf Dr. Vogels Gesicht zeigte sich Überraschung. Irritiert fragte er zurück:

»Wieso, was soll die Frage?«

»Mich interessiert es eben.«

Die Zwischenfrage hatte ihm Zeit genug gelassen, sich eine Antwort zu überlegen. Geradezu einschmeichelnd sagte er:

»Also, mein lieber Herr Herbort, es ist doch völlig unwichtig, ob ich von Ihrer Unschuld überzeugt bin oder nicht. Wichtig ist, daß ich für Sie das Bestmögliche rausschlage. Ich werde von Ihnen bezahlt und bin gehalten, unabhängig von meiner persönlichen Meinung, mein Bestes zu geben, um Ihnen zu helfen.«

Für mich war das Geschwätz. Es ging mir letztlich aber auch nicht um seinen Glauben an meine Unschuld, sondern ich hatte die Sorge, möglicherweise von einem Rechtsanwalt vertreten zu werden, der aufgrund heimlicher Zweifel gar nicht zu mir hielt. Nach dieser Antwort hätte ich auf meine innere Stimme hören sollen. Der Mann stand nicht auf meiner Seite. Trotz der paar Tage, die bis zum Prozeß noch blieben, hätte ich meiner Überlegung nachgeben sollen, mir einen anderen Anwalt zu suchen. Dagegen sprach allerdings, daß dieser Mann bereits sechstausend Mark von mir erhalten hatte. Wenngleich ich diesen Preis angesichts der bislang geleisteten Arbeit für horrend hielt, erhoffte ich mir davon doch so etwas wie eine Erfolgsgarantie im Rahmen der bestehenden juristischen Möglichkeiten.

Bereits vor einiger Zeit hatte ich Dr. Vogel von meiner seinerzeitigen Lebensgefährtin Barbara erzählt. Er war von mir ausführlich über die Wohnverhältnisse informiert worden, und für mich stand außer Frage, daß Barbara als Hauptzeugin geladen würde. Sie war bei Annas Besuchen, bis auf ein Wochenende, immer im Haus gewesen. Oft hatten wir mit Anna und ihrem Sohn die gemeinsame Zeit mit kleinen Unternehmungen gestaltet, hatten zusammen gebastelt, Kastanien gesucht und Fahrradtouren gemacht. Ich war, gelinde gesagt, sehr verwundert darüber, daß dieser Anwalt ihre Ladung als Zeugin bislang nicht beantragt hatte. Nun wurde es höchste Zeit dafür, und ich sah mich gezwungen, ihn selbst daran zu erinnern:

»Sie müssen unbedingt noch Frau Barbara D. laden lassen. Wenn überhaupt, kann sie am besten Aufschluß über die ganze Situation geben. Wir haben doch schließlich lange zusammengewohnt.«

»Ach ja? Richtig, irgendwann haben Sie mir davon erzählt. Journalistin oder so.«

Diese wichtige Sache schien bei ihm in Vergessenheit geraten zu sein.

»Haben Sie die ganze Zeit über mit ihr zusammengelebt? Helfen Sie mir mal auf die Sprünge.«

Unwillkürlich drängte sich mir die Frage auf, wieso ein so kostspieliger Anwalt, der seine Honorarforderungen mit seiner Qualität begründete und mir gesagt hatte, ein Mercedes sei schließlich auch teurer als ein Kleinwagen, wieso ein Mann dieser Kategorie einen so wichtigen Aspekt einfach vergessen konnte.

Mit einem Blick zu Charli, deren Augen Unverständnis signalisierten, schilderte ich ihm noch einmal die damaligen Lebensumstände.

»Na, ob uns das beim Prozeß entscheidend weiterbringt? Aber wir können Frau D. auf jeden Fall laden lassen.«

»Wieso weiterbringt? Sie war doch regelmäßig mit uns zusammen. Sie kann doch viele Behauptungen entkräften.«

»Ja, ja.«

Er machte einen geistesabwesenden Eindruck. Sein klares Konzept schien durcheinandergebracht.

»Und noch eins: So wie Anna den angeblichen Hergang beschrieben hat, ist das in dem engen Raum nicht möglich, wenn man nicht geradezu akrobatische Fähigkeiten hat. Man könnte doch wenigstens eine Ortsbesichtigung vornehmen.«

Mit einem entschuldigenden Blick zu Charli sprach ich Barbaras und meine Sexualität an:

»Außerdem hatten Frau D. und ich ein ausgesprochen befriedigendes Sexualleben. Was hätte mich also dazu veranlassen sollen, in den paar Stunden, die Anna und mir zusammen vergönnt waren, in Rufnähe meiner Freundin und in einem winzigen Badezimmer, das nicht abzuschließen war, mich an meiner Tochter zu vergehen?«

»Manche brauchen diese Spannung …,« sagte er grinsend.

Charli hatte sich bisher zurückgehalten, doch diese Bemerkung ging ihr zu weit. In ungewohnt rüdem Ton unterbrach sie den Anwalt: »Das finde ich unverschämt!«

»Das ist eine Frechheit. Ich verbitte mir solche Überlegungen«, unterstützte ich sie.

Der Anwalt schien mit meiner Brüskiertheit gerechnet zu haben und beschwichtigte mich:

»Verstehen Sie mich nicht falsch. Ich unterstelle Ihnen das nicht, sondern versuche Ihnen nur die Bemerkungen, die die Gegenseite anbringen könnte, vor Augen zu führen.

Für die Staatsanwaltschaft dürfte die Sache mit den Räumlichkeiten nicht von großer Bedeutung sein. Wenn die erst einmal die Anklage erhoben hat, wird es sie nicht mehr sonderlich interessieren, ob der Raum groß oder klein war oder ob Frau D. in der Wohnung anwesend war oder nicht. Die legen ihrer Beurteilung das Beilsche Gutachten zugrunde und werden sich auf den Standpunkt zurückziehen: Wo ein Wille ist, ist auch ein Weg.«

Ich konnte mich nicht beruhigen.

»Das ist doch idiotisch. Hätte ich so eine Schweinerei mit meiner Tochter ernsthaft in Erwägung gezogen, hätte sich jeder dunkle Waldweg, von denen es genug auf der Fahrt von Annas zu meiner Wohnung gibt, zehnmal besser geeignet als ein Badezimmer oder Wohnzimmer, wenn meine damalige Lebensgefährtin und ihr Sohn nachweislich in der Wohnung waren. Die Überlegung ist doch absurd! Und bitte«, ereiferte ich mich weiter, »verraten Sie mir mal, wie ein gesunder Mann von siebenunddreißig, ohne sich anzufassen, einen Orgasmus bekommen kann, wenn er mit seinem Glied über einen Kinderrücken streichelt, zumal wenn er ein überaus zufriedenstellendes und regelmäßiges Sexualleben hat. Die, die das zu beurteilen haben, sollten doch erfahren genug sein, um aus diesen Merkwürdigkeiten ihre Schlüsse zu ziehen.«

Charli nickte zustimmend.

»Ich kenne Bernd lange genug. Das, was hier läuft, ist absolut unrealistisch und lächerlich. Ich bin lange genug mit ihm zusammen und kenne seine Sexualität.«

»Davon muß nicht ich, sondern das Gericht überzeugt werden. Wir werden Frau D. laden lassen. Wohnt sie noch in ihrer alten Wohnung?«

»Ja.«

»Und haben Sie noch Kontakt zu ihr?«

»Gelegentlich telefonieren wir miteinander.«

»Ob sie wohl bereit ist, mir eine Zeichnung von den Räumlichkeiten anzufertigen?«

»Natürlich wird sie das, wenn es mir weiterhilft. Da bin ich mir sicher.«

»Wunderbar, dann geben Sie mir bitte ihre Adresse. Ich werde sie anschreiben.«

»Haben Sie noch einmal mit dem Richter gesprochen?«

»Kürzlich, aber nur ein paar Worte«, antwortete der Anwalt knapp.

»Und?« fragte Charli neugierig.

»Er hat nach wie vor eine relativ feste Meinung, was Ihren Fall betrifft.«

»Hoffentlich läßt er sich noch irgendwie überzeugen«, warf Charli mit einem tiefen Seufzer ein, »denn acht oder neun Monate ohne Bernd würde ich nicht aushalten.«

»Wie kommen Sie auf neun Monate?«

»Wieso«, entrüstete ich mich, »davon haben Sie doch selbst das letzte Mal gesprochen.«

»Tatsächlich«, druckste er, »habe ich das wirklich?«

»Sicher haben Sie! Was ist denn?«

»Sollte ich das wirklich gesagt haben, dann muß ich mich entschuldigen. Achtzehn Monate werden es wohl werden. Hatte ich Ihnen wirklich was von acht Monaten erzählt?«

Er tat so, als könne er sich nicht mehr an seinen Vorschlag mit dem Schuldeingeständnis erinnern: »Also achtzehn Monate, damit werden Sie schon rechnen müssen.«

Verständnislos sahen Charli und ich uns an. Mir blieben die Worte im Hals stecken. Wie angewurzelt saß ich in meinem Sessel.

»Achtzehn Monate. Das gibt's doch nicht. Achtzehn Monate, o Gott.«

Charli kam zu mir herüber und legte ihren Arm um meine Schulter.

Hätte ich also damals eine Tat zugegeben, die ich nicht begangen hatte, hätte ich zwar gelogen, aber nur eine acht- oder neunmonatige Gefängnisstrafe bekommen oder wäre als nicht schuldfähig eine Zeitlang als Gesunder in eine geschlossene Anstalt gegangen; bestand ich jedoch auf der Wahrheit, nämlich daß ich unschuldig war, sollte ich zu einer achtzehnmonatigen Gefängnisstrafe verurteilt werden. Es war unglaublich!

Und überhaupt: Wie der Rechtsanwalt im Vorfeld meines Prozesses so genau über das zu erwartende Strafmaß unterrichtet sein konnte, ließ weiß Gott nicht gerade die erfreulichsten Schlüsse in bezug auf die Korrektheit dieses Gerichts zu.

7

Fremd wirkten die Menschen. Der nüchtern eingerichtete Saal ließ sie zu beweglichen Puppen werden, die man abzustellen vergessen hatte. Ich empfand sie als unangenehme, surreale Wesen in einer Art Halbwelt und mich als Beobachter und auf seltsame Art Beteiligter eines irrealen Schauspiels zugleich.

Eine dieser Puppen, ein Mann mit kräftiger, stark gebogener Nase, auffallend ausladenden Händen, in langes, schwarzes Tuch gehüllt, forderte hart:

»Stehen Sie auf!«

Wie in Trance erhob ich mich. Fünf oder sechs der Figuren waren gerade durch eine große Tür an der Stirnseite des halbhellen Raums getreten, drei von ihnen ebenfalls im schwarzen Umhang wie auch die Figur neben mir. Zwei hatten sich bunt gekleidet und wirkten fast wie Menschen, die ich oft auf den Straßen gesehen hatte. Einer von diesen stand jetzt rechts neben den Schwarzgekleideten, einer von ihnen links. Bevor ich mich setzte, hatten sie hinter einem riesigen Schreibtisch, der höher stand als der kleine Tisch vor mir, Stühle gerückt, bis sie in einer Position standen, die ihnen ein bequemes Sitzen sicherten. Sich gegenseitig Wichtigkeiten zumurmelnd, hatten sie sich mit unerschütterlichen Mienen niedergelassen.

»Setzen Sie sich«, zischte die Stimme wieder in mein Ohr. Ein blödes Spiel. Zögernd nahm ich auf meinem Stuhl Platz.

Die drei in der Mitte flüsterten sich gegenseitig Worte in die Ohren. Bald richtete sich der mittlere – der unter dem riesigen schwarzen Kreuz – mit hartem Ausdruck in seinen Augen auf und starrte in den Saal.

Den schwarzen Männern gegenüber saß schweigend eine kleine Menge, die in der wirklichen Welt, so glaubte ich mich zu erinnern, meine Freunde waren. Sie schienen gespannt auf etwas zu warten. Der Mann unter dem riesigen schwarzen Kruzifix erzählte von einer Verhandlung, die eröffnet werden sollte. Einem werde zur Last gelegt, sich an seiner Tochter sexuell ... nach Ermittlungen der Staatsanwaltschaft ... Anklage erhoben ... Seltsamerweise gaffte dieser Mann während seiner runtergeratterten Worte ständig zu mir herüber. Mich wunderte, von ihm entdeckt worden zu sein. Das war doch ein Traum, ein Alptraum. Ich war nicht hier, dennoch schien er mich zu meiner Verwunderung zu sehen. Aus weiter Ferne nahm ich seine eigenwilligen Sätze wahr. Der da oben wollte mich einbeziehen in etwas, was gar nicht stattfand. Mir brach der Angstschweiß aus. Mein Herz klopfte wie wild. Ich sollte sprechen. Nichts brachte ich über die Lippen.

»Haben Sie mich nicht verstanden?« raunzte mich der da oben unter dem Kreuz an.

»Nein, nicht so richtig.«

»Spreche ich zu leise oder zu undeutlich?«

Was sollte ich ihm sagen? Vermutlich sprach er laut und deutlich genug. Ich verstand ihn trotzdem nicht. Mein Blut rauschte zu laut in meinen Ohren.

»Geboren?«

Ich antwortete nicht.

»Wann Sie geboren sind, möchte ich wissen.«

»19.10.1950,« preßte ich mühevoll hervor.

»Wohnhaft ...?«

»Beruf...?«

Er sah auf einen Aktenstoß. Da stand doch schon alles drin, was er wissen wollte. Meine Stimme antwortete, als sei sie nicht meine eigene. So hatte ich meine Stimme nie vorher wahrgenommen. Fremd und blechern hörte ich sie die zögernden Antworten geben.

Ich sollte mich zu der mir zur Last gelegten Tat äußern. Ich hatte mich schon oft geäußert. Nicht bei einer Polizeidienststelle oder bei einer Staatsanwaltschaft, aber bei Freunden und Bekannten – und bei meinem Anwalt. Also noch einmal warheitsgemäß und deutlich: Zögerlich löste sich die surreale Welt um mich herum auf und machte einer erdrückenden Realität Platz.

»Ich bin unschuldig. Die mir zur Last gelegten Taten habe ich nicht begangen.«

Der Mann, dem ich geantwortet hatte, blickte fast gelangweilt in meine Richtung, beugte sich wispernd erst zum einen, dann zum anderen Sitznachbarn, fragte mich, wann ich wo gewohnt habe, wie lange ich verheiratet gewesen sei, seit wann meine Ehe geschieden sei, wo und mit wem ich jetzt wohne, wie lange und von welchem Tag an ich mit Barbara D. zusammengewohnt habe und wann ich von ihr weggezogen sei. Ständig verhaspelte ich mich. Mir fielen die genauen Daten nicht ein. Die Jahreszahlen purzelten durcheinander. Ich fing Sätze an, bat um eine kurze Besinnungspause. Ich wußte einfach nichts mehr. Mein Gedächtnis hatte ich auf dem unendlich langen Weg hierher an meine Angst vor diesem Gericht verloren.

»Sie werden doch wohl wissen, wann Sie mit Frau D. zusammengewohnt haben.«

»Es tut mir leid, ich ... ich weiß es nicht mehr so genau. Auf jeden Fall ... in der fraglichen Zeit habe ich mit ihr zusammengewohnt. Lange vorher und zwei Monate nach der Anzeige auch noch. Ich weiß die Daten nicht mehr genau.«

»Dann denken Sie nach! Sie werden doch wohl wissen, von wann bis wann Sie mit wem gelebt haben. Oder hat das bei Ihnen ständig gewechselt?«

»Ich weiß es aber nicht mehr!«

Unwirsch war meine Stimme gewesen, und kurz spürte ich den leichten, besänftigenden Druck der Hand meines Rechtsanwalts auf meinem Arm. Mein Kopf war nur noch ein ausgeblasenes Ei.

»Versuchen Sie sich zusammenzureißen. Denken Sie nach!« wisperte es wieder in mein Ohr.

»Ich kann nicht.«

»Wollen Sie den Richter verärgern?«

Die hingeraunten Worte des Anwalts verpufften in meinem Kopf in einer riesigen Menge Nichts. In mir hatte ein Mechanismus eingesetzt, der alles in Lethargie versinken ließ. Ich war dem Traum viel näher als dem Wachsein.

Meine hingestammelten Worte hatten niemanden zufriedengestellt. Die mir zuhörten, waren Menschen, deren Verständnis für die Unsicherheit des Angeklagten durch die Routine ihrer Berufsjahre auf der Strecke geblieben war. Eher, so hatte ich bei dem Richter die Vermutung, betrachtete er mein spärliches und verunsichertes Gestammel als Affront gegen das Gericht, gegen sich selbst und möglicherweise als Hinweis auf meine Schuld.

Nicht die kleinste beruhigende Hilfestellung, nicht die winzigste Formulierung, die mir half, meine aufgewühlten Gefühle in den Griff zu bekommen. Es war mein ganz alleiniger Spießrutenlauf.

Cornelia wurde jetzt in den Zeugenstand gerufen. Sie war blaß. Ich sah ihr die Anspannung an. Die üblichen Rechtsbelehrungen, das Abfragen der persönlichen Daten. Sie hatte ihre Lektion entschieden besser gelernt als ich und formulierte klar und präzise. Groteskerweise trug sie genauso ein Hemd wie ich, derselbe Schnitt, dieselbe Farbe. Wir, sie und ich, in diesem Augenblick in einem Raum, doch so weit voneinander entfernt. Nichts hatten wir mehr gemeinsam – bis auf die Hemden.

»An welchen Tagen hat Ihr Exmann Ihre Tochter abgeholt?«

»Entweder samstags oder sonntags.«

»Um wieviel Uhr war er dann gewöhnlich bei Ihnen?«

Cornelia sah den Richter direkt an und behauptete: »Er hat Anna immer gegen zehn Uhr abgeholt.«

»Das ist eine Lüge!« fuhr ich entrüstet dazwischen.

»Bitte, seien Sie ruhig, Herr Herbort. Sie sind jetzt nicht gefragt«, verbot mir der Richter das Wort. Sofort wandte er sich wieder Cornelia zu.

»Haben Sie selbst einmal solche Beobachtungen machen können? Haben Sie selbst einmal gesehen, daß sich Ihr Mann Ihrer Tochter in irgendeiner Form in unsittlicher Weise genähert hat?«

»Ja, allerdings.«

»Können Sie das etwas genauer erklären? Was konnten Sie da beobachten?«

»Als Anna ungefähr ein Jahr alt war, habe ich gesehen …«

Meine Lethargie wandelte sich angesichts dieser Lüge augenblicklich in puren Haß. Wie angewurzelt saß ich auf meinem Stuhl, durch das Machtwort des Richters gezwungen, ruhig zu bleiben, mich nicht zu mucken, bis ich nach Cornelias Befragung Redeerlaubnis erhielt. Sie hatte ihren Part gut verinnerlicht. Eiskalt brachte sie die Worte über die Lippen. Nicht die kleinste Spur eines Gefühls zeigte sich auf ihrem Gesicht, nicht das kleinste Flackern in ihrer Stimme. Und ich mußte schweigen.

»Ich habe nur das wiedergegeben, was meine Tochter mir erzählt hat.«

Wie konnte sie nur diese Niederträchtigkeit durchhalten? Wie konnte sie nur solche Nerven haben?

Meine anschließenden Versuche, dem Richter klarzumachen, daß ihre Aussage frei erfunden war, endete mit dessen gelangweilter Bemerkung: »Sind Sie fertig? Wir haben Ihre Ausführungen zur Kenntnis genommen.«

Cornelia hatte ein Bravourstück gelandet.

»Bitten Sie jetzt die Zeugin Frau …«, er warf einen schnellen Blick auf seine Akte, »… Frau Barbara D. herein.«

Sekunden später wehte sie in den Sitzungssaal. Ich hätte es ahnen können. Ihre Neigung, sich bei entsprechendem Publikum etwas auffälliger als der Durchschnitt zu kleiden, war ihr seit unserer Trennung nicht verlorengegangen. Und dieses Publikum war ein entsprechendes. In ihrem silbern schimmernden, weitgeschnittenen Satinhosenanzug und einem Schal aus demselben Material rauschte sie kokett auf ihren hochhakkigen Pumps herein.

»Ich hätte es wissen müssen«, raunte ich meinem Rechtsanwalt ins Ohr. Der grinste nur.

»Jedem das seine«, flüsterte er zurück, ohne mich dabei anzusehen, starr den Blick auf die schillernde Zeugin gerichtet.

Das überdimensionierte Ohrgehänge, die Haare dauergewellt aufgeplustert, der Mund in schrillem Rot vergewaltigten die Nüchternheit des Gerichtssaals. Ich hätte aufspringen, mir die Haare raufen können. Hier wäre wirklich etwas mehr Zurückhaltung geboten gewesen. Es ging um Wahrheitsfindung und nicht um den ersten Preis bei einem Kostümball.

»Sagen Sie uns bitte Ihren Namen ...«

»Sind Sie verwandt, verheiratet oder verschwägert ...?«

»Sie wissen, warum wir Sie hierhergebeten haben?!«

»Sie sind verpflichtet, die Wahrheit zu sagen. Auch wenn Sie nicht vereidigt werden, müssen Sie ...«

Die Daten wurden abgefragt und die juristischen Belehrungen runtergeschnarrt.

Ich spürte Barbaras Nervosität. Dennoch antwortete sie sicher auf alle Fragen.

»Sie waren eine Zeitlang die Lebensgefährtin des Angeklagten?«

»Ja.«

»Sie wissen, was Herrn Herbort zur Last gelegt wird?«

»Ja, das weiß ich. Wir haben zusammengelebt und ich kann bezeugen: Die Herrn Herbort zur Last gelegten ...«

»Bitte, das habe ich nicht gefragt. Antworten Sie bitte nur auf die gestellten Fragen.«

Der Richter betonte das Wort »gestellten« auf eine Art, die jede selbständige Erklärung meiner wichtigsten Zeugin verbot.

»Beschreiben Sie die Räumlichkeiten, in denen Sie mit Herrn Herbort ... Moment mal, Sie hatten doch einen Plan von der Wohnung angefertigt.« Fahrig durchwühlte der Vorsitzende seinen Aktenstoß. Dann sah er auf.

»Vielleicht darf ich die Beteiligten einmal nach vorne bitten.«

Zögernd versammelte sich das Trüppchen der Prozeßbeteiligten vor dem langen Richtertisch und beugte sich über den Plan.

»Frau D., ist das der Plan der Wohnung, in der Sie zur fraglichen Zeit mit Herrn Herbort zusammengelebt haben?«

Barbara beugte sich ein wenig weiter vor und deutete mit dem Zeigefinger auf den Eingangsbereich der Wohnung. »Ja, hier ist die Eingangstür, und dieser Raum ist das Bad. Sie sehen ja, das Badezimmer ist außerordentlich klein.«

»Das sehen wir selbst. Fahren Sie fort, was ist dies für ein Raum?« Mit seinem fleischigen Zeigefinger deutete er auf ein anderes Viereck in der Zeichnung.

»Den Raum schräg gegenüber haben wir als Wohn- und Schlafzimmer genutzt. Die Wohnung ist recht klein, und da mußten wir schon einige Kompromisse eingehen.«

»Wer wohnte sonst noch in dem Haus?«

»In der Wohnung unter uns wohnte und wohnt noch ein Paar mit seiner gemeinsamen Tochter.«

»Wie ist Ihr Verhältnis zu den Mitmietern zu der fraglichen Zeit gewesen?«

»Bestens. Auch heute komme ich noch gut mit ihnen aus.«

»Wie Sie jetzt mit den anderen Mietern auskommen, interessiert mich nicht. Mich interessiert nur die Zeit, in der Sie mit Herrn Herbort zusammengewohnt haben.«

Ich sah Barbaras Wut. Sie war bis aufs äußerste gereizt. Sie war nicht der Typ von Frau, der sich das Wort verbieten ließ.

»Das Verhältnis war sehr gut. Herr Herbort und ich haben uns über diese Leute kennengelernt.«

»Bitte, Frau D.«

Barbara fuhr trotzig in ihren Ausführungen fort.

»Frau Helga R., die Frau die unter uns wohnte, ist seit vielen Jahren mit Herrn Herbort befreundet. Wir sind immer gut miteinander klargekommen. Eigentlich war das schon eher eine Art Wohngemeinschaft mit getrennten Wohnungen.«

Der Richter wurde hellhörig. Barbaras Abschweifungen schienen plötzlich sein Interesse geweckt zu haben.

»Wir haben die Türen nie verschlossen. Jeder im Haus konnte zu jeder Zeit in die Wohnung des anderen. Durch unsere Berufe bedingt, betreuten wir die Kinder gegenseitig. Eine große Erleichterung, wenn man als Mutter berufstätig ist.«

»Wohngemeinschaft, sagten Sie?« unterbrach der Richter.

»Ja, allerdings mit separaten Wohnungen. Das möchte ich klarstellen.«

Endlich hatte Barbara gemerkt, aus welcher Ecke das Interesse des Richters herrührte. Es war zu spät.

»Aber Sie betonten, jeder könne, da es offenbar in Ihrem Haus keine Schlüssel gab, so mir nichts, dir nichts, ohne anzuklopfen, in die Wohnung des anderen. Von Intimsphäre haben Sie wohl nichts gehalten?«

Barbara wußte, der Zug war entgleist. Sie spürte, welche Gesinnung hinter dieser Frage des Richters aufschien, und sie versuchte, seine Phantasie von Sodom und Gomorra abzumildern.

»So, wie Sie sich das jetzt vorstellen, lief das natürlich nicht. Die gegenseitige Kinderbetreuung ...«

»Ja, danke schön, Frau D. das tut auch nichts zur Sache. Danke schön. Nehmen Sie bitte wieder im Zeugenstand Platz.«

Barbara stand die Entrüstung ins Gesicht geschrieben. Kaum hatte sie sich gesetzt, ließ der Staatsanwalt seine erste Frage auf sie los – und zu meiner Verblüffung war es nicht jener Herr Zeisig, sondern ein mir völlig Unbekannter.

Er war, was man eine gepflegte Erscheinung nennt, und man konnte seine Entschlossenheit förmlich spüren, meine Schuld zu beweisen. Hätte mir zu diesem Zeitpunkt jemand gesagt, daß sich gerade dieser Staatsanwalt bei meiner Odyssee durch die Gerichte als einer der formatvollsten Menschen entpuppen würde, ich hätte ihn höhnisch ausgelacht.

Doch jetzt stand er vor Barbara und wartete auf ihre Antwort.

»Sie geben also an, jedesmal anwesend gewesen zu sein, wenn Herr Herbort seine Tochter zu Ihnen nach Hause geholt hat? Ist das richtig?«

»Ja, das ist richtig.«

»Sie waren also immer zu Hause?«

Er wirkte jetzt wie ein Luchs.

»Ja. Bis auf einen einzigen Sonntag. Da bin ich bei der Geburtstagsfeier meines Vaters gewesen. Dieser Sonntag ist mir besonders gut in Erinnerung.«

»Wieso besonders gut?«

Fast hilfesuchend sah sich Barbara zu mir um.

»Wir hatten deswegen ... hm ... eine ziemlich heftige Auseinandersetzung.«

»Hatte Herr Herbort etwas dagegen, daß Sie zu dem Geburtstag Ihres Vaters fuhren?« bohrte der Staatsanwalt weiter.

»Nein. Im Prinzip sicherlich nicht. Nur, Herr Herbort legte Wert darauf, mit mir und meinem Sohn zusammenzusein, wenn seine Tochter bei uns war. Anna sollte das Gefühl haben, in einer Familie zu sein. Das war der Grund des Streits. Mein Verhältnis zu meinem Vater ist nicht das engste, von daher hätte ich ihn sicher auch einige Tage später besuchen können. Trotzdem bin ich gefahren. Herr Herbort war darüber sehr sauer.«

»Sie sind also trotz seines Einwands gefahren?«

»Ja.«

»Das Wochenende verbrachte Herr Herbort demzufolge allein mit seiner Tochter«, folgerte der Vertreter des Rechts.

»Ja, aber meine Freundin kann bestätigen ...«

»Danke. Das reicht. Keine weiteren Fragen.«

Bevor die Rechtsanwältin meiner Exfrau die Befragung fortsetzte, wurde sie vom Richter ermahnt, ihre Robe überzuziehen.

Betont nachlässig streifte sich Frau Schulze-Müller das schwarze Utensil über. Während sie dann gemächlich zum Zeugenstand schlenderte, feuerte sie ihre erste Frage ab.

»Also, Frau D., Tatsache ist doch: Herr Herbort war an dem besagten Sonntag mit seiner Tochter allein in der Wohnung.«

»Nein, das war er nicht. Sie waren überhaupt nicht oben, sondern in der Wohnung unten, bei unseren Freunden und deren Tochter.«

»Woher wissen Sie das so genau?«

»Ich weiß es von ihm selbst und von meiner Freundin. Sie erzählte mir am nächsten Tag, daß sich ihre Tochter und Anna gezankt hätten.«

»Na ja, wenn Herr Herbort Ihnen das erzählt hat ... Ihre Freundin befragen zu dürfen, werden wir ja gleich noch das Vergnügen haben.« Der zynische Unterton ließ mir eine Gänsehaut über die Unterarme laufen.

»Was sagten Sie eben – Ihre Freundin und Herr Herbort kennen sich schon seit fast zwanzig Jahren? Ist ja interessant.«

Der Sarkasmus in ihrer Stimme war geradezu penetrant. Sie wirkte auf mich wie eine Schlange, die sich darauf freute, ihrem Opfer die Giftzähne ins Fleisch zu bohren.

»Herr Herbort war also mit seiner Tochter bei Ihrer gemeinsamen Freundin in der Wohnung?« Einen kurzen Augenblick schien es, als wolle die Anwältin Zeit zum Nachdenken gewinnen. »Sagen Sie, Frau D., Sie wollen allen Ernstes behaupten, Herr Herbort sei an den Besuchstagen, bis auf diesen Sonntag, nie mit seiner Tochter allein gewesen? Zu keinem Zeitpunkt?« Jetzt lag ein hämisches Lächeln auf ihrem Gesicht.

»Ja, das sagte ich doch, wir waren immer bemüht, etwas gemeinsam mit den Kindern zu unternehmen. Darauf legte Herr Herbort großen Wert. Sonst hätten wir ja keinen Streit gehabt, als ich zu meinem Vater gefahren bin.« Ich bewunderte Barbara. Ihre Antworten kamen wieder ruhig, souverän und überzeugend.

»Sie wissen, Sie machen sich strafbar, wenn Sie nicht bei der Wahrheit bleiben.« Das Wort »strafbar« betonte die Anwältin unmißverständlich. »Beantworten Sie mir also wahrheitsgetreu folgende Frage: Sie sagten, Sie seien an den Besuchstagen, bis auf das eine Wochenende, an dem Sie weggefahren waren, und sich Herr Herbort angeblich«, das letzte Wort akzentuierte sie provokativ, »mit seiner Tochter nicht in Ihrer gemeinsamen Wohnung aufgehalten hat, zu jedem Zeitpunkt mit ihm in der Wohnung gewesen, wenn Sie nicht gerade gemeinsame Unternehmungen gemacht haben. Stimmt das?«

Das hatte Barbara nun wirklich deutlich genug zu verstehen gegeben. Mir war nicht klar, worauf die Fragerei hinauslaufen sollte.

»Sie wollen also wirklich behaupten, Sie hätten nicht zwischendurch mal den Müll runtergebracht oder bei Ihrer Freundin ein Schwätzchen gehalten oder etwas eingekauft, während Herr Herbort seine Tochter zu Besuch hatte?« Bei dieser Frage war ihre Stimme immer lauter geworden.

Eine Sekunde sah Barbara zu mir herüber. Mir war klar, was kommen mußte, wollte Barbara bei der Wahrheit bleiben.

»Wir sind samstags, wenn Bernd keine Schule hatte, grundsätzlich gemeinsam einkaufen gegangen.«

»Sie sind also nie allein einkaufen gewesen?«

»Wenn Herr Herbort in der Schule war, bin ich schon mal an Samstagen allein in die Stadt gegangen. Aber ich war jedesmal wieder zurück, wenn er nach Hause kam, da er vorher immer mit seiner Tochter bei seinen Eltern vorbeifuhr. Er war dann frühestens um halb drei wieder da, also wenn die Geschäfte schon geschlossen hatten.«

»Also waren Sie durchaus auch alleine einkaufen.«

»Aber nur, wie ich schon sagte …« Sie wurde jetzt doch nervös.

»Sie waren auch samstags, wenn Herr Herbort seine Tochter holte, ab und zu allein in der Stadt. Dann hatte er doch zumindest theoretisch die Möglichkeit, sich allein mit seiner Tochter in der Wohnung aufzuhalten?«

»Nein«, gab Barbara wahrheitsgemäß und aggressiv an, »wenn er kam, war ich immer schon im Haus. Ich erkläre es Ihnen noch einmal: Herr Herbort fuhr regelmäßig, bevor er mit seiner Tochter nach Hause kam, bei seinen Eltern zum Mittagessen vorbei und kam dann, wenn die Geschäfte längst geschlossen hatten. Wie ich schon sagte, wir haben uns immer darum bemüht, diese kurze Zeit mit seiner Tochter gemeinsam zu verbringen.«

»Das haben wir nun sicher alle verstanden«, grinste die Anwältin.

Sie bohrte nicht weiter nach, sondern ging noch einmal zu den ersten beiden Fragen zurück.

»Sie könnten also beeiden, niemals während der Besuchstage den Müll aus der Wohnung gebracht zu haben oder mal eine Zigarette bei Ihrer Freundin ausgeliehen zu haben?«

Ich hatte meinen Kopf in die Hand gestützt und spürte, wie Barbara den Faden verlor. Kein Mensch hätte ihr ein »niemals« abgenommen.

»Natürlich kann ich nicht beschwören, nicht kurz nach unten gegangen zu sein, um die Mülltonne auszuleeren oder mir eine Zigarette zu holen. Letzteres ist allerdings völlig unwahrscheinlich, da Bernd, also Herr Herbort, selbst auch raucht.«

»Sie können offenbar eine, wenn auch nur wenige Minuten dauernde Abwesenheit nicht absolut ausschließen? Also war doch Herr Herbort dann mit seiner Tochter allein in Ihrer Wohnung, oder?«

»Falls ich überhaupt mal während der Zeit unten war, obwohl ich mich nicht daran erinnern kann, dann wäre er bloß ein oder zwei Minuten allein in der Wohnung gewesen.«

»Herr Herbort war also allein in der Wohnung. Danke, Frau D., das war sehr aufschlußreich.«

»Aber das ist doch absurd, wie soll jemand in ein oder zwei Minuten ...« Barbara versuchte diesen jede Realität ignorierenden Gedankengang zu entkräften.

Frau Schulze-Müller unterbrach sie jedoch: »Danke, keine weiteren Fragen.«

Allmählich wurde mir der Widersinn dieser Verhandlung klar. Hier ging es nicht um die Wahrheitsfindung, sondern darum, entlastende Fakten möglichst abzuschmettern. Ich spürte die Einigkeit der Gegenseite. Bislang hatte ich mich der Illusion hingegeben, erstes Gebot der schwarzbetuchten Rechtsvertreter sei es, aufkommende Zweifel zu hinterfragen, um im Sinne der Gesetze das Recht zu finden, und nicht, Zweifel abzuwürgen, um den Anspruch des Rechts auf Wahrheit zu hintergehen. Wahrheit und Recht hatten offenbar nicht viel miteinander zu tun.

Mein »Mercedes« unter den Rechtsanwälten hielt sich bedeckt. Nicht eine den Sachverhalt klärende Frage stellte er. Nur Unwesentliches, schon Gesagtes, ließ er für teueres Geld wiederholen.

»Die Zeugin ist entlassen. Sie dürfen, wenn Sie möchten, im Saal bleiben.«

Keine Frage nach ihrer Einschätzung der Dinge, keine Frage nach unserem Sexualleben, keine Frage, ob Barbara jemals etwas Auffälliges mitbekommen hatte, keine Klärung des offensichtlichen Widerspruchs zwischen Cornelias und Barbaras Zeitangaben – die Differenz betrug rund vier Stunden –, niemand von den Damen und Herren machte sich die Mühe, diese

Punkte zu klären. Niemanden interessierte, daß man die Toilette nicht abschließen konnte oder daß alle Bewohner des Hauses zu jeder Zeit überall Zutritt hatten. Keine Frage danach, wo sich Florian zur maßgeblichen Zeit hätte aufhalten können – nämlich bei Anna. Wichtigstes Ergebnis von Barbaras Befragung waren offenbar die von ihr nicht mehr erinnerbaren und deswegen möglichen Gänge zur Mülltonne. Rein hypothetisch hätten mir diese Gänge vors Haus zirka zwei Minuten Zeit gelassen, meine unterstellten perversen Lüste zu entfalten, meine Tochter zu überreden, mit mir in das nicht abschließbare Bad zu kommen, sie auszuziehen, mich selbst auszuziehen, und dann in einem Raum von 62 Zentimeter Breite, in einem Akrobatenakt, eingequetscht zwischen Wand und Badewanne, meiner mittlerweile knieenden Tochter mit meinem eregierten Penis über den Rücken zu streichen und zu ejakulieren, ohne mich anzufassen. Damit nicht genug: Denn schließlich hätte ich Anna noch das von ihr so seltsam beschriebene Ejakulat abwischen müssen, dann hätten wir uns beide wieder angezogen – und das alles innerhalb von zwei Minuten in einem Raum, in dem man sich kaum alleine umdrehen konnte, dazu unter dem Druck, jeden Augenblick von Barbara oder Florian erwischt zu werden. Zu dem letzten Punkt meinte die Rechtsanwältin auf meinen empörten Einwand hin: »Manche Männer brauchen so eine Spannung.«

Es war eine ebenso dumme wie schamlose Provokation. Entwürdigend und niveaulos.

Helga, unsere gemeinsame Freundin, wurde jetzt in den Zeugenstand gerufen. Sie bestätigte im wesentlichen alles, was Barbara ausgesagt hatte. Auch die Zeiten, an denen ich mit Anna an den Besuchswochenenden in unserer Wohnung angekommen war. Niemand fand das bedeutungsvoll.

Einige Monate zuvor hatte meine Exfrau versucht, den Familiennamen meiner Tochter ändern zu lassen. Ihre Begründung bei der zuständigen Behörde war der angebliche sexuelle Mißbrauch gewesen. Dem Kind sei nicht zuzumuten, den Namen eines Vaters zu tragen, der es sexuell mißbraucht habe.

Gegen dieses Ansinnen meiner Exfrau hatte ich Widerspruch mit der Begründung eingelegt, die anhängige Strafsache sei noch nicht entschieden. Dieser Begründung um Aufschub bezüglich der Namensänderung war stattgegeben worden.

So hatte meine Exfrau also schon im Vorfeld der gerichtlichen Verhandlung versucht, ihre Anzeige, die mich zu einem Sexualtäter machen sollte, für ihre Zwecke zu benutzen. Immerhin bot dieser Nebenschauplatz ein geeignetes Übungsfeld, die angebliche Tat für weitere Ziele zu mißbrauchen. Sie selbst hatte nach der Anzeige ihren Mädchennamen wieder angenommen und wohl gehofft, daß ihre Tochter bald den gleichen Namentragen würde. Für mich ist der Name eines Menschen Bestandteil seiner Identität, und für mich hatte festgestanden, niemals einer Namensänderung zuzustimmen. Denn irgendwann, dessen war und bin ich mir heute noch ganz sicher, würde sich Anna in Grund und Boden schämen müssen, den Namen ihrer Mutter zu tragen.

Hier im Gericht also trug Anna noch meinen Namen, und sie würde, so hatte mich Cornelias Rechtsanwältin wissen lassen, eine Aussage machen.

Bevor ihr Name aufgerufen wurde, ließ der Richter den Gerichtssaal räumen. Die Öffentlichkeit, meine Exfrau und selbstverständlich ich wurden aus dem Gerichtssaal komplimentiert. Nach und nach hatte ich mich an die Situation gewöhnt, an diese Fremdheit des Ereignisses, bei dem es angeblich um die Klärung eines Verbrechens gehen sollte. Meine anwesenden Freunde hatte ich vor dem Prozeß nur kurz begrüßt. Ich wollte weder mutmachende Worte noch mitleidvolle Blicke. Ich hatte mich an ein Fenster gestellt und in den grauen Himmel gestarrt. Meine Gedanken waren zusammenhanglos und wirr gewesen. Cornelia hatte ich nur am Rande wahrgenommen. Mit blassem Gesicht hatte sie rauchend auf einer der spärlichen Sitzgelegenheiten Platz genommen. Sie hatte in dem hohen, schmucklosen Treppenhaus verloren gewirkt. Für Sekunden hatte ich den Gedanken gehabt, zu ihr zu gehen und zu versuchen, mit ihr über den zu erwartenden Aberwitz zu sprechen.

Obwohl ich mich selbst nicht hatte begreifen können, waren kurz Mitleid und Trauer in mir hochgestiegen – Gefühlsrelikte längst verflossener Zeiten.

Jetzt sah ich wieder zum Fenster hinaus. Neben mir lehnte der Rechtsanwalt.

»Drehen Sie sich um, da ist Ihre Tochter, sehen Sie.«

Ich wußte, Anna kam jetzt hinter meinem Rücken in den Gerichtssaal. Ich drehte mich nicht um. Wie auf einen spannenden Film hatten sich meine Augen auf die graue Leere des Himmels geheftet. Ich wußte, hätte ich mich umgedreht, wäre der Schmerz überwältigend gewesen. Ich konnte nicht. Ich konnte nicht hinsehen zu meiner Tochter, die in den Gerichssaal ging, um mir ahnungslos und auf mütterliche Anweisung den Judaskuß zu geben. Sie war so grauenhaft unschuldig an dem, was hier geschah.

»Drehen Sie sich doch um! Sehen Sie Ihre Tochter an, gehen Sie hin!« Mit dieser Aufforderung beeilte sich der Rechtsanwalt kopfschüttelnd, dem Pulk hinterherzuhasten, in dessen Mitte meine Anna ihrer furchtbaren Aufgabe entgegentippelte. Wäre ich zu ihr gegangen, hätte ich mir dieses mehr als verständliche Recht als Vater genommen, dann hätten alle – Richter, Schöffen, der Gutachter, die Rechtsanwältin und Cornelia – aufgeschrien, ob meiner bodenlosen Rücksichtslosigkeit der Kleinen gegenüber. Mir wurde schwarz vor Augen. Ich setzte mich auf den nächsten Stuhl und atmete tief durch. Nur nicht schlapp machen. Die hohe Tür des Sitzungssaals fiel hinter Anna und ihren Beschützern ins Schloß. Fremde Menschen machten sich jetzt über sie her, ließen sie die geübten Sätze sagen und die Gründe liefern, die ihr endgültig den Vater nehmen würden. Seit dem Tag der Anzeige vor eineinviertel Jahren hatte ich meine Tochter nicht ein einziges Mal gesehen. Jetzt hätte ich sie sehen können, doch der Mut und die Kraft dafür waren auf dem bitteren Gang hierher zur Feigheit verkommen. Selbst die anschaulichsten Formulierungen würden nur einen Hauch meines Zustands wiedergeben können – die bittere Verzweiflung, den Schmerz, der sich mir in die Seele fraß, das unbeschreibliche Verlangen, Anna vor diesen Menschen zu retten, die sich angeblich voller Einfühlsamkeit anschickten, Vater und Tochter auseinanderzureißen.

Charlie stand schweigend neben mir, ohne mich anzusprechen. Sie wußte, was in mir vorging, und kannte mein Bedürfnis, in angespannten Momenten in Ruhe gelassen zu werden. Dennoch war ihre Gegenwart ein tröstender Strohhalm. Wortlos nahm sie meine Hand und drückte sie sanft. Diese kleine Geste ließ mich so etwas wie Leben spüren in dieser Einöde der Justizhallen mit ihren weißgetünchten Wänden, den hohen Decken und dem glänzenden Marmorboden, der schon so viele Schicksale getragen hatte.

Annas Befragung war mittlerweile vorüber. Mein Anwalt stieß die Saaltür auf und steuerte direkt auf mich zu.

»Es kann Ihnen niemand verbieten, hinzugehen.«

»Nein!«

»Sehen Sie sie wenigstens an«, zischte er mir aggressiv zu. Mir war schleierhaft, was er sich von dieser Quälerei versprach. Es war eine Selbstvergewaltigung. Zögernd ließ ich Charlis Hand aus meiner Umklammerung gleiten und wandte mich dem Pulk zu, der jetzt durch die Tür quoll. Die suchenden Blicke der Herausdrängenden galten mir.

Wieder forderte mich der Rechtsanwalt auf, Anna wenigstens anzusehen. Es zerriß mich innerlich, aber ich stand auf und machte einen Schritt auf den Pulk zu, aber schon blitzte mich Frau Schulze-Müller wütend an:

»Können Sie nicht wenigstens jetzt Ihre Tochter in Ruhe lassen? Haben Sie nicht schon genug Schaden bei dem Kind angerichtet? Das ist wirklich eine Frechheit!«

Ungehalten legte sie Anna ihre Robe um die schmalen Schultern, als wollte sie sie vor mir zu verbergen. Professor Beil, der als geladener Sachverständiger das Schauspiel im Gerichtssaal fachkundig beobachtet hatte, schob sich zwischen Anna und mich. Über die Schulter blaffte er mich in energischem Ton an, als sei *er* Annas väterlicher Beschützer:

»Können Sie sich nicht umdrehen? Es reicht langsam.«

Er fühlte sich stark und blickte erhobenen Hauptes wie ein federloser Pfau in die Runde. Ich kümmerte mich nicht darum, sondern suchte Annas Augen, suchte einen kleinen Blick zu erhaschen – und Anna suchte auch. Suchte mit großen Augen ihren Vater. Cornelia hatte sich hinter sie gedrängt. Was mochte jetzt in Annas kleinem Kopf vorgehen? Was war in den letzten Minuten in ihre Seele gebrannt worden? Welche Lebensweichen waren hinter den verschlossenen Türen gestellt worden?

Cornelia legte von hinten die Hände auf Annas Oberarme, doch die zuckte zusammen und schlug Cornelias Hände weg. Sie drehte ihren Kopf weit nach hinten, und einen Zeithauch lang durften sich unsere Blicke treffen …

Mein Rechtsbeistand mahnte mich, wieder in den Gerichtssaal zu gehen. Schweigend trottete ich hinter ihm her.

»Was war mit Anna, was hat sie ausgesagt?« raunte ich.

»Eine Menge Widersprüchlichkeiten.«

»Und …?«

»Wir werden sehen, wie das Gericht darauf reagiert.«

Der Richter musterte mich.

»Wir haben gerade Ihre Tochter vernommen. Im wesentlichen hat sie uns, bis auf geringe Abweichungen, das bestätigt, was sie in ihren vorherigen Aussagen zu Protokoll gegeben hat.«

Hatte man etwas anderes von Anna erwartet? Natürlich mußten die Aussagen weitgehend gleich sein. Natürlich konnte sie sich nicht vor so vielen wichtigen und angstmachenden Männern selbst Lügen strafen.

Nur – was war mit den Widersprüchen, die mein Anwalt für erwähnenswert gehalten hatte?

»Einen Moment bitte«, wandte ich mich an den Richter und zupfte den Rechtsanwalt am Ärmel. Ich beugte mich zu ihm hinüber und fragte leise und unhörbar für die anderen Anwesenden: »Was ist denn nun mit den Widersprüchen? Sind das die Unstimmigkeiten, die der Richter als geringe Abweichungen bezeichnet hat?«

»Offenbar ist das Gericht nicht bereit, diese Widersprüchlichkeiten als solche zu bewerten, und nimmt sie nur als geringe Abweichungen zur Kenntnis.«

»Dann machen Sie dem Gericht doch Ihre Meinung zu diesem Punkt deutlich.«

Intuitiv sah ich die Felle den Bach abwärtsschwimmen. Mein Anwalt ging aber nicht auf mein Drängen ein, statt dessen klärte er mich über die Einstellung des Richters auf:

»Das Gericht will nicht. Es hat keinen Sinn. Der Richter hat sich seine Meinung gebildet. Ich kenne ihn, wenn er sich festgelegt hat, ist das unumstößlich. Glauben Sie mir.«

»Aber wieso ist das Gericht nicht bereit, die Widersprüche in der Aussage meiner Tochter zur Kenntnis zu nehmen?« Mir wurden die merkwürdigen Spielregeln dieses Gerichts immer schleierhafter.

»Anna ist ein Kind; von dem erwartet man nicht, daß seine Aussagen auch in Kleinigkeiten stimmig sind«, belehrte er mich flüsternd.

»Heißt das, ein Gericht kann im Prinzip selbst entscheiden, wie hoch die Aussagen bewertet werden ...«

»Im Prinzip ja.«

»... und welche Wichtigkeit Widersprüche haben?« beendete ich meinen begonnenen Satz.

»So ist es.«

»Und wie, glauben Sie, geht das Ganze jetzt aus?«

»Bitte, meine Herren, führen Sie Ihre Privatgespräche woanders«, mahnte uns der Richter unfreundlich.

Cornelia war noch einmal in den Zeugenstand gerufen worden. Seit unserer letzten Begegnung vor fast zwei Jahren, war sie auffallend schmal geworden. Sie sah erschöpft aus. Die Stimme war dünn, aber deutlich genug, um sie zu verstehen. Zwischendurch ermahnte der Richter sie, bitte nur auf die gestellten Fragen zu antworten.

Ich registrierte kaum noch etwas, schüttelte nur noch einmal ungläubig mit dem Kopf, als sie behauptete, ich hätte Anna zu den vereinbarten Terminen oft nicht abgeholt.

Viermal hatte ich seit unserer Trennung das zuständige Familiengericht eingeschaltet, um meine Tochter überhaupt zu Gesicht zu bekommen, denn Cornelia hatte es mit tausend Erklärungen und Entschuldigungen immer wieder zu verhindern gewußt. *Ich* war es gewesen, der unter Androhung einer gerichtlichen Anordnung beim zuständigen Jugendamt einen gemeinsamen Gesprächstermin mit Cornelia erwirkt hatte, um meine Tochter endlich regelmäßig besuchen zu können, und nun stand meine ehemalige Frau da und erzählte, weitab von jeder Wahrheit, ich hätte Anna gar nicht regelmäßig besuchen *wollen*. Ich traute meinen Ohren nicht.

»Herr Herbort, hören Sie bitte auf, mit dem Kopf zu schütteln.« Die Stimme des Richters ließ mich zusammenzucken.

»Darf ich nicht mit dem Kopf schütteln? Muß ich mir diese Lügen kommentarlos gefallen lassen? Das hier hat doch nichts mehr mit Wahrheit zu tun«, brauste ich wutentbrannt auf.

»Schweigen Sie!« donnerte der Richter mich an.

»Nein, ich schweige nicht mehr! Es ist unglaublich, was hier passiert!«

Der Punkt war erreicht, der jeden Menschen zwingt, sich aufzulehnen, ohne an die Folgen zu denken. Ich hatte nichts mehr zu verlieren, so schien es mir, auf jeden Fall hatte ich plötzlich keine Angst mehr und platzte mit allem raus, was mir durch den Kopf schoß: »Ich finde es einfach lächerlich: Innerhalb von zwei Minuten soll ich meine Tochter mißbraucht haben. Wie meine Tochter zu der Beschreibung des merkwürdigen Samens kommt, wird erst gar nicht gefragt. Anna beschreibt eindeutig Dackelsamen. Ich habe dazu eine Veterinärin befragt, die das problemlos bestätigen kann. Nur das Gericht sieht in so einer Aussage nichts Besonderes. Überlegen Sie selbst, was in zwei Minuten alles geschehen muß, um das hinzukriegen, was mir hier zur Last gelegt wird. In einem Bad, in dem man sich kaum umdrehen kann. Es ist einfach absurd.«

Der Richter hatte sich mit geschlossenen Augen zurückgelehnt, und erweckte den Eindruck, als höre er nicht einmal zu.

»Wieso haben Sie, Herr Vorsitzender, Frau Barbara D. nicht nach unserem Geschlechtsleben gefragt? Sie hätte Ihnen bestätigt, daß es absolut ausgewogen und für beide Seiten sehr schön war. Mit Sicherheit hätte sie darüber hinaus bestätigen können, wie ekelhaft und furchtbar ich alles finde, was mit Kindesmißbrauch zu tun hat. Ich finde solche Dinge im höchsten Maße widerwärtig. Ist das in diesem Zusammenhang etwa nicht von Bedeutung? Ich verstehe das Gericht nicht!«

Je mehr ich redete, um so lauter und ungehaltener wurde mein Ton.

»Beruhigen Sie sich, Herr Herbort! Wir sind hier im Gericht«, versuchte mein Anwalt mich leise, aber energisch zur Besinnung zu bringen.

»Lassen Sie mich in Ruhe!« fuhr ich ihn ungehalten an und wandte mich wieder dem Richter zu: »Meine Exfrau behauptet, ich sei jeweils um 10 Uhr gekommen, um Anna abzuholen. Beide meiner Zeuginnen haben aber die Zeit zwischen 14.30 und 15.00 bestätigt. Davon abgesehen, hatte ich jeden zweiten Samstag Unterricht und konnte Anna daher mindestens an fünf von zehn in Frage kommenden Samstagen gar nicht zu der von meiner Exfrau angegebenen Zeit abholen.«

Ich war stolz auf meinen Mut. Triumphierend wollte ich für einen Moment zu meinen Freunden hinübersehen, wollte Bestätigung in ihren Augen lesen, wollte sehen, wie sie gebannt meinem ungehalten vorgetragenen Monolog lauschten, als beobachteten sie einen Kampf auf Leben und Tod in einer römischen Arena. Niemand von ihnen saß auf seinem Platz. Nicht ein einziger. Obwohl es nach Annas Befragung keine Veranlassung gegeben hatte, die Öffentlichkeit nicht wieder zuzulassen, hatte man, entgegen der prozessualen Vorschrift, die Tür für Besucher nicht wieder geöffnet. Ich fühlte mich allein gelassen, doch sofort, ohne mich lange zu besinnen, setzte ich meinen Monolog fort. Angst hatte ich nicht mehr.

»Damit dürfte, zusammen mit den Aussagen der Zeuginnen, bewiesen sein, daß meine Exfrau versucht, das Gericht mit Lügen zu täuschen. Doch niemanden in diesem Saal scheint das zu interessieren. Wieso versucht keiner, diese Widersprüche aufzuklären?« Die letzten Worte richtete ich an meinen Anwalt.

Bisher hatte der Richter geschwiegen. Er schaute mich während meines Wutausbruchs nicht einmal an; auch die Schöffen verzogen keine Miene, nur einer der beiden jungen anderen Richter betrachtete irritiert meinen Auftritt.

»Es ist unglaublich! Ich kann es nicht fassen, was hier gespielt wird.« Unwirsch schlug ich mit der flachen Hand auf den Tisch.

»Jetzt reicht es, Herr Herbort!« In disziplinierendem Militärton wies mich der Vorsitzende scharf zurecht. »Hauen Sie noch einmal auf den Tisch, schmeiße ich Sie raus, und der Prozeß wird ohne Sie weitergeführt!«

So einfach war es, der Wahrheit das Maul zu stopfen.

Mit zusammengeballten Fäusten schluckte ich meine Antwort runter. Hier hatte das Recht sein Recht verloren. Bis zum bitteren Ende des Prozesses würde ich trotz größten inneren Aufruhrs keine Regung zeigen. Mit Mühe schaffte ich es, meine Tränen zurückzuhalten, und starrte versteinert vor mich hin. Offenbar ging es den Vertretern des Gesetzes aufgrund ihrer vorgefaßten Meinung vor allem darum, die Wahrheit so zurechtzubiegen, daß der Prozeß sich nicht in die Länge zog. Wenn das der Fall war, ging meine Chance gegen Null.

Keiner der drei Richter befleißigte sich, einen der vielen Widersprüche aufzuklären. Bislang war keine Einzelheit wirklich durchleuchtet worden – alles blieb oberflächliches prozessuales Geplänkel. Entlastende Fakten wurden vom Gericht nicht zur Kenntnis genommen. Wo etwas nicht paßte, wurde es passend gemacht.

Verbittert blickte ich erneut zu den leeren Zuschauersitzen hinüber. Wie gerne hätte ich mir ein wenig Trost aus den Augen meiner Freunde geholt.

»Wieso sind die Zuschauer nicht im Saal, Herr Dr. Vogel?«

»Lassen Sie mal. Das ist formaljuristisch zwar ein Fehler, aber der kann uns im Falle eines Falles noch sehr nützlich sein.«

Zwar hatte ich bislang kaum mit meinen Freunden sprechen können, aber sie wenigstens sehen zu können, war beruhigend gewesen. Jetzt saß ich ohne sie und ohne meine Lebensgefährtin, dafür mit einem wenig engagierten Anwalt, in diesem Alptraum – einer Handvoll Menschen gegenüber, die ihr Urteil anscheinend längst gefällt hatten.

Es war Mittagspause. Mit Charli und dem Anwalt hockte ich in einem kleinen Café und trank gierig heißen Kaffee. Mein Kopf drohte zu zerplatzen. Irrsinnige Kopfschmerzen machten jede Konzentration unmöglich. Charli saß stumm und mit geröteten Wangen neben mir. In Ahnung dessen, was kommen würde, hatte sie Mühe, ihre Tränen zurückzuhalten, und die Wortkargheit des Anwalts bestärkte die Ahnung mehr und mehr. Wenige Minuten nachdem wir uns gesetzt hatten, ging die Tür auf, und Cornelias Rechtsanwältin betrat den Raum. Cornelia war direkt hinter ihr. Noch bevor sie die Tür hinter sich geschlossen hatte, entdeckte sie mich. Für den Bruchteil einer Sekunde trafen sich unsere Blicke. Haß und Panik standen in ihren Augen.

»Bernd sitzt da!« Heftig zerrte sie Frau Schulze-Müller am Arm und bugsierte sie wieder auf die Straße.

Einen Augenblick lang hingen meine Gedanken dieser Szene nach. Was hatte ich dieser Frau getan, daß sie so viel Haß für mich empfand? Einige Frauen, mit denen ich über Cornelias Anzeige gesprochen hatte, waren der Ansicht, irgend etwas müsse Cornelia während unserer Ehe zutiefst verletzt haben. Sonst, so meinten sie, könne eine Frau so etwas nicht fertigbringen. Ich fand diesen Gedanken erstaunlich. Selbst bei einem so radikalen Schritt wie Cornelias Anzeige, bei dem das eigene Kind mit zum Opfer wurde, kam offenbar nur das Motiv eines quälenden Ehemanns in Frage. Andere Gründe, Gründe, die in der Frau selbst lagen, wurden nicht einmal in Erwägung gezogen.

»Wie schätzen Sie die Sache ein?«

»Herr Herbort, machen wir uns nichts vor. Die Sache sieht, um es mal salopp auszudrücken, beschissen für Sie aus.« Mit seiner großen Hand setzte er seine Tasse an den Mund.

»Aber es sind doch himmelschreiende Widersprüche in den Aussagen. Warum wird zum Beispiel das Problem des Samens nicht angesprochen? Beziehungsweise, Herr Dr. Vogel, warum sprechen *Sie* das Problem nicht an? Anna hat einen Dackel, und der von ihr beschriebene Samen ist eindeutig Dackelsamen. Die Stellung auf Händen und Knien, die Anna beschrieben hat, nehmen Kinder oft ein, wenn sie mit Tieren spielen. Und wenn dieser Dackel auf Annas Rücken springt, dann bringt sie das nicht mit Sexualität in Verbindung. Für Kinder ist so was eine unbefangene Spielerei.«

»Ich hoffe, wir werden dieses Problem gleich noch klären können. Das Gericht wird sicher noch Stellung dazu nehmen.«

»Anna ist nie danach gefragt worden. Im übrigen, Herr Dr. Vogel, bin ich höchst erstaunt über Sie. Sie haben sich nicht nur meinem Vorschlag widersetzt, eine Veterinärin laden zu lassen, sondern Sie haben sich gleichermaßen dagegen gewehrt, einen zweiten psychologischen Sachverständigen als Beistand mit ins Gericht zu nehmen. Wenn ich richtig informiert bin, hat doch ein Beistand auch die Möglichkeit, sich zu äußern. Ich begreife Sie da wirklich nicht.«

Als er mir damals gesagt hatte, es sei nicht klug, einen Sachverständigen mitzunehmen und mir irgend etwas von »das Gericht nicht verärgern« erzählt hatte, war das für mich wenig überzeugend gewesen. Wie richtig ich mit meinem Gefühl gelegen hatte, weiß ich heute besser. Gerade in solch schwierigen Prozessen ist es durchaus üblich, sachverständigen Beistand heranzuziehen. Ich hatte Dr. Vogel mehrmals darum gebeten, doch er hatte darauf bestanden, daß ein Sachverständiger als Beistand nichts bringe. »Lassen Sie mich mal machen, haben Sie mal ein bißchen Vertrauen.« Hätte ich damals schon meine heutigen Erfahrungen gehabt, ich hätte nichts eiliger getan, als mir einen neuen Rechtsanwalt zu suchen, einen, dessen Qualität sich mehr auf sein Fachgebiet als auf seine Honorarforderung erstreckte.

Jetzt saß ich mit einem Rechtsbeistand in einem Café zusammen, der mir geraten hatte, nicht mit dem zuständigen Staatsanwalt zu reden, obwohl ich weiß Gott nichts zu verbergen hatte, der keinen zweiten Gutachter bestellen wollte, der es nicht für nötig befunden hatte, eine sachverständige Veterinärin laden zu lassen, der von den ganzen Ungereimtheiten nicht eine aufzuklären versuchte und der mir darüber hinaus zu verstehen gegeben hatte, ich solle mich während des Prozesses zurückhalten, da er schon alles ins Lot bringen werde. Mein Leben hing an einem seidenen Faden, und was tat Dr. Vogel?

»Noch ist ja nicht alles verloren, Herr Herbort«, setzte er seine Platitüden fort, und an Charli gewandt, verkündete er – wider besseres Wissen: »Gleich nehmen wir uns den Beil richtig vor.«

Charli sah ihn mit verkniffenem Mund an und meinte spitz: »Ja sicher, das wird es bringen wie alles, was Sie bisher gemacht haben.« Das saß.

Ich reagierte auf seine peinliche Mutmacherei gar nicht erst. Was hätte es gebracht, lang und breit über längst vertane Möglichkeiten zu debattieren? Jeder von uns sehnte das Ende dieser verkrampften Situation herbei. Als der Herr Anwalt nach einem Blick auf seine Uhr endlich signalisierte: »Es wird Zeit, lassen Sie uns rübergehen«, war das wie eine Befreiung. Fast sehnte ich mich nach den Stufen des Gerichts, die mich zu einer Entscheidung trugen. Ich war zu ausgepumpt, um mir Gedanken über die Tragweite des sich anbahnenden Desasters zu machen. Die Qual sollte nur noch ein möglichst schnelles Ende finden. Ich war am Ende meiner Kraft.

Einige der Prozeßbesucher hatten die zwei Stunden Ausschluß durchgestanden und saßen plaudernd im 9. Sitzungssaal des Landgerichts. Ich selbst hockte entkräftet neben dem Anwalt. Zwischen uns herrschte eisiges Schweigen.

Der Vorsitzende, die beiden anderen Richter und die Schöffen betraten den Saal. Alle Anwesenden erhoben sich wieder. Wenn dies Hochachtung gegenüber dem Gericht anzeigen sollte, dann sollte das Gericht diese Geste nicht fordern, sondern es dem einzelnen überlassen, ihm diese Wertschätzung entgegenzubringen. Ich wäre sitzengeblieben. Aus meiner Sicht hatte es bis zu diesem Zeitpunkt nichts Wertzuschätzendes gegeben, nur die traurige Erkenntnis, als Opfer immer das schwächste Glied in der Kette zu sein.

Professor Dr. Beil wurde in den Zeugenstand gerufen. Er war ein ergrauter Herr in den Sechzigern, der jetzt gemessenen Schritts auf den Stuhl in der Mitte des Raums zuging. Er wirkte gelassen und sicher – man spürte seine Erfahrung im Umgang mit solchen Situationen. Während der bisherigen Verhandlung hatte dieser objektive Wissenschaftler die ganze Zeit neben meiner Exfrau und ihrer Rechtsanwältin gesessen und bei jeder Gelegenheit nahezu vertraulich mit den beiden geplaudert. Die drei glichen eher einer konspirativen Gemeinschaft als Menschen, die zufällig zur selben Zeit denselben Prozeß hinter sich bringen mußten. Jemand räusperte sich, sonst herrschte absolute Ruhe im Saal.

»Herr Professor Beil, würden Sie uns bitte Ihr Gutachten in einigen Sätzen erläutern.«

»Ja«, ein leichtes Zögern in seiner Antwort ließ die Spannung wachsen, »das will ich gerne tun.«

In seinen Worten lag eine immense Wichtigkeit. Er war als Wissenschaftler gefordert, aktiv und verantwortungsvoll an dem Finden von Recht und Unrecht, Wahrheit und Unwahrheit mitzuwirken. Er war ein kleines Rädchen im Getriebe des Rechtsstaats, in diesem Prozeß aber ein bemerkenswert großes Rad. Hier, in diesem Raum, stand er in der Pflicht, unwissenden Prozeßbeteiligten nach bestem Wissen und Gewissen seine maßgebenden Erkenntnisse über Kinderseelen zu vermitteln.

»Wie Sie den Unterlagen entnommen haben dürften, bilden diverse wissenschaftliche Tests die Grundlage meines Gutachtens. Aus dem Protokoll meiner Exploration können Sie ersehen, daß die wesentlichen Aussagen des Kindes festgehalten worden sind. Im einzelnen stütze ich mich auf die folgenden Tests: Zunächst auf den Hamburg-Wechsler-Intelligenztest, danach finden Sie den Matritzentest nach Raven zur Prüfung des Entwicklungsstandes der kognitiven Funktion. Nach diesen Daten der Intelligenzmessung ist Annas Intelligenz als sehr gut einzustufen. Ich erspare es mir, auf die Tests im einzelnen einzugehen, nur soviel sei gesagt, daß Annna kognitiv normal entwickelt ist und begriffliche Strukturen rasch und sicher erfassen und beurteilen kann ...«

»Wenn Sie sich mit Blick auf die Uhr bemühen möchten, sich auf das Wesentliche zu beschränken, Herr Professor, so wäre ich Ihnen sehr dankbar«, warf der Vorsitzende Richter behutsam ein. Professor Dr. Beil stutzte, fuhr dann aber unbeirrt in seinen Ausführungen fort. Sie dauerten lange, und ich verstand herzlich wenig.

»Wenden wir uns in diesem Zusammenhang kurz dem Hawik-Test zu. Hier haben wir etwa die Reihe: Kind/Dieb/Hund ...« Das Wort »kurz« hatte einige befreit aufatmen lassen, wenn auch unbegründet. »Bei Anwendung dieses Tests stellte sich folgendes heraus: Anna hat nachgewiesenermaßen bei ihrer Merkfähigkeit überdurchschnittliche Werte. Sowohl beobachtete Sinnzusammenhänge als auch darin enthaltene Details konnte sie bei unseren Sitzungen verläßlich reproduzieren.«

Wieder drängte der Vorsitzende, verhalten lächelnd, mit Hinweis auf die zeitliche Enge: »Bitte versuchen Sie nur, für uns Laien verständlich, kurz das für den Prozeß Wesentliche Ihrer Untersuchung zu umreißen, Herr Professor Beil.«

Der Angesprochene ließ sich durch die Mahnung in keiner Weise beeinflussen: »Zu dem Fazit meiner wissenschaftlichen Untersuchung komme ich später. Wenn Sie mir erlauben wollen, noch einige Sätze ...«

Hartnäckig zog er seinen fremdwortreichen Vortrag in die Länge. Das Ganze war ein Tauziehen: Hier ein offenbar an Selbstdarstellungssucht leidender Wissenschaftler mit seinen trockenen Ausführungen, dort ein Richter, der mit beherrschten, aber zunehmend deutlicheren Worten den Prozeß zu Ende bringen wollte. Für den Richter war das aber insofern ein chancenloses Unterfangen, als der Gutachter sein Drängen als den Wunsch interpretierte, noch mehr und ausführlichere Informationen zu bekommen. Der Richter resignierte schließlich und versank mit geschlossenen Augen in seinem Sessel.

»Im prozessualen Kontext dürfte darüber hinaus Folgendes große Bedeutung haben ...«

Irgendwer von den Zuschern vollendete den Satz für ihn: »... daß der Mensch endlich fertig wird.« Die Bemerkung ließ den Richter nur kurz seine Augenlider heben.

»... daß Anna dem erwähnten Test zufolge suggestionsfest ist. Sie ist bemerkenswert eng am Wahrgenommenen orientiert und nicht an Vorstellungsdaten, die nur zur eigenen Erklärung oder zur Auffüllung von Nichtwissen oder Nichterinnernkönnen produziert werden, so daß sie auch auf Suggestion oder Einreden geradezu verzichten kann.

Das Resümee meiner Untersuchung läßt sich in zwei Aussagen zusammenfassen: Nach den objektiven Befunden der psychologischen Persönlichkeitsuntersuchung ist Anna als allgemein zeugentüchtig, meinem Untersuchungsergebnis nach durchweg als glaubwürdig zu bezeichnen.«

Der Richter zögerte ein wenig mit seinem: »Ich danke Ihnen für Ihre Ausführungen.«

Fast eine Stunde hatte dieser Mann mit seinem Monolog gelangweilt, und ich wußte vor allem eins: Was da gerade wortgewaltig und für jeden unverständlich referiert worden war, stellte eine Diffamierung jener Wissenschaftler dar, die sich um einen ernstzunehmenden Ruf ihrer Zunft bemühten. Sein Vortrag war ein unverschämter oder auch dummer Schlag ins Gesicht sowohl der Wissenschaft als auch eines Unschuldigen – eine völlig mißlungene Turnübung, die zu einem späteren Zeitpunkt noch einigen ernstzunehmenden Fachleuten den Atem nehmen sollte.

Vier bundesweit anerkannte Gutachter haben sich später unabhängig voneinander zu dem Beilschen Gutachten geäußert, und alle haben sie die Hände über den Köpfen zusammengeschlagen vor soviel Unwissenschaftlichkeit und Anmaßung. Doch aus unerfindlichen Gründen hielten sich die Gerichte jahrelang an das Gutachten des Herrn Professor Dr. Beil. Seine Erkenntnisse über die Zeugentüchtigkeit und Glaubwürdigkeit meiner damals sechsjährigen Tochter wurden nachgewiesenermaßen nicht, wie es das Gesetz vorsieht, nach neuesten wissenschaftlichen Erkenntnissen erarbeitet – sofern man bei dem, was Herr Beil geleistet hat, überhaupt von wissenschaftlicher Arbeit sprechen kann. Ich selbst bin sicher nicht befähigt, Kritik an seiner Arbeit zu begründen oder gar zu wagen, von einem geradezu verantwortungslosen Dilettantismus zu sprechen – das habe ich den Wissenschaftlern überlassen, die ihre Berufsbezeichnung zu Recht tragen, und die sich zu Äußerungen genötigt sahen, solche Gutachten seien Anlaß für sie, sich ihrer Zunft zu schämen.

»Herr Professor Beil, ich hätte da noch einige Fragen an Sie.« Mein Anwalt war aufgestanden und drehte während seiner Worte einen Kugelschreiber zwischen seinen Fingern. »Erzählen Sie uns doch bitte, wo die Exploration stattgefunden hat.«

»Wie ich in meinem Gutachten erwähnte, wurde sie in der häuslichen und vertrauten Umgebung des Kindes durchgeführt.«

»In der häuslichen Umgebung, sagen Sie? Würden Sie uns diese häusliche Umgebung ein wenig genauer beschreiben? In welchem Raum hat die Befragung stattgefunden?«

»Soweit ich mich erinnere – die Exploration ist ja bereits einige Monate her –, haben wir in der Küche der Wohnung gesessen.«

»Sie haben also mit Anna in der Küche gesessen?«

»Ja, das sagte ich gerade.«

»Sie saßen also mit Anna allein in der Küche? Habe ich Ihre Aussage richtig interpretiert?«

»Also«, zögerte Herr Beil, »nein – allein – allein waren wir nicht.«

»Sie saßen also nicht allein mit dem Kind in der Küche. Dann darf ich davon ausgehen, daß noch jemand in dem Raum anwesend war?«

»Ja.« Die knappe Antwort deutete nicht gerade darauf hin, daß er zu diesem Punkt näher befragt werden wollte.

»Würden Sie uns dann netterweise sagen, wer noch in dieser Küche anwesend war, außer Ihnen und Anna.«

»Oft mache ich das so, um mir die Arbeit ein wenig zu erleichtern.« Er wand sich wie ein Aal.

»Bitte, Herr Professor Beil, meine Frage lautete nicht, wie Sie sich Ihre anspruchsvolle Arbeit erleichtern, sondern wer sich außer Ihnen beiden noch in der Küche aufgehalten hat. Beantworten Sie also bitte meine Fragen präzise.«

Zu meiner größten Überraschung schlug mein Anwalt jetzt einen ausgesprochen scharfen Ton an. Der Professor schien in seinem bislang zur Schau getragenen Gleichmut zu schwanken.

»Es war noch eine Begleitperson bei mir.«

»Würden Sie uns bitte auch noch verraten, wer diese Begleitperson war?« bohrte Dr. Vogel weiter. Wieder versuchte der Gutachter auszuweichen, doch der Anwalt ließ nicht lokker. »Bitte, Herr Professor Beil, spannen Sie uns nicht auf die Folter. Wer war noch bei Ihnen?«

»Ja, wie ich schon sagte ...« Wie schwer ihm das über die Lippen ging. »Ich hatte als Begleitung noch meine Gattin dabei.«

»Haben Sie gerade gesagt: Ihre Gattin? Ist das so üblich in Ihrer Branche?« Wenn Dr. Vogel wollte, war er gar nicht übel.

Professor Beil versuchte sich mit fadenscheinigen Begründungen aus der mehr als peinlichen Situation zu retten.

»Nun, Herr Professor, es ist nicht meine Aufgabe, Ihre Arbeitsmethoden zu beurteilen. Aber es gibt noch andere Punkte, die mich interessieren, zum Beispiel, wo sich während der Exploration Annas Mutter aufgehalten hat. Wenn ich Sie recht interpretiere, war sie nicht zusammen mit Ihnen, Ihrer Gattin und dem Kind in der Küche?«

Fast vorschnell kam die entrüstete Antwort: »Natürlich war sie nicht im selben Raum.«

»Dann verstehe ich nicht, was Sie hier geschrieben haben.« Dr. Vogel kramte unter seiner Robe eine Lesebrille hervor und blätterte im Gutachten. »Da lese ich nämlich auf Seite zwei ihres Gutachtens folgendes, ich zitiere: ›Die Kindesmutter ist in der Wohnung, aber nicht im Untersuchungsraum anwesend, sie kann angesprochen werden, so daß Anna auch bei Rückfragen sich an die Kindesmutter wenden kann.‹« Triumphierend sah er auf. »Stellen wir noch einen Moment die Frage nach der Anwesenheit der Mutter zurück, und lassen Sie uns zunächst noch folgenden Punkt klären: Wie ist das mit den ›Rückfragen an die Kindesmutter‹ zu verstehen? Aus Ihrem Gutachten geht nicht hervor, ob und wie oft Anna Rückfragen an ihre Mutter gestellt hat.«

»Beim besten Willen, daran kann ich mich nicht mehr erinnern.« Professor Beil zog sich auf eine bequeme Position zurück. Er wußte es einfach nicht mehr.

»Sie halten es aber durchaus für möglich, daß Anna Rückfragen gestellt hat, sonst hätten Sie auf diesen Punkt nicht hingewiesen. Oder irre ich da?« forderte der Rechtsanwalt Aufklärung.

»Ich kann Ihnen das weder bestätigen, noch kann ich dementieren. Der zeitliche Abstand ist zu groß.«

»Halten wir das fest. Anna konnte grundsätzlich ihre Mutter während der Exploration fragen, ob sie etwas richtig erzählt hat, von dem die Mutter gar nicht wissen konnte, ob es tatsächlich stattgefunden hat. Nun gut. Kommen wir noch einmal auf die Anwesenheit der Mutter zurück. Was mich in diesem Zusammenhang interessiert: Wie war die Lage der Räumlichkeiten beschaffen? Können Sie sich daran erinnern?«

»Ich kann es beim besten Willen nicht mehr sagen.«

»Dann klären Sie mich wenigstens über diesen Satz auf.« Zum zweitenmal nahm Dr. Vogel das Gutachten in die Hand und wiederholte den eben zitierten Satz: »›Die Kindesmutter ist in der Wohnung, aber nicht im Untersuchungsraum anwesend. Sie kann angesprochen werden, so daß Anna auch bei Rückfragen sich an die Kindesmutter wenden kann.‹ Ich möchte von Ihnen genau wissen, was Sie meinen, wenn Sie schreiben, die Mutter sei nicht im Untersuchungsraum gewesen, obwohl sie von Anna angesprochen werden konnte.«

»Also, wie die Räumlichkeiten beschaffen waren ...« Herr Beil machte den Eindruck eines angestrengten Denkers und meinte dann unvermittelt: »Beim besten Willen, das habe ich nicht mehr in Erinnerung. Ich kann mich nicht mehr an die Räumlichkeiten erinnern. Beim besten Willen nicht.«

»Wenden wir uns zum wiederholtenmal dem Problem der Rückfragen Annas an ihre Mutter zu, Herr Professor Beil, und ich fordere Sie jetzt ernsthaft auf zu überlegen: Wie oft ist die Mutter während der Befragung von Anna angesprochen worden? Wenigstens ungefähr werden Sie uns das doch sagen können.«

Mit geschlossenen Augen, Daumen und Zeigefinger der rechten Hand an die Schläfen gedrückt, dachte Herr Beil nach, aber das Ergebnis war genauso kläglich wie zuvor. Es wollte ihm nicht einfallen. Nicht einmal ungefähr.

»Sie werden verstehen, Herr Professor, mir fällt es schwer, Ihnen Ihre Gedächtnislücke abzunehmen.« Mit einem ironischen Schmunzeln fragte der Rechtsanwalt weiter: »Sagen Sie, Herr Professor, können Sie sich denn wenigstens noch daran erinnern, ob Sie und Ihre Frau von Annas Mutter einen Kaffee bekommen haben?«

An dieser Stelle der Befragung begann Cornelia plötzlich aufgeregt mit ihrer Anwältin zu sprechen, die daraufhin einen empörten Zwischenruf von sich gab, den sie mit heftigem Kopfschütteln unterstrich. Im Gegensatz zu mir wurde sie vom Gericht deswegen nicht gemaßregelt.

»Herr Kollege, was sollen diese Fragen bezwecken?« Natürlich wußte sie sehr wohl, worauf mein Rechtsanwalt hinauswollte.

»Würden Sie mich bitte meine Fragen stellen lassen, Frau Kollegin?« Zwischen den Worten Frau und Kollegin machte Dr. Vogel eine kurze Pause. Zynismus lag in seiner Stimme.

»Dann stellen Sie bitte nur Fragen, die sich auf die Sache beziehen«, ereiferte sie sich gekünstelt.

Jetzt meldete sich Cornelia zu Wort: »Wenn die Beantwortung dieser Fragen so wichtig für Sie ist, kann ich Ihnen vielleicht weiterhelfen.« Ohne die Antwort des Anwalts abzuwarten, ging sie in die Offensive: »Das mit den Räumlichkeiten ist schnell erklärt. Meine Tochter saß mit Herrn Professor Beil in der Küche, und ich saß im Zimmer nebenan.«

»Bei verschlossenen Türen?« Verwundert sah Dr. Vogel zu Cornelia hinüber.

»Herr Kollege, was tut das denn zur Sache?« murrte die Anwältin. »Sie hören doch: Meine Mandantin saß in einem anderen Raum als ihre Tochter. Das sollte doch wohl reichen«, beeilte sie sich, die unangenehme Situation zu retten.

»Frau Kollegin, würden Sie mir bitte die Wahl meiner Fragen selbst überlassen, ja? Seien Sie so nett.« Dr. Vogel grinste breit.

»Also, liege ich mit der Vermutung richtig, daß die Tür nicht verschlossen war?«

»Der Durchgang von der Küche hat keine Tür.«

»Interessant. Was ist dann zwischen den beiden Räumen? Vielleicht ein Vorhang?«

»Nein, auch kein Vorhang.«

»Also nichts?«

»Nein, nichts.«

»Darf ich mir das dann so vorstellen, daß Sie zwar im anderen Raum waren, aber durchaus im Blickfeld und in Sprechweite ihrer Tochter?«

»Wenn Sie das so interpretieren wollen – ja.«

»Ich denke, das läßt keinen nennenswerten Interpretationsspielraum zu«, konterte Dr. Vogel. Cornelia zuckte mit den Schultern.

»Vielleicht können Sie ja dann Herrn Professor Dr. Beils durchgängige Gedächtnislücke auffüllen. Erinnern Sie sich daran, ob und wie oft Sie während der Exploration von Ihrer Tochter angesprochen wurden?« Cornelia lachte kurz auf.

»Ich habe wirklich andere Dinge im Kopf, als mich daran zu erinnern, wie oft ich etwas von meiner Tochter gefragt wurde. Herr Professor Beil sagte es schon: Es ist zu lange her.«

»Na ja.« Dr. Vogel holte tief Luft und ließ sie dann in einem Seufzer wieder ausströmen. Diese Antwort nahm er ihr nicht ab.

»Vielleicht können Sie sich wenigstens daran erinnern, ob Sie Herrn Professor Beil und seine Gattin bewirtet haben oder nicht. Ich hoffe, wenigstens das ist Ihnen nicht entfallen.«

Entrüstet darüber, ihre Gastfreundschaftlichkeit in Frage gestellt zu sehen, sagte sie: »Ich weiß zwar nicht, was Ihre Frage zur Sache tut, aber natürlich habe ich Herrn Beil und seiner Gattin Gebäck und Kaffee angeboten.«

»Was diese Frage zur Sache tut, das müssen Sie schon mir überlassen. Trotzdem vielen Dank.« Nach diesen Worten wandte er sich wieder dem Gutachter zu: »Nun noch einmal zu Ihnen, Herr Professor.«

Nervös hatte der alte Herr den unangenehmen Fragen zugehört, und während er sich neuerlich der Befragung des Anwalts aussetzen mußte, unterhielt sich die Gegenseite angeregt. Der Richter bat sich bei der Anwältin und ihrer Mandantin energisch Ruhe aus.

»Herr Beil, Sie schreiben in Ihrem Gutachten auf Seite 7 sinngemäß, die Bekundungen, also Annas Aussage, seien auf indirektem Wege zustande gekommen, und zwar dadurch, daß Anna ein auffällig apathisches Verhalten an den Tag gelegt habe. Dieses Symptom ließ dann offenbar die Mutter rückschließen, nachdem sie sich über diese Auffälligkeit mit ihrer Freundin unterhalten hat, ihre Tochter sei vom Vater sexuell mißbraucht worden, und die anschließende mehrtägige Befragung der Mutter förderte dann auf diesem indirekten Wege als Ergebnis einen sexuellen Mißbrauch durch den Vater zutage. Ist das im Prinzip richtig wiedergegeben, Herr Professor Beil?«

Der Angesprochene wirkte fahrig. »Was sagten Sie, bitte? Entschuldigung – natürlich – im Prinzip ist das so richtig.«

»Nun frage ich mich allerdings, wie man aus einer kindlichen Apathie, die nicht einmal von der Mutter – und das hat die Mutter bei der polizeilichen Vernehmung bestätigt –, sondern von der Lehrerin festgestellt wurde, den Rückschluß ziehen kann, das Kind sei sexuell mißbraucht worden. Könnte es nicht auch sein, daß die Mutter, der die Apathie ihrer Tochter nicht einmal aufgefallen war, selbst Schwierigkeiten gehabt hat – zum Beispiel in ihrer Beziehung –, und daß die Apathie des Kindes nicht durch sexuellen Mißbrauch, sondern durch ein verändertes Verhalten der Mutter hervorgerufen wurde?«

Herr Beil dachte angestrengt nach: »Grundsätzlich ist das sicherlich nicht auszuschließen, aber speziell in diesem Fall ...«

»Besteht diese Möglichkeit? Ja oder nein?« Viel Zeit zum Überlegen ließ er ihm nicht.

»Wenn Sie mich so fragen, muß ich mit ja antworten, wenngleich ...«

»Danke, Herr Professor.«

Leicht gebeugt verließ der grauhaarige Mann den Zeugenstand. Bei den letzten Fragen hatte knisternde Stille im Gerichtssaal geherrscht. Jetzt entstand eine kleine Pause. Im Publikum wurde leise gemurmelt, und wie eine Mahnung donnerte plötzlich das Läuten der Domuhr in den Raum.

»Frau X., würden Sie bitte noch einmal im Zeugenstand Platz nehmen.« Cornelia wußte, welche Fragen der Rechtsanwalt jetzt an sie richten würde. Die Stunden des Prozesses hatten sie mitgenommen. Sie wirkte unsicher. Ihre Selbstsicherheit war einer auffälligen Schüchternheit gewichen.

»Meine Frage an Sie lautet: Hatten Sie in der fraglichen Zeit Probleme in Ihrer eigenen Beziehung, Frau X.?« Dr. Vogel wartete ihre Antwort nicht ab, sondern fuhr gleich fort: »Wenn ich Herrn Herbort richtig verstanden habe, ging zu dieser Zeit oder kurz vorher Ihre Beziehung mit Ihrem neuen Partner in die Brüche. Entspricht das der Wahrheit?«

Der ganze Saal schien auf die Antwort zu brennen. Cornelia schwieg verwirrt.

»Soll ich meine Frage wiederholen, Frau X.?«

»Nein.«

»Dann antworten Sie bitte. Hat es sich so verhalten oder nicht?«

»Es stimmt.«

»Ist es auch richtig, daß Ihr Partner seine drei Kinder, die alle ungefähr in Annas Alter waren, oft mit zu Ihnen nach Hause brachte?«

Bei jeder Frage wuchs Cornelias Anspannung. Hektisch rieb sie ihren Handrücken. Der Rechtsanwalt war jetzt unerbittlich.

»Antworten Sie bitte.«

Hilfesuchend sah sich Cornelia zu ihrer Rechtsanwältin um, aber hier konnte sie ihr nicht helfen.

»Ja, das ist richtig.«

»Dann darf ich wohl vermuten, daß Anna zu diesen Kindern einen sehr intensiven Kontakt pflegte?«

»Ja«, kam es kaum hörbar.

»Nun waren diese Kinder ja von heute auf morgen für Anna nicht mehr als Spielkameraden verfügbar, Kinder, an die sich Anna im Laufe der Beziehung zwischen Ihnen und dem Vater der Kinder sehr gewöhnt hatte.«

»Dem kann ich nicht widersprechen.«

»Darüber hinaus, so vermute ich, bestand auch zwischen Ihrem Freund und Anna eine enge Beziehung.« Cornelia nickte nur stumm. Der Anwalt forderte eine hörbare Antwort.

»Ja, das ist richtig.«

»Und all das geschah während der Zeit, in der Sie den angeblichen sexuellen Mißbrauch herausgefunden haben wollen.«

Panik stand Cornelia im Gesicht geschrieben, als der Rechtsanwalt die letzte Frage an sie richtete.

»Bevor ich Sie als Zeugin entlasse, möchte ich von Ihnen noch eine letzte Frage beantwortet haben: Haben Sie etwa zur selben Zeit, in der Annas Lehrerin deren Apathie feststellte, in der Sie sich von Ihrem Partner trennten und in der Anna ihre besten Spielkameraden verlor – haben Sie in dieser Zeit eine Abtreibung vornehmen lassen?«

Bevor Cornelia antworten konnte, fuhr Frau Schulze-Müller energisch dazwischen: »Diese Frage gehört absolut nicht hierher, Herr Kollege Dr. Vogel. Der Inhalt dieser Frage ist nicht Gegenstand der Verhandlung. Hören Sie gefälligst auf, meine Mandantin zu verunglimpfen.«

»Frau Kollegin, Sie wissen sehr wohl, weswegen diese Fragen gestellt werden müssen. Wenn nicht, bin ich gerne bereit Ihnen einige Lehrstunden zu erteilen.«

Ohne sie eines weiteren Wortes zu würdigen, wiederholte er scharf und fordernd seine an Cornelia gerichtete Frage. Sie hatte den Kopf gesenkt.

»Antworten Sie! Ließen Sie zu der fraglichen Zeit einen Schwangerschafsabbruch vornehmen? Ja oder nein?«

Cornelias »Ja« war kaum hörbar. Wieder war Getuschel von den Besucherplätzen zu hören.

»Nun nochmal zu Ihnen, Herr Professor Beil. Sind Sie angesichts dessen, was Ihnen gerade präsentiert wurde, nach wie vor der Meinung ...«

»Bitte, Herr Vorsitzender«, platzte die Rechtsanwältin lautstark in die Frage, »ich bitte um eine kurze Pause.«

»Lassen Sie uns erst die Befragung zu Ende führen«, antwortete der Richter gereizt.

»Ich möchte offiziell eine Pause beantragen.«

Mein Rechtsanwalt schaltete sich ungehalten ein. Die Debatte zwischen den Anwälten und dem Vorsitzenden verlief kurz und heftig, und die Rechtsanwältin siegte mit ihrer Dreistigkeit – der Vorsitzende bewilligte die Pause. Es war unfaßbar – der Richter räumte einer Partei die Möglichkeit ein, sich abzusprechen. Wozu dann überhaupt noch Befragungen? Ich blieb mit meinem Anwalt im Saal. Er war sichtlich geladen. Die Zuhörer schlenderten kopfschüttelnd und mit Unverständnis auf ihren Gesichtern aus dem Sitzungssaal.

Zehn Minuten später wurde die Verhandlung fortgesetzt. Während der Pause hatten, wie schon bei den vorherigen Unterbrechungen des Prozesses, meine Exfrau, ihre Anwältin und Professor Beil zusammengegluckt. Jetzt traten die Richtenden wieder in den Saal, wieder erhob sich die ausgedünnte Zuhörerschaft, wieder spürte ich das Zittern in meinem Inneren. Professor Dr. Beil hatte erneut im Zeugenstand Platz genommen. Viel hatte er nicht mehr zu befürchten. Um neun Uhr war der Prozeß eröffnet worden, jetzt war es bereits halb fünf. Alle Beteiligten wirkten angeschlagen. Die Fragen meines Anwalts klangen müde und unkonzentriert. Unverständlicherweise setzte er das Verhör von vorher nicht weiter fort. Die Fragen, die er stellte, waren völlig unerheblich und konnten in keiner Weise dazu beitragen, dem Prozeß eine eklatante Wende zu geben. Die Luft war raus. Die Rechtsanwältin hatte jetzt, wohlwissend um den Ausgang des Prozesses, ein arrogant wirkendes Lächeln aufgesetzt, und nach der Pausenberatung schien sich auch Cornelia bester Laune zu erfreuen. Halbherzig zog mein Anwalt eine letzte Karte aus dem Ärmel.

»Herr Professor, mir ist da noch ein Widerspruch aufgefallen: Sie betonten, daß in dem hier zu verhandelnden Sachverhalt nichts auf eine Beeinflussung des Kindes durch seine Mutter hindeutet. Erlauben Sie mir eine Frage: Wie läßt es sich erklären, daß Anna in ihrer Aussage bei der Kriminalpolizei angibt, ihr Vater habe ›das‹ schon gemacht, als sie ein Jahr alt war. Von wem, glauben Sie, hat sie diese Information?«

Der Herr Professor wirkte erleichtert. Es war kein Problem für ihn, den Gehalt dieser Frage zu entkräften: »Mag sein, daß sie das in einem Gespräch mitbekommen hat, das die Mutter mit jemandem führte. Eine andere Erklärung kann ich Ihnen nicht bieten.«

Der Rechtsanwalt gab sich mit dieser schlichten Erklärung zufrieden und wechselte das Thema. »Sie schrieben in Ihrem Gutachten zu dem Satz: ›Wir haben das immer geübt, damit ich das hier richtig erzählen kann‹ folgendes: ›Sicherlich ist der Passus: *Wir haben das immer geübt, damit ich das hier richtig erzählen kann* geradezu verdächtig und läßt eine Art von Indoktrination vermuten, aber damit ist von der Auffassungs- und Beurteilungsweise der Anna her nicht die einmal unterstellte Intention der Kindesmutter zu einer Aussage gemeint, sondern der Umstand, daß auch für das Erleben bei Anna ihre Aussage nicht spontan, sondern in einer Reihe von verschiedenen Bekundungssituationen (so nach und nach) zustandegekommen ist.‹«

Keiner der Anwesenden zeigte an diesem späten Nachmittag noch großes Interesse an dem, was der Rechtsanwalt aus dem Gutachten zitierte. Ich selbst sehnte mir mit meinen rasenden Kopfschmerzen das Ende des Prozesses herbei.

»Im nächsten Absatz heißt es bei Ihnen: ›Obwohl dieses Thema in den Raum der Beweiswürdigung gehört, sei doch hier angemerkt, daß – wie die Zeugin Cornelia X., also die Kindesmutter bekundet – Anna ihre Bekundungen über einen Zeitraum hinweg (*Das zog sich über mehrere Tage hin*) getroffen habe, was eher einer befreienden Bekundung als einer Einübung im Sinne einer Suggestion entspricht.‹

Zum Zeitpunkt der Begutachtung war Anna, wenn mich mein mathematisches Gedächtnis nicht im Stich läßt, sieben Jahre alt und ging in die zweite Klasse der Grundschule. Folglich kennt Anna den Begriff ›üben‹ in einem Zusammenhang, der besagt, daß dieselbe Sache mehrmals trainiert wird. Oder sehe ich das falsch? Aus welchem Grund haben Sie während Annas Befragung Anna nicht selbst nach dem Wort üben gefragt?«

Herr Beil guckte verdutzt drein, fing sich jedoch sofort wieder: »Für mich erübrigte sich diese Frage vor dem Hintergrund der anderen Testergebnisse.«

»Sind Sie sicher, mit dieser eigenen Interpretation nicht eine Chance verpaßt zu haben, eine andere Wahrheit als die von Ihnen behauptete ans Licht zu fördern, Herr Professor Beil?«

»Hätte ich das sonst so geschrieben?«

»Danke, keine weiteren Fragen.« Hörbar ging ein Aufatmen durch den Gerichtssaal.

Herr Professor Beil erhob sich schwerfällig, nachdem man ihn als Zeugen entlassen hatte. Ihm war seine Erschöpfung anzusehen.

»So, dann wollen wir allmählich zu einem Ende kommen, sonst sitzen wir morgen früh noch hier«, mahnte der Vorsitzende.

Der Richter hatte sich aus seiner schläfrigen Position hochgerappelt und nahm eine fast würdevolle Haltung an.

»Können wir die Beweisaufnahme damit schließen?« Er sah in die Runde. Niemand meldete sich zu Wort.

»Die Beweisaufnahme ist damit abgeschlossen. Ich gehe dann davon aus, daß wir mit den Plädoyers beginnen können. Bitte, Herr Staatsanwalt.«

Bislang war der Staatsanwalt, bis auf die Vernehmung meiner Zeuginnen, nur durch seine Zurückhaltung aufgefallen. Bevor die Plädoyers gehalten wurden, erbat sich mein Rechtsanwalt bei dem Vorsitzenden Zeit, um sich vorbereiten zu können.

»Bitte, machen wir eine kurze Pause. Ich hoffe, den Anwesenden ist das recht.«

Ich sehnte nur noch das Ende des Alptraums herbei, um diesen Horrorort verlassen zu können. Ich war so unendlich erschöpft und wollte Ruhe. Die Menschen um mich herum waren allmählich wieder zu Puppen geworden wie zu Beginn der Verhandlung. Alles um mich herum waberte und wirkte auf mich wie ein Wachtraum.

Das Plädoyer des Staatsanwalts kam nur noch bruchstückhaft bei mir an:

»Sie schleppen hier irgendwelche Freundinnen an, die uns weismachen sollen ... – Vor dem Hintergrund dieser erdrükkenden Beweislast ist es doch geradezu lächerlich, daß Sie versucht haben, uns hier klarzumachen, Sie seien unschuldig ... – Auf skrupellose Art nutzte der Angeklagte seine Besuchswochenenden, um ein kleines unschuldiges Mädchen, seine eigene Tochter, das durch die Trennung seiner Eltern schon genug durchmachen mußte ... – Der Angeklagte scheute sich nicht ... – Ein Exempel statuieren ... – Deshalb werden von der Staatsanwaltschaft achtzehn Monate Freiheitstrafe und ein Bußgeld von dreitausend Mark zu Händen einer sozialen Einrichtung beantragt ...«

Vom Donner gerührt, registrierte ich das beantragte Stafmaß. Sollte der Staatsanwalt damit durchkommen, bedeutete das für mich den sofortigen Verlust meiner Pensionsbezüge. Das Strafmaß mußte unbedingt unter einem Jahr bleiben.

Das Plädoyer meines Rechtsanwalts nahm sich bescheiden aus. Ein wirkungsloses Geplätscher, ohne Überzeugung und zwingende Logik vorgetragen. Zwar riß er noch einmal die Widersprüche an, aber ich spürte seine innere Einstellung nur zu deutlich. Dieser Mann zeigte lediglich ein bezahltes Interesse und kein persönliches Engagement. Sein kurzes Plädoyer war halbherzig und hatte nichts von der Feurigkeit, die ich in Filmen bei Rechtsanwälten immer bewunderte. Und als er sich nach inhaltsloser letzter großer Geste auf seinen Stuhl fallen ließ, hörte ich an meinem Ohr den geflüsterten Satz: »Da ist nichts mehr zu machen, Sie müssen jetzt stark sein.«

Ich war weder stark noch schwach, weder teilnahmsvoll noch teilnahmslos. Ich saß in einem Raum, erhellt durch fluoreszierende Beleuchtungskörper, mit einem riesigen Kreuz an der Stirnwand, unter dem schwarze Puppen saßen. Unbeeindruckt von allem um mich herum, starrte ich unentwegt den Vorsitzenden an. Alles plätscherte an mir vorbei. Weder Gefühle noch Gedanken bewegten mich, auch dann nicht, als der Vorsitzende, die beiden anderen Richter und die Schöffen nach den Plädoyers hinter verschlossenen Türen über mich zu Gericht saßen. Während der gesamten Verhandlung hatte keiner der Richter, die neben dem Vorsitzenden dem Prozeß beigewohnt hatten, einen Ton von sich gegeben. Beide waren sie auffallend jung. Jetzt lauschten sie vermutlich dem erfahrenen Vorsitzenden, wie er sein argumentatives Netzwerk um einen Angeklagten sponn, der im Saal 9 des Landgerichts seiner »gerechten Strafe« zugeführt werden mußte.

Zum letzten Mal an diesem Tag erhoben sich Publikum, Rechtsanwälte, meine Exfrau, und – nach einer freundlichen Aufforderung durch meinen Anwalt – auch ich. Zum letzten Mal an diesem Tag ließen sich alle, die durch ein gemeinsames Anliegen hier zusammengewürfelt worden waren, wieder auf ihre unbequemen Stühle sinken und warteten mit gespannten Gesichtern auf die entscheidenden Worte des Vorsitzenden.

Bevor der grauhaarige Richter das Wort ergriff, hätte man eine Stecknadel fallen hören können.

Und dann drangen unerbittlich die Wortfetzen an mein Ohr, die ich niemals vergessen werde.

»... ist das Gericht zu folgendem Urteil gekommen: Der Angeklagte wird für schuldig befunden, in der Zeit von September 1987 bis Januar 1988 ... sexuelle Handlungen an seiner Tochter Anna vorgenommen zu haben [...]. Der Angeklagte wird wegen sexuellen Mißbrauchs an seiner Tochter Anna ... zu einer Freiheitsstrafe von einem Jahr und sechs Monaten verurteilt. Die Vollstreckung der Strafe wird zur Bewährung ausgesetzt. Darüber hinaus wird der Angeklagte aufgefordert, ein Bußgeld in Höhe von DM 3000 an eine hiesige soziale Einrichtung zu zahlen.«

Bei den Zuschauern entstand Unruhe. Charli weinte. Seltsamerweise berührte mich das wesentlich mehr als das Urteil.

Charli war Bestandteil meiner Realität – das Urteil nicht. Die juristische Wirklichkeit fing ich erst an zu begreifen, als Cornelia vor Freude laut lachte und – strahlend ob dieses Sieges – ihre Rechtsanwältin in die Arme schloß und drückte. Vor dem Hintergrund der unberücksichtigt gebliebenen Wahrheit eine unvorstellbar obszöne Szene. Ihre Tochter gehörte jetzt ganz allein ihr. Sie hatte es geschafft. Hatte mit Hilfe eines Herrn Professor Beil und eines schlampig arbeitenden Gerichts ihr Ziel erreicht. Hatte es fertiggebracht, Gericht und Staatsanwaltschaft zu ihren Lakaien zu machen, deren Nachlässigkeit die Voraussetzungen geschaffen hatte, einen unschuldigen Vater als Verbrecher abzustempeln.

Die von meinem Rechtsanwalt kurz vor Ende des Prozesses gestellten Beweisanträge waren allesamt abgelehnt worden. In seiner Erklärung hatte sich das Gericht auf Begründungen zurückgezogen, deren Peinlichkeit selbst Laien aufstöhnen ließ. So wurde der Beweisantrag meines Anwalts, ein Sachverständigengutachten durch einen Veterinärmediziner einholen zu lassen, um zu prüfen, ob es sich bei der von Anna beschriebenen Flüssigkeit um Dackelsamen handele, abgelehnt. Der Staatsanwalt hatte von insgesamt acht »Taten« gesprochen. Das wäre in dem fraglichen Zeitraum eine Tat bei jedem Besuch gewesen. Selbst dem Gericht schien das etwas übertrieben, und es legte die Anzahl der begangenen Taten kurzerhand auf vier fest.

Die Widersprüche in Annas verschiedenen Aussagen begründete das Gericht knapp damit, der Sachverständige habe einleuchtend erläutert, einem Kind dieses Alters und dieser Entwicklungsstufe sei es nicht möglich, bei verschiedenen Vernehmungen »Einzelhandlungen situations- und handlungsgetreu exakt zu reproduzieren«. Es könne sogar ein gänzlicher Erinnerungsverlust eintreten. Eine Suggestion allerdings sei ausgeschlossen. Den Satz: »Ich habe das immer geübt« erklärte sich das Gericht damit, daß Anna die Frage der Polizeibeamtin mißverstanden und auf die bohrenden Fragen der Mutter nach dem sexuellen Mißbrauch bezogen habe, die diese über einen Zeitraum von drei Tagen immer und immer wieder gestellt hatte.

Obwohl das Gericht durchaus zu dem Schluß gekommen war, der von Anna beschriebene Samen sei Dackelsamen, hatte sich niemand die Mühe gemacht, diese merkwürdige Tatsache zu hinterfragen. Wenn man mir schon animalische Triebe unterstellte – mit tierischen Sekreten konnte ich nicht dienen. Dabei hatte Cornelia selbst in ihrer Anzeige bei der Kriminalpolizei den dreijährigen Dackelrüden erwähnt, da ihr aufgefallen war, daß Anna oft auf Händen und Knien über den Fußboden gekrochen und ihr der Dackel bisweilen von hinten auf den Rücken gesprungen war. In der Urteilsbegründung hieß es dazu: »Nachdem Frau X. auf dem Elternsprechtag von der Lehrerin ihrer Tochter, Frau Klugmann, angesprochen worden war, was mit Anna los sei, die sich ab Dezember weniger am Unterricht beteilige, sich auffällig zeige, oft aus dem Fenster sehe und am Daumen lutsche, schilderte Frau X. ihre eigenen Beobachtungen sowie die der Lehrerin ihrer Freundin Frau K.«. Mit den »eigenen Beobachtungen« waren die »Dackelsprünge« gemeint. Und über Frau K., die enge Freundin, hatte Cornelia dem Gericht auf Anfragen meines Rechtsanwalts mitgeteilt, daß sie einst von ihrem Vater mißbraucht worden sei. Diese Freundin aber war es gewesen, die Cornelia zur Anzeige geraten hatte.

Als ich mir zu Anfang der ganzen Geschichte die Telefonnummer dieser Freundin herausgesucht hatte, um eventuell Kontakt mit ihr aufzunehmen, stand unter ihrem Namen als Beruf Lebensberaterin. Sie hatte in diesem Fall ihrer selbstgewählten Berufsbezeichnung weiß Gott alle Ehre gemacht. Sozusagen als Fachfrau für Lebensfragen hatte sie am Herauskitzeln der »Wahrheit« aktiv mitgewirkt.

Im Gerichtsprotokoll, das mir einige Wochen später zuging, heißt es dazu: »Bei diesem Gespräch gewann die Zeugin X. den Verdacht, Anna könnte von dem Angeklagten sexuell mißbraucht worden sein.«

Mein Rechtsanwalt hatte demzufolge den Beweisantrag gestellt, die Freundin meiner Exfrau als Zeugin zu vernehmen, um eine Beeinflussung von Anna durch die Mutter und diese Freundin zu beweisen. Das Gericht lehnte mit der Begründung ab: »Selbst wenn die behaupteten Gespräche mit den behaupteten Inhalten stattgefunden haben, besagen die Beweistatsachen nichts bezüglich der Glaubwürdigkeit der Zeugin Anna. Zur Glaubhaftigkeit ihrer Aussage hat der Sachverständige Prof. Dr. Beil bereits ein überzeugendes Gutachten erstellt. Auch wenn der Kern der Aussage von Anna in ihrer Gegenwart [gemeint sind Cornelia und ihre Freundin] erörtert worden ist, liegt für den Sachverständigen keine neue Tatsache vor, die zu einer anderen Beurteilung führen würde ...«

Ja, die Argumentationskraft des Herrn Professor Beil mußte das Gericht tief beeindruckt haben. Das ergab sich auch aus der Fortsetzung der Begründung, mit der es einen weiteren Gutachter ablehnte: »Die Sachkunde des Herrn Professor Beil ist nicht zweifelhaft. Er geht in seinem Gutachten auch nicht von unzutreffenden Tatsachen aus. Ebensowenig enthält das Gutachten Widersprüche. Ferner ist nicht ersichtlich, daß ein anderer Sachverständiger über überlegene Forschungsmittel verfügt. Besonderheiten, die hier ausnahmsweise die Hinzuziehung eines weiteren Sachverständigen geboten erscheinen ließen, liegen nicht vor.«

Noch heute frage ich mich, wie das Gericht zu diesem Schluß kommen konnte. Denn sowohl die Laien wie auch die Fachleute – unter anderen zwei Familienrichter –, die dieses Gutachten später zu Gesicht bekamen, haben darüber nur mit dem Kopf geschüttelt.

Mit unbewegtem Gesicht saß ich am Steuer meines Autos und fuhr meinen Freund Ulli nach Hause. Charli saß schniefend auf der Rückbank und hatte ihre Stirn auf meine Schulter gelegt. Niemand sprach ein Wort. Nur kurz vor seiner Wohnung drückte Ulli meinen Arm und meinte: »Das sollst du wissen: Ich glaube an deine Unschuld.«

Diese Worte berührten mich tief.

Charlis Kommentar nach dem Prozeß war knapp und treffend gewesen: »Diese verdammten Idioten. Jedem dieser Typen wünsche ich dasselbe, mal sehen, was die dann nach einem so himmelschreiend ungerechten Prozeß sagen würden.«

Auch die anderen Freunde hatten sich um tröstende Worte bemüht. Es tat mir gut, Menschen hinter mir zu wissen, die mich mochten und die ich liebte. Keiner meiner Bekannten, die im Prozeß gesessen hatten, zweifelte an meiner Unschuld. Niemand von denen, in deren Namen das Urteil gefällt war, war von der Richtigkeit dieses Urteils überzeugt. Das Mitgefühl in ihren Augen, die aufgebrachten Blicke, die Kommentare nach dem Prozeß hatten mir das Gefühl gegeben, nicht allein zu sein.

»Und was nun?« hatte ich den Rechtsanwalt gefragt, während wir die breiten Marmorstufen hinuntergestiegen waren.

»Herr Herbort, es tut mir leid, wirklich leid für Sie.«

Ich war mir, wie so oft, auch jetzt unsicher gewesen, ob er meinte, was er sagte, oder ob diese Worte lediglich mit zu seiner bezahlten Dienstleistung gehörten wie die geschäftsfördernde Beileidsbekundung eines Bestatters.

»Ihr Mitleid bringt mich nicht weiter.« Ich hatte nur ein Interesse: Ich brannte darauf zu erfahren, welche juristischen Möglichkeiten ich jetzt noch hatte. »Was soll jetzt passieren?«

»Wir werden sehen. Rufen Sie mich in den nächsten Tagen an.«

»Das Urteil«, so hatte er mich beim Verlassen des Gerichtssaals wissen lassen, »wird erst in sechs Wochen rechtskräftig. Wir haben durchaus noch eine Möglichkeit. Rufen Sie mich am besten gleich morgen an. Vielleicht kann ich kurzfristig für Sie einen Termin machen.«

Eigentlich hätte ich mich selbst über den Hauch einer Chance freuen sollen, doch die vage Aussicht hatte mich nicht einmal getröstet. Immer wieder dröhnten mir die Worte des Vorsitzenden in den Ohren: Ein Jahr und sechs Monate. Keine Miene hatte ich während der Urteilverkündung verzogen – ich hatte in die Augen des Richters gesehen und tief in mir unendlichen Haß gespürt: gegen das Gericht, gegen meine Exfrau und gegen Professor Beil, der mit geschwellter Brust dagesessen hatte. Er hatte sich sein Gebäck und seinen Kaffee verdient.

Beide, Vorsitzender und Gutachter, glichen sich in ihrem verantwortungslosen Umgang mit der Gerechtigkeit wie ein Ei dem anderen.

Als ich auf die Straße gekommen war, hatte ich die drükkende Empfindung, als seien lauter Blicke verachtend auf mich gerichtet, als sei mir ein Stempel auf die Stirn gedrückt worden, ein Kainsmal, das mich als Kinderschänder, als Kriminellen unterster Kategorie auswies. Als freier Mann mit Vertrauen in die Justiz hatte ich den Gerichtsaal mit dem großen Kreuz an der Wand betreten. Acht Stunden später stand ich vorbestraft auf der Straße – als Verbrecher.

8

Charli und ich wollten nicht länger in dieser unseligen Gegend bleiben. Mit meinem Anwalt hatte ich kurzfristig einen Termin abgesprochen, um von ihm etwas über meine weiteren prozessualen Möglichkeiten zu erfahren, bevor wir nach Norddeutschland zurückfuhren.

In den letzten Tagen hatte Charli mehr Zuspruch gebraucht als ich. Die Freunde, bei denen wir einige Tage untergekommen waren, hatten ihr auf rührende Art geholfen, mit dem Urteil klarzukommen. Trotz der Kraftlosigkeit, die mich noch gefangen hielt, war ich nicht wirklich in die Knie gegangen. Meinen ganzen Willen hatte ich mehr und mehr auf eine neue Hoffnung konzentriert. Je länger ich über die von Dr. Vogel erwähnte Möglichkeit nachgedacht hatte, das Verfahren vielleicht noch einmal aufrollen zu können, um so mehr Widerstand regte sich in mir gegen das Unrecht. Ich wollte rehabilitiert werden, wollte meine Tochter wiedersehen und wollte alle zur Verfügung stehenden Mittel nutzen. Mit einem Urteil wie diesem würde es ein schwieriger Weg werden, doch gerade in dieser Schwierigkeit lag die Herausforderung. Zu meiner größten Überraschung stellte ich fest, daß der Prozeß und das ungerechte Urteil in mir nach und nach versteckte Kräfte mobilisierten, von deren Existenz ich bis dahin nichts gewußt hatte.

In meiner Phantasie war ich mir vorher sicher gewesen, mit einem verlorenen Prozeß und mit den sich daraus ergebenden Konsequenzen sei mein Leben keinen Pfifferling mehr wert. Erstaunlicherweise hatte ich jetzt eine völlig andere Gewißheit: Ungeachtet derer, die sich von mir abwenden würden, ungeachtet aller zu erwartender finanzieller und beruflicher Schwierigkeiten wollte ich bis zu einem für mich akzeptablen Ergebnis streiten. Und das konnte nur »Freispruch« heißen. Dieser Wille gab meinem Leben einen neuen Sinn.

Viel später sollte mir von Frau Schulze-Müller in einem Beschwerdeverfahren Prozeßsucht unterstellt werden. Sie hat wahrscheinlich bis heute nicht begriffen, daß ein verlorener Prozeß einen Unschuldigen nicht schuldig macht, daß aber ein zu Unrecht verlorener Prozeß im Verurteilten Kräfte aktivieren kann, die ihn über sich selbst hinauswachsen lassen. Mit diesen Kräften begann ich mich zu wehren. *Ich* wußte, daß ich unschuldig war, und um es aller Welt zu beweisen, wollte ich mich durch nichts hindern lassen, weder durch uneinsichtige Gerichte noch durch meinen sozialen Abstieg. Nach und nach verabschiedete ich mich von der Opferrolle und wurde zum Gegner.

Charli sah mitgenommen aus. Mit zusamengefalteten Händen hockte sie auf dem Stuhl, den ihr Dr. Vogel angeboten hatte. Unvermittelt stieg der Rechtsanwalt in das Thema ein.

»Über den Prozeß brauchen wir wohl nicht mehr zu reden, Herr Herbort. Das ist Schnee von gestern. Also, Kopf hoch. Noch ist nichts verloren. Haben Sie sich Gedanken darüber gemacht, ob es weitergehen soll?«

»Wenn es eine Möglichkeit gibt, will ich nichts unversucht lassen.«

»Revision. Unsere Möglichkeit, Herr Herbort, heißt REVISION!«

»Revision?« Ich sah ihn fragend an.

Bedächtig nickte er mit dem Kopf und klärte mich dann auf: »Knapp gesagt, ist eine Revision ein Rechtsmittel. Dieses Rechtsmittel kann in einem Fall wie dem Ihren angewandt werden. Das Rechtsmittel der Revision dient dazu – ich will versuchen, es für einen Laien verständlich ausdrücken –, gegen die Urteile von Strafkammern und Schwurgerichten vorzugehen. Die Tatsachen, auf die sich die Urteile stützen, bleiben allerdings von diesem Rechtsmittel unberührt. Grundlage der Revision ist nämlich die Verletzung formellen Rechts, dessen sich ein Gericht schuldig gemacht hat.«

Verständislos sah ich ihn an. Nicht das Geringste begriff ich von seiner Juralektion.

Verständnisvoll meinte er: »Sie müssen das im Moment nicht in allen Einzelheiten verstehen. Dafür sind wir ja da. Gönnen Sie sich etwas Ruhe, und lassen Sie mich machen.«

Vor dem Hintergrund seines letzten Einsatzes konnte ich ihn zwar machen lassen, nur Ruhe würde sich bei mir bestimmt nicht einstellen.

»Auf jeden Fall«, erklärte er weiter, »ist für uns der BGH zuständig.«

»Der BGH? Gibt es dafür auch ein verständliches Wort?«

»Entschuldigung. Ich wollte sagen: Unsere Revisionsinstanz ist der Bundesgerichtshof. Er hat in unserem Fall über einen eventuellen Revisionsantrag zu entscheiden.«

Das hörte sich gewaltig an. Schon das Wort Bundesgerichtshof ließ mich vor Ehrfurcht erschauern. Seine genaue Aufgabe war mir jedoch bis dato schleierhaft. Sicher war ich mir nur, daß dieses Gericht sehr bedeutungsvoll sein mußte. Die Bedeutungen der verschiedenen Gerichte, Kammern, Senate, Rechtsmittel und diversen Fachausdrücke sind mir erst auf der langen Fahrt durch die rauhe See der Justiz verständlicher geworden. Jetzt interessierte mich nur diese Revision, die allem Anschein nach die Chance bot, das Urteil zu revidieren.

»Wenn es Sinn macht, dann lassen Sie uns an den Bundesgerichtshof gehen.«

»Würde das keinen Sinn machen, hätte ich keine Veranlassung, Ihnen den Vorschlag zu unterbreiten«, tat er brüskiert.

»Und wenn der Bundesgerichtshof unserem Antrag stattgibt, was passiert dann?«

Der Rechtsanwalt schmunzelte überlegen: »Im Falle einer erfolgreichen Revision kann das Revisionsgericht unter Umständen das angefochtene Urteil außer Kraft setzen, und die Sache würde möglicherweise neu verhandelt.«

Ich fand seine Ausführungen außerordentlich faszinierend, doch stiegen in mir auch Bedenken hoch. »Am selben Gericht würde ein neuer Prozeß stattfinden?«

»Das ist richtig. Allerdings nicht vor derselben Kammer.«

Wenn ich das richtig verstanden hatte, würde in dem Fall eines neuen Prozesses ein Kollege des Vorsitzenden Richters meiner ersten Verhandlung die neue Verhandlung am selben Gericht führen. Was war, wenn die beiden die besten Freunde waren? Würde der neue Richter wirklich gegen das Urteil eines Kollegen entscheiden? Das nächste hörte ich dann mit Erleichterung:

»In Ihrem Fall, Herr Herbort, träfe das allerdings nicht zu. An Ihrem Gericht gibt es nur eine Strafkammer. Folglich wäre dann eine andere Strafkammer an einem Landgericht in einem anderen Ort für Sie zuständig.«

Um die einzelnen juristischen Schritte besser verstehen zu können, bat ich ihn, mir alles noch einmal genau zu erläutern.

Der Anwalt nippte an seinem Kaffee und mühte sich, mir die unterschiedlichen juristischen Begriffe häppchenweise zu servieren. Er versicherte mir, es seien einige gravierende formaljuristische Unebenheiten in dem Prozeß vorgekommen, aufgrund derer es sich auf jeden Fall lohne, einen Revisionsantrag zu stellen. Und er betonte noch einmal, daß seiner Ansicht nach die Sache eine gute Aussicht auf Erfolg habe.

»Aber ich sage es Ihnen gleich, so ein Verfahren ist nicht billig«, fügte er seinen Ausführungen hinzu.

»Da wäre ich bei Ihnen wirklich nicht drauf gekommen«, erwiderte ich zynisch.

»Es bleibt Ihnen überlassen, diesem juristischen Schritt zuzustimmen. Ich biete es Ihnen nur an«, meinte er souverän.

Was sollte ich machen? Nein zu sagen, bedeutete das Ende, ja zu sagen hieß, Geld auftreiben zu müssen und möglicherweise doch keine neue Chance zu bekommen.

»Mit welchen Kosten müßte ich rechnen? «

»Mit zirka dreitausend Mark.«

Es verschlug mir die Sprache.

Zwar hatten meine Eltern mir angeboten, einen Teil der Prozeßkosten zu übernehmen, aber nicht im entferntesten hatte ich mit so hohen Summen gerechnet. Das Angebot meiner Eltern nützte mir auch insofern wenig, weil ich ihnen von dem bereits hinter mir liegenden Prozeß nichts erzählt hatte. Wollte ich die Revisionsmöglichkeit ausschöpfen, mußte ich mir finanziell etwas einfallen lassen. Ich seufzte tief und warf Charli einen fragenden Blick zu.

»Auf Anhieb mag Ihnen diese Summe hoch erscheinen, aber glauben Sie mir, so ein Revisionsantrag ist sehr zeitintensiv«, schaltete sich Dr. Vogel in meine Überlegungen ein.

Mit kindlichem Augenaufschlag meldete sich Charli zu Wort: »Und das geht nicht ein kleines bißchen billiger?«

»Zu verschenken habe ich nichts, leider«, tat er zerknirscht.

»Das erwarte ich auch nicht. Aber Bernd hat bereits sechstausend Mark an Sie bezahlt. Ich finde, das ist sehr viel Geld.«

Er ließ nicht mit sich handeln. »Prozesse sind eben eine kostspielige Angelegenheit.«

Die Kosten des verlorenen Prozesses, einschließlich des Honorars für die Rechtsanwältin meiner Exfrau, hatte ich bereits zu bezahlen. Das hanebüchene Gutachten für fast dreitausend Mark, das absurderweise auf meinen Wunsch hin erstellt worden war, und die sechstausend Mark für diesen Rechtsanwalt hatten schon längst meinen finanziellen Rahmen gesprengt. Und jetzt zusätzlich noch dreitausend Mark für den Revisionsantrag sowie die Kosten des Familienrechtsprozesses, dessen Ergebnis noch ausstand – ich sah schwarz.

Meine Eltern würden mich nach bestem Können unterstützen, das wußte ich. Nur war mir schleierhaft, wie ich ihnen das alles beibringen sollte. Einfach mit der Wahrheit rausrücken, das konnte ich nicht. Ich hätte ihren Schmerz nicht auch noch verkraften können. Ich wollte ihnen nicht wehtun und vor allem nicht die Hoffnung nehmen, ihre Enkelin bald wiederzusehen. Ich wollte ihnen das Leid ersparen, jetzt einen Kinderschänder zum Sohn zu haben. Aber irgend etwas mußte geschehen. Mein Glaube an Wunder hatte nicht einmal die Größe eines Staubkorns, aber dieses Staubkorn mußte jetzt das Wunder bewirken. Ich atmete tief durch. »Irgendwie werde ich das Geld auftreiben.«

»Wie willst Du das hinbiegen?« fragte Charli. »Du stehst mit etlichen tausend Mark in den roten Zahlen.«

Es war mir unangenehm, von ihr darauf angesprochen zu werden.

»Irgendwie werde ich das Geld auftreiben«, wiederholte Charli mich gereizt. »Du glaubst immer, alles irgendwie schaffen zu können, ohne irgendeine Vorstellung über das Wie zu haben.«

Dr. Vogel. unterbrach unseren Disput. »Sie können sich darüber ja noch ausführlich zu Hause unterhalten. Denken Sie in aller Ruhe darüber nach. Im Hinblick auf den Revisionsantrag lassen Sie mich bitte bis morgen Ihre Entscheidung wissen.«

»Wieso bis morgen?« Ich war überrascht.

»Den Antrag müssen wir spätestens eine Woche nach Verkündung des Urteils gestellt haben«, erläuterte er. »Für die dazugehörige Begründung können wir uns allerdings Zeit lassen. Zunächst muß mir das Urteil zugesandt werden. Von da an haben wir noch einen weiteren Monat, unseren Antrag zu begründen. Überlegen Sie sich einen Weg zur Finanzierung des Ganzen. Sie werden das schon schaffen.«

»Wenn Sie sagen, die Revision hat wirklich eine ernstzunehmende Aussicht auf Erfolg, werde ich das Finanzielle schon regeln.«

»Ich sehe unsere Chancen sehr optimistisch, Herr Herbort.«

»Dann steht mein Entschluß fest.«

Charli blitzte mich an und meinte nur: »Ja, ja, irgendwie!«

Ich überhörte ihre berechtigte Bemerkung mit zusammengepreßten Lippen. »Wie lange wird es dauern, bis der Bundesgerichtshof seine Entscheidung trifft?«

»Das ist schwer vorherzusagen. Sie wissen aus eigener Erfahrung: Die Mühlen der Justiz mahlen langsam. Mit einigen Wochen, wenn nicht gar Monaten, werden Sie schon rechnen müssen.«

Meinen Eltern log ich eine Geschichte über ein weiteres Gutachten vor und bat sie, dreitausend Mark an den Rechtsanwalt zu überweisen. In schillernden Farben schilderte ich ihnen die Notwendigkeit dieser »letzten« Investition.

»Wenn es wirklich notwendig ist, dann kommen wir wohl nicht darum herum«, gab meine Mutter bedrückt nach. Eine Woche später hatte der Anwalt das Geld auf seinem Konto.

Charli und ich quartierten uns während der nächsten Monate bei ihren Verwandten ein. Nahe der Ostsee betrieben sie eine kleine Autovertretung und eine Werkstatt. Das Dörfchen, in dem sie wohnten, hatte außer der wunderschönen Landschaft und der nahen See nichts zu bieten. Nach den Strapazen der vergangenen Wochen war dies genau die richtige Umgebung, um uns von dem Streß zu erholen. Weitab vom Getümmel der Großstadt, fern aller Justiz, durfte ich die schönen Seiten des Lebens neu entdecken. Nach langer Zeit gab es vereinzelt wieder Tage, an denen ich nicht über Prozesse nachdachte, Tage, an denen ich die Tragik meiner Situation vergaß. Hier an der See, unter Menschen, die mich akzeptierten und mochten, spürte ich das erste Mal seit knapp anderthalb Jahren – seit dem Tag der Anzeige – einen Hauch von Lebensfreude in mir.

Charli bereitete sich auf ein medizinisches Examen vor, während ich die neuen Gefühle genoß, die sich langsam aus meinem Inneren hocharbeiteten. Wir schliefen in einem komfortablen Wohnwagen und waren oft bis spät in die Nacht hinein mit den Menschen zusammen, die uns – vor allen Dingen mich – ohne Vorbehalte als Gäste aufgenommen hatten. Wir verlebten eine Zeit voller Harmonie, die einem nicht oft im Leben geschenkt wird. Unsere Beziehung lief problemlos, und nur ab und zu, wenn ich von Prozessen oder meiner Tochter geträumt hatte, dachte ich mit Schrecken an meinen Revisionsantrag. Dann krochen die altbekannten Ängste wie Gewitterwolken in mir hoch.

Trotz meiner wiedererwachenden Lebensgefühle hatten sich in mir grundlegende Veränderungen vollzogen. Die Tatsache, daß man mich schuldig erklärt hatte, hinterließ in mir eine traumatische Erinnerung. Ein Telefonklingeln, ein vorbeifahrendes Polizeiauto, selbst unbekannte Menschen lösten in mir eine unerklärliche Furcht aus. An manchen Tagen fiel mir auf, wie ich mich bemühte, Kindern aus dem Weg zu gehen. Es waren diffuse Ängste, die mich dazu brachten. Ich nahm wahr, wie ich wegschaute, wenn sie mich ansahen, immer die irreale Gefahr witternd, nochmals in eine ähnliche Falle zu geraten. Und Kinder kamen oft hierher, um ihre Lehrerin, Charlis Tante, zu besuchen. Ich hielt zu den Kleinen eine unnatürliche Distanz.

Auf anrührende Weise erinnerten mich die Erst- und Zweitklässler an meine Tochter, deren Leben sich jetzt ohne ihren Vater abspielte. Oft schweiften meine Gedanken ab, verloren sich in der Erinnerung an schöne Wochenenden mit Anna, an ihre traurigen Blicke, wenn sie mich zum Abschied ein letztes Mal drückte, und an ihren allerletzten Blick in den Hallen des Gerichtsgebäudes, als sie die Arme ihrer Mutter weggeschlagen hatte. Selbst in dieser wundervollen Umgebung und mit Charlotte an meiner Seite konnte ich mich nicht gänzlich vor diesen Gefühlsheimsuchungen schützen.

Abend für Abend hockten wir mit Charlis Verwandten um einen riesigen Holztisch, grillten, genossen die laue Brise, die von der nahen Ostsee herüberwehte, und die friedliche Atmosphäre.

Nur kurz hatte ich zwischendurch meinen Rechtsanwalt angerufen, um mich nach dem Stand der Dinge zu erkundigen.

Am 15. Juli war es soweit. Charlis Tante kam uns bereits auf dem Hof entgegen: »Ich glaube, für dich liegt ein wichtiger Brief im Haus.«

»Kann man das von außen sehen?«

»Wenn Briefe so dick sind wie der, kann man es schon vermuten«, lachte sie.

»Bestimmt der Revisionsantrag.«

Ich nahm Charlis Hand und zog sie hinter mir her ins Haus. Meine ganze Hoffnung hing von der Qualität dieses Antrags ab. Der ganze Berg der juristischen Auseinandersetzung war sofort wieder in meinen Gedanken. Sorge, Angst und Hoffnung vermischten sich zu einem Gefühlsknoten. Der Brief lehnte an einer Vase.

»Hätte der Inhalt der Worte physikalisches Gewicht, läge die Vase sehr wahrscheinlich schon in tausend Scherben am Boden«, sponn ich herum und grinste Charli gekünstelt an. Sie registrierte meinen aufgesetzten Witz nicht einmal. Voller

Spannung schnappte sie sich den Brief und riß den Umschlag auf.

»Es ist der Revisionsantrag!«

»Endlich! Laß sehen.«

Eng saßen wir am Küchentisch beieinander, steckten unsere Köpfe über dem Schreiben zusammen und saugten die hoffnungsvollen Zeilen auf:

»Die Verteidigung stellte in der Hauptverhandlung vom 11.5.1989 folgenden Hilfsbeweisantrag:
Ich beantrage, die Lehrerin Frau Klugmann und Dr. E. König als Zeugen zu vernehmen. Begründung: Die Zeuginnen waren dabei, als die Zeugin X. mit ihrer Tochter mehrfach über sexuelle Handlungen durch den Angeklagten gesprochen hat, dabei ist der Kern der Aussage … erörtert worden, auch die Tatsache, daß es dabei zu einer Ejakulation gekommen ist. Unter Berücksichtigung dieser Bekundungen wird der neue Glaubwürtigkeitsgutachter zu dem Ergebnis kommen, daß die Zeugin Anna H. nicht glaubwürdig ist, da die entsprechenden Aussagen einstudiert worden sind. Wenn die Zeuginnen vernommen worden wären, hätte sich herausgestellt, daß die Aussage, die die Zeugin in der Hauptverhandlung gemacht hat, mit den Zeuginnen eingeübt worden ist.«

»Ich verstehe bis heute nicht, aus welchem Grund das Gericht weder einer Vernehmung von Annas Lehrerin noch der Vernehmung der Freundin von Cornelia zustimmen wollte. Ich bin nach wie vor der Überzeugung, Cornelia und ihre Freundin hätten sich in Widersprüche verwickelt«, sagte ich.

»Es ist müßig, darüber nachzudenken. Das ist vorbei. Zu spät.« Charli war in vielen Dingen eine Träumerin, doch wenn es ernst wurde, verstand sie es ausgezeichnet, Tatsachen zu akzeptieren, ohne das Warum zu hinterfragen.

»Trotzdem denke ich über die Gründe nach. Ich verstehe solche Entscheidungen einfach nicht«, wandte ich ein.

»Alles Hinterfragen nützt nichts. Du mußt dich mit den Fakten abfinden«

Wieder steckten wir unsere Köpfe zusammen und beugten uns über den Schriftsatz. Im nächsten Abschnitt ging es um die nicht nachvollziehbare Weigerung des Gerichts, ein zweites Gutachten erstellen zu lassen.

Zu diesem Zeitpunkt war für mich die wissenschaftliche Unhaltbarkeit des erbärmlichen Beilschen Gutachtens aus mangelnder Sachkenntnis nur ansatzweise begründbar. Später wußte ich dann mehr. Als sich knapp zwei Jahre später ein anderer, bundesweit anerkannter Gutachter in einer 35seitigen Stellungnahme zu dem Beilschen Gutachten äußerte, sah er sich zu der schriftlichen Anmerkung gezwungen:

> »Ich habe viele, viele Gutachten gelesen, in verschiedensten straf- und zivilrechtlichen Zusammenhängen. Es ist mir kein Gutachten bekannt, das mit derart wenig Engagement und Gründlichkeit versucht, eine Frage zu beantworten, die zumindest für einen Beteiligten, den Vater, aber möglicherweise auch für die Tochter [...] schwerwiegende Konsequenzen haben könnte.«

An anderer Stelle heißt es:

> »Wer aber immer wieder erlebt, welche psychischen Kraftakte Kinder leisten, wie sie jahrelang bis zur eigenen inneren Erschöpfung schuften, um Familien zusammenzuhalten oder Beziehungen, zumindest zu einem Elternteil, zu retten, der muß damit rechnen, daß ein Kind einen Kampf um sein Überleben führt, der auch zum Geschichtenerfinden führen kann, und er muß all seine fachliche Kompetenz einsetzen, um solche Hintergründe aufzudecken, nicht nur, um einen möglicherweise zu Unrecht angeschuldigten Vater zu entlasten, sondern auch – und nicht zuletzt –, um einem Kind möglicherweise eine Belastung zu ersparen, unter der es ein Leben lang leidet. Diese doppelte Schutzfunktion hat der Gutachter in unverantwortlicher Weise vernachlässigt. Um abschließend die Kritik wissenschaftlich abzurunden: Diesem Gutachten fehlen alle Kriterien, die ein Glaubwürdigkeitsgutachten bei aller wissenschaftlicher Unsicherheit, die es immer begleitet, zuverlässig machen [...]«

Während ich noch nachdachte, war Charlis Onkel in die Küche gekommen. Mit seiner kräftigen Stimme mischte er sich in unsere Überlegungen ein.

»Na, wie sieht es aus, gute Nachrichten? Hast du deinen Freispruch endgültig in der Tasche?«

»Schön wär's. Von Freispruch kann nicht die Rede sein, aber vielleicht ist dieses Schreiben die Grundlage dafür.«

»Laß mal hören, was hat denn dein Rechtsverdreher gebastelt?« fragte er in seiner deftigen Art. Er schüttete sich einen Kaffee ein und setzte sich.

»Jetzt erfährst du endlich die ganze Wahrheit über mich. Ich bin nämlich halb Mensch, halb Dackel.«

»Oben oder unten?« lachte er schallend los.

»Mehr unten. Zumindest hat das Gericht das festgestellt.«

»Ach, das hört man aber doch recht selten. Zwar bin ich schon als Verlierer aus einem Prozeß gegangen, aber als Dackel noch nie.«

»Noch nicht«, grinste ich, »noch nicht! Ich lese mal vor.«

Er machte ein neugieriges Gesicht. Ich suchte die Passage und hatte Mühe, bei dem, was hier geschrieben stand, nicht lauthals loszulachen:

»3.) Verstoß gegen Paragraph 244 Abs. 3 StPO

Die Verteidigung stellte in der Hauptverhandlung vom 11.05.1989 den Beweisantrag: ›Ein Sachverständigengutachten durch einen Veterinärmediziner einholen zu lassen, der bestätigen soll, daß die von der Zeugin Anna H. beschriebene Flüssigkeit Dackelsamen sein kann.‹

Das Gericht hat im Urteil dazu folgende Ausführungen gemacht:

›Der Beweisantrag der Verteidigung, ein Sachverständigengutachten durch einen Veterinärmediziner einzuholen, zum Beweis dafür, daß die von der Zeugin Anna H. beschriebene Flüssigkeit Dackelsamen sein kann, war gemäß Paragraph 244 Abs. 2 abzulehnen, da diese Beweistatsache als richtig unterstellt worden ist.‹«

Charlis Onkel schüttelte nur ungläubig den Kopf, und fragte sarkastisch, ob ich vielleicht gentechnisch manipuliert sei.

»In der Revisionsbegründung«, unterbrach ich seine Überlegungen, »ist dazu zu lesen:

›Das Gericht war verpflichtet, diesem Antrag nachzugehen. Eine Wahrunterstellung kam hier nicht in Betracht. Die Beweiserhebung geht vor.‹«

Weiter unten hieß es zu diesem Punkt, daß Annas Beschreibung des Ejakulats nicht auf ein männliches Ejakulat zutrifft, sondern auf Dackelsamen.

"Wenn das Gericht als wahr unterstellt, daß ein Gutachter zu dem Ergebnis kommt, daß das von dem Kind Beschriebene Ejakulat sein kann, durfte es nicht davon ausgehen, daß es im konkreten Fall männlicher Samen ist. Dies tut das Gericht jedoch eindeutig auf Seite 18. Dort führt das Gericht aus, daß Anna das Ejakulat des Angeklagten beschrieben habe. Das Gericht hat somit die Wahrunterstellung nicht eingehalten. Das Urteil beruht auch auf diesem Verstoß. Hätte sich das Gericht an die Wahrunterstellung gehalten, hätte es die Bekundungen des Kindes Anna hinsichtlich der Flüssigkeit in Zweifel ziehen müssen. Der Schluß, daß es sich nicht nur um ein männliches Ejakulat handeln konnte, war nicht zu ziehen.«

»So etwas habe ich noch nie gehört, die sind doch nicht ganz dicht«, polterte Charlis Onkel los. Er war es als Handwerksmeister gewohnt, Dinge gradlinig und sachlich zu betrachten, und solche absurden Sperenzchen waren für ihn einfach nur bescheuert. Unwirsch meinte er: »Die müssen doch einen Lachanfall im Bundesgerichtshof kriegen, wenn die sich über einen solchen Schwachsinn Gedanken machen müssen.«

»Wir werden sehen, was dabei herauskommt«, sagte ich, »auf jeden Fall habe ich die Erfahrung gemacht, daß Richter sehr eigenwillige Denkvorstellungen entwickeln können. Wäre das nicht so, läge ja der Revisionsantrag nicht vor mir.«

Während des Kaffeetrinkens hatten wir kein anderes Thema mehr.

Es war kurz vor fünf. Charli und ich hatten es uns im Garten gemütlich gemacht. Während sie sich von den Sonnenstrahlen verwöhnen ließ, versuchte ich meinen Anwalt zu erreichen. Ich war vor allem neugierig darauf, wann ich mit einer Antwort des Bundesgerichtshofes rechnen konnte, und rätselte, wie die Richter des BGH mit solch abstrusen Dingen wohl umgehen würden.

Genau einen Monat später erfuhr ich von Dr. Vogel, was zumindest der Generalbundesanwalt beim Bundesgerichtshof von meinem Revisionsantrag hielt. Schlichtweg nichts. Er beantragte, die Revision als unbegründet zu verwerfen. Für ihn war die Ablehnung des Beweisantrags, die Freundin meiner Exfrau und Annas Lehrerin als Zeuginnen zu vernehmen, von dem Landgericht, in dem ich verurteilt worden war, fehlerfrei begründet worden. Für ihn hatte das Gericht korrekt entschieden, daß die Voraussetzungen für die Einholung eines weiteren Glaubwürdigkeitsgutachtens nicht gegeben waren. Selbst ein Sachverständigengutachten über die von Anna beschriebene Flüssigkeit hielt er nicht für erforderlich. Für ihn kam es auf die Beschaffenheit der Flüssigkeit nicht an. Denn, so wörtlich:

»Der Vorgang, daß das Opfer mit Samenflüssigkeit in Berührung kam, welche der Angeklagte dann wegwischte, konnte aufgrund anderweitigen Aussageinhalts vom Tatgericht (Landgericht) *bedenkenfrei* festgestellt werden.«

Auf welchem unerfindlichen Weg diese »Bedenkenfreiheit« zustandegekommen war, hatte den Generalbundesanwalt offenbar nicht weiter interessiert. Aber genau zu diesem Punkt hatte meine Tochter zwei völlig entgegengesetzte Versionen parat gehabt. Bei der Kriminalpolizei stand im Protokoll:

»Hat der Papa das denn weggewischt?«

»Ja, mit Klopapier. Manchmal auch mit Taschentüchern.«

In der Aussage bei Herrn Prof. Dr. Beil hatte Anna jedoch gesagt: »Dann hab' ich immer Toilettenpapier genommen, und als er wieder raus war, hab' ich gesagt: ›Ich komme nach‹, und dann hab' ich das immer so abgewischt, und dann hab' ich mich angezogen.«

Prof. Dr. Beil selbst beurteilte diese Aussage, ohne auf den eklatanten Widerspruch einzugehen, folgendermaßen: »Auch das Handlungsmerkmal des Reinigens nach der bekundeten Ejakulation wird situationsbezogen bekundet.«

Demnach war klar, daß ich entgegen Annas Behauptung bei der Polizei – ungeachtet der Tatsache, daß gar keine »Tat« stattgefunden hatte – keinen Samen abgewischt hatte. Der Generalstaatsanwalt war jedoch, wie auch das Landgericht, zu der Auffassung gekommen, ich selbst hätte irgendeinen mysteriösen Samen entfernt. Obwohl die Gerichte generell dem Beilschen Gutachten Glauben geschenkt hatten, hatte man sich offensichtlich in diesem Punkt entschlossen, Annas erster Version den Zuschlag zu geben. Irgendwie machte sich das auch besser.

So wie es gerade paßte, suchte man sich aus den Widersprüchlichkeiten das Geeignete heraus, um einen Schuldigen zu konstruieren, und übersah dabei die erste Pflicht der Gerichte, als Wächter des Rechts zu fungieren. Aber: Wo die Macht ist, da hat der Einzelne sein Recht verloren. Das war lange Zeit mein Fazit aus meinen Erfahrungen.

Natürlich gefiel mir diese Erkenntnis nicht, und so besuchte ich im Lauf der letzten Jahre einige andere Prozesse – ich wollte wissen, ob es überall so ablief wie in meinem Fall. Zu meiner Überraschung und Erleichterung konnte ich feststellen, daß bei schwierigen Sachlagen meist mehrere Verhandlungstage angesetzt wurden, und ich machte weiterhin die Erfahrung, daß die meisten Richter ihre Aufgabe – nach meinem bescheidenen Verständnis – ernst und verantwortungsbewußt wahrnahmen: Sie nahmen sich die Zeit, Widersprüchen nachzugehen, und im Zweifel entschieden sie zu Gunsten des Angeklagten. Darüber hinaus behandelten sie Angeklagte und Zeugen im allgemeinen freundlich und einfühlsam und gaben gerade den Angeklagten Gelegenheit, sich umfassend zu äußern. Im Gegensatz zu meinem Fall habe ich nie wieder erlebt, daß einem Angeklagten der Rausschmiß aus dem Gerichtssaal angedroht wurde, nur weil er sich unter der Anspannung seine Gefühle für kurze Zeit nicht vollkommen unter Kontrolle hatte. Offenbar waren bei mir in jeder Hinsicht die denkbar schlechtesten Umstände zusammengekommen.

Noch ein weiterer Punkt erfüllte mich im nachhinein mit Verwunderung, ja mit Entsetzen: Wenn ich in den Augen des Gerichts des sexuellen Mißbrauchs meiner Tochter schuldig war, wieso hatte man mir dann nicht zur Auflage gemacht, mich in die Hände eines fachkundigen Therapeuten zu begeben, um den unterstellten pädophilen Neigungen auf den Grund zu gehen? Ich konnte das nicht begreifen. Wenn Gerichte ihre Existenzberechtigung über die Aufgabe definieren, die Rechtssicherheit in einem Staat aufrechtzuerhalten, dann sollten sie doch zumindest dafür Sorge tragen, daß pädophile Täter, deren Wiederholungsdrang hinlänglich bekannt ist, zu einer Therapie gezwungen werden.

Der Antrag der Generalstaatsanwaltschaft auf Ablehnung der Revision war ein schwerer Schlag. Sollte ihm stattgegeben werden, dann hätte ich keine Existenzgrundlage mehr, denn ohne einen neuen Prozeß würden mir von heute auf morgen meine Pensionsbezüge gestrichen. Einen Bewährungshelfer hatte man mir nicht zur Seite gestellt. Aber Arbeit würde ich – ganz ungeachtet meines desolaten Gesundheitszustandes – mit so einem Urteil sowieso nicht mehr finden. Wie hoch meine Schulden zu diesem Zeitpunkt bereits waren, interessierte natürlich niemanden – bei Inkrafttreten des Urteils würde es mir völlig unmöglich werden, sie abzubezahlen. Die zuständigen Stellen wußten, daß mir dieses Urteil den Boden unter den Füßen wegzog, dennoch sollte ich ein Bußgeld von dreitausend Mark plus sämtlicher Gerichtskosten zuzüglich der Prozeßkosten, des Rechtsanwaltshonorars meiner Exfrau etc. bezahlen. Nicht genug also, unschuldig verurteilt worden zu sein. Ich würde mein Leben auf der untersten Stufe der sozialen Leiter verbringen müssen.

Je näher der Tag der Entscheidung des Bundesgerichtshofes rückte, um so mehr gingen mir solche Gedanken durch den Kopf. Meine Angst, Anna nach einem in Kraft getretenen Urteil nicht mehr sehen zu dürfen, machte meine Sehnsucht nach ihr und meine Sorge um sie größer und größer. Ein Briefchen, das ich ihr kürzlich geschickt hatte, war ungeöffnet zurückgekommen. Diese Rücksendung verdeutlichte mir, was das Urteil für meine Exfrau war: ein Freibrief, um jeden Kontakt zwischen Anna und mir zu unterbinden. Oft phantasierte ich, Anna einfach vor ihrer Schule abzufangen, doch in der Realität war meine Furcht zu groß, mir mit so einer Kontaktaufnahme den

Weg für alle weiteren gerichtlichen Schritte zu verbauen, denn mir wäre sicher der Vorwurf gemacht worden, ich wolle Anna heimlich beeinflussen. Stumm mußte ich erleben, wie mein Verhältnis zu meiner Tochter nach und nach Vergangenheit wurde – bloße Erinnerung …

Mitte September verwirklichten sich meine schlimmsten Befürchtungen. Die Revision war vom Bundesgerichtshof abgelehnt worden:

> »Der 4. Strafsenat des Bundesgerichtshofs hat auf Antrag des Generalbundesanwalts und nach Anhörung des Beschwerdeführers am 7. September 1989 einstimmig beschlossen:
> Die Revision des Angeklagten gegen das Urteil des Landgerichts […] vom 11. Mai 1989 wird als unbegründet verworfen, da die Nachprüfung des Urteils auf Grund der Revisionsrechtfertigung keinen Rechtsfehler zum Nachteil des Angeklagten ergeben hat (§ 349 Abs. 2 StPO). Der Beschwerdeführer hat die Kosten des Rechtsmittels und die der Nebenklägerin im Revisionsverfahren erwachsenen notwendigen Auslagen zu tragen.«

»Aus.«

Mit diesem Wort hielt ich Charli den Beschluß unter die Nase. Sie nahm ihn mir aus der Hand und legte ihn zur Seite. Mitleidig und stumm schaute sie mich an und zog mich an sich.

»Es muß noch andere Möglichkeiten geben, es gibt bestimmt noch eine Möglichkeit.«

»Ich denke nicht.«

Ich löste mich aus ihrer Umarmung und setzte mich an den Küchentisch. Obwohl ich es geahnt hatte, konnte ich diese Ungeheuerlichkeit nicht begreifen. Ich spürte weder Angst noch Trauer. Über die Konsequenzen eines solchen Beschlusses hatte ich lange genug nachgegrübelt. Charli und ich wußten beide, was diese Entscheidung für mich bedeutete. Das existentielle Aus und den endgültigen Verlust meiner Tochter. Keine Chance auf Rehabilitation. Wortlos sah ich aus dem Fenster. Nur ab und zu und suchte ich Charlis Augen, in denen keine Antworten zu finden waren.

Nachts wälzte ich mich im Bett unruhig von einer Seite auf die andere und fand keinen Schlaf. Von Zeit zu Zeit spürte ich Charlis Hand. Sie weinte leise vor sich hin, und ich konnte sie nicht trösten. Ständig rotierte in meinem Kopf die Frage, ob es nicht doch noch einen juristischen Schritt gab, der mir weiterhalf. Ich durchforstete im Geiste alles, was mit der gerichtlichen Auseinandersetzung zu tun hatte, ich suchte nach Ansatzpunkten, suchte mit meinem laienhaften juristischen Verständnis nach einem letzten Rettungsanker.

Bei dieser hilflosen Suche fiel mir ein Begriff ein, den ich im Zusammenhang mit einer Straftat einmal in der Zeitung gelesen hatte. Dabei war es um einen Mord gegangen. Der Täter hatte einige Jahre im Gefängnis verbracht, war aber dann entlassen worden, weil sein Anwalt Jahre später beweisen konnte, daß sein Mandant zur fraglichen Zeit nicht am Tatort gewesen sein konnte. Das anschließende Verfahren war sehr langwierig gewesen, da die Gerichte sich schwergetan hatten, den neuen Beweis zu akzeptieren. Der spezielle Begriff für dieses Verfahren hieß, wenn mein Gedächtnis mich nicht täuschte, Wiederaufnahmeverfahren.

Mit dieser vagen Idee rief ich am folgenden Nachmittag ein letztes Mal Dr. Vogel an.

»Herr Herbort, die Ablehnung unseres Revisionsantrages tut mir wirklich leid für Sie, damit sind vorerst die Rechtsmittel erschöpft«, platzte er los, ohne meine Frage abzuwarten.

»Es gibt also keine einzige Möglichkeit mehr?« fragte ich enttäuscht.

»So wie es aussieht, nicht.«

»Wie müßte es denn aussehen, damit es noch eine Möglichkeit gäbe?«

Charli saß mir gegenüber und schenkte mir Kaffee ein. Um keine falschen Hoffnungen in ihr zu wecken, hatte ich ihr nichts von meinen nächtlichen Überlegungen erzählt.

»Weiß er noch was?« flüsterte sie neugierig. Ich legte den Zeigefinger auf meine Lippen.

»Rein theoretisch könnte man einen Wiederaufnahmeantrag stellen. Nur müßten dafür Vorausetzungen geschaffen werden, die kaum zu schaffen sind.«

Wiederaufnahme – mein Gedächtnis hatte mich nicht getäuscht. Dr. Vogel umriß in knappen Sätzen die Bedingungen für ein solches Verfahren.

»Das heißt, wenn ich Sie richtig verstanden habe, daß ich bei einem solchen Verfahren verpflichtet wäre, meine Unschuld zu beweisen. Ich müßte also neue Fakten heranschaffen.«

»Genauso verhält es sich.«

Charli tippte sich an den Kopf und zischelte: »Wie willst du das denn machen?«

Dazu fiel mir keine Antwort ein. Sämtliche Widersprüche hatte das Gericht ignoriert, und neue Beweise zu finden, schien mir ausgeschlossen, solange Cornelia nicht die Wahrheit sagte – ein hoffnungsloses Unterfangen.

Ich gab Charlis Frage an den Rechtsanwalt weiter: »Wie soll man das denn anstellen?«

»Deswegen sagte ich ja: So wie es aussieht, gibt es keine Möglichkeit für Sie.«

»Was würden Sie an meiner Stelle tun?«

»Selbst wenn wir es schaffen würden, neue Beweise zu finden, lägen die Chancen für eine Wiederaufnahme, wenn es hoch kommt, bei etwa 99,5 zu 0,5 Prozent gegen Sie. Im Klartext: Nur etwa jeder zweihundertste Wiederaufnahmeantrag wird zugelassen. Und dann würde das noch lange nicht bedeuten, daß der Prozeß positiv für Sie ausgeht. Die Chancen liegen vielleicht etwas besser als ein Millionengewinn beim Lotto, also schlecht genug, um sich so eine Aktion reiflich zu überlegen, zumal so ein Versuch Sie eine Menge Geld kosten würde.«

»Haben Sie schon viele Wiederaufnahmeanträge gestellt?« Ohne auf seine Antwort zu warten, fragte ich weiter: »Wo könnte man den Hebel Ihrer Meinung nach ansetzen?«

Mochte die Chance auch noch so winzig sein, für mich war sie groß genug. Ich wollte mich von den Gerichten nicht unterbuttern lassen. Irgendwann vor Monaten hatte ich mir das geschworen, und davon würde mich auch die schlechteste Erfolgsaussicht nicht abhalten. Obwohl ich Dr. Vogel jetzt um Rat fragte, wußte ich, daß er nicht mein Mann für einen möglichen Wiederaufnahmeantrag sein würde. Ich hatte nie Vertrauen zu ihm fassen können, und aus meiner Sicht hatte er als Anwalt versagt. Dr. Vogel würde mir kein Geld mehr aus der Tasche ziehen, das stand für mich fest. Und der Gedanke, von ihm in diesem Moment eine Beratung umsonst zu bekommen, hatte vor dem Hintergrund seiner Honorarhöhe fast etwas Vergnügliches.

»Eine ganz vage Möglichkeit wäre, das Gutachten, das Ihrer Verurteilung zugrundeliegt, von qualifizierteren Fachleuten auf seine Wissenschaftlichkeit und Stimmigkeit hin untersuchen zu lassen. Ein Wiederaufnahmegrund wäre vielleicht, wenn ein Gutachten über das Beilsche Gutachten mit dem Ergebnis der wissenschaftlichen Unhaltbarkeit erbracht werden könnte. Oder wenn ein Gutachter über neuere Forschungsmittel verfügt, als Beil sie verwendet hat.«

»Das dürfte angesichts der widersprüchlichen Schlußfolgerungen, die sich schon für mich als Laien aus dem Gutachten ergeben, doch keine allzugroße Schwierigkeit sein.«

»Das sagen Sie. Ich sehe das etwas anders. Erfahrungsgemäß lassen sich Gerichte nicht so ohne weiteres von Wiederaufnahmeanträgen überzeugen. Trotzdem können wir uns gerne noch einmal zusammensetzen, um nach Lösungen zu suchen.«

»Wir werden sehen. Ich bedanke mich erstmal für die Auskunft.«

»Lassen Sie sich das durch den Kopf gehen. Ich stehe Ihnen gerne zur Verfügung.«

»Das glaube ich Ihnen«, beendete ich ironisch das Gespräch. »Bis dann.« Das waren die letzten Worte, die ich mit dem Mercedes unter den Rechtsanwälten wechselte.

Zwei Monate später hielt ich ein Schreiben der Regierung in den Händen, in dem mir mitgeteilt wurde, daß nunmehr, des strafgerichtlichen Urteils wegen, die Zahlung meiner Pensionsbezüge eingestellt würde. Gleichzeitig wurde ich aufgefordert, die Bezüge der letzten beiden Monate, die man mir nach Eintritt der Rechtskraft des Urteils noch überwiesen hatte, zurückzuzahlen. Ich wußte nicht, wie ich das machen sollte. Die Zahlungsaufforderungen der Gerichte kamen ebenfalls bei mir an, danach die Aufforderung, das Bußgeld in Höhe von dreitausend Mark an eine Behinderteneinrichtung zu zahlen. Die Banken forderten die Kreditrückzahlungen, und Cornelia forderte durch ihre Rechtsanwältin einen höheren Kindesunterhalt. Obwohl sie von meinem existentiellen Aus wußte, drohte sie mir mit einem Prozeß deswegen.

Ich wußte nicht mehr, wie ich die vierhundert Mark für die Miete aufbringen und woher ich das Geld für Lebensmittel nehmen sollte. Ich war genau an dem Punkt, den mir meine schlimmsten Phantasien gezeigt hatten. Nach wie vor brachte ich es nicht übers Herz, meinen Eltern von dem verlorenen Prozeß zu erzählen. Charli hatte schwere Arbeit zu leisten, um mich aus meinen immer häufiger auftretenden Depressionen herauszuholen, aber sie hatte keine Chance. Ich ließ mich hängen, suhlte mich in meinem Elend, und machte keine Anstalten, etwas zu unternehmen.

Eines Tages reichte es ihr. In unmißverständlichen Worten und unter Androhung, unsere Beziehung zu beenden, beschwor sie mich, endlich wieder aktiv zu werden, mir irgendeine Arbeit zu suchen und nicht Tag für Tag an meinem Selbstmitleid zu ersticken. Jetzt wurde es ernst. Ich kannte sie und wußte nur zu genau, daß ihr Maß voll war. Alles andere hatte ich verloren – diesen Menschen wollte und durfte ich nicht auch noch verlieren.

Gezwungenermaßen mußte ich mit mir ins Gericht gehen. Verzweifelt erwog ich Möglichkeiten, suchte mit Charli nach Lösungen, telefonierte herum und fand schließlich zusammen mit ihr einen Weg. Unter ihrem Druck nahm ich einige Tage später meinen ganzen Mut zusammen und bot meine kärgliche Arbeitskraft der kirchlichen Behinderteneinrichtung an, in der Charli neben ihrem Studium versuchte, einen Teil des Lebensunterhalts für uns beide zu verdienen. Wieder einige Tage später saß ich vor dem Personalchef und ließ mir peinliche Fragen stellen.

»Warum arbeiten Sie eigentlich nicht mehr als Lehrer?«

Ich schluckte. Mir war es zuwider, irgendwelche Lügen zu erzählen. Nur gab es in diesem Fall keine andere Wahl. Ich mußte mit überzeugendem Blick eine Erklärung anbieten.

»Ich habe vierzehn Jahre als Lehrer gearbeitet und möchte mich einfach umorientieren.«

»Und was hat Sie gerade in diese Stadt verschlagen?«

Ich antwortete kurz und bündig: »Die Liebe.«

Vielleicht hatte ich tatsächlich geguckt wie ein übermüdeter Liebesromanheld, jedenfalls nahm er mir dieses Motiv ab.

»Das ist ein schlagendes Argument.«

»Eher ein sanftes«, gab ich lächelnd zurück.

»Zumindest ein schönes. Haben Sie schon einmal in einer Behinderteneinrichtung gearbeitet?«

»Nein, bisher nicht. Aber es war schon lange mein Wunsch, mit Behinderten zu arbeiten«, log ich drauflos.

»Sie wissen, daß gerade die Arbeit mit schwer geistig behinderten Menschen extrem aufreibend ist?«

»Ich habe gute Nerven« – fast hätte ich hysterisch losgelacht – »und glaube, daß diese Arbeit sehr erfüllend sein kann. Zumindest würde ich es mir nicht verzeihen, diesen Wunsch nicht einmal in meinem Leben verwirklicht zu haben.«

Ich hatte alle Mühe, mir meine Nervosität nicht anmerken zu lassen und ruhig sitzen zu bleiben.

»Möglicherweise«, fuhr ich mit meinem Monolog fort, »sind meine Vorstellungen zu idealistisch, aber wie soll ich das wissen, ohne es ausprobiert zu haben? Ohne eigene Erfahrung habe ich nicht mehr zu bieten als meinen guten Willen.«

Alle Wände des Zimmers hätten sich jetzt biegen müssen. Meinem Gegenüber in die Augen zu sehen, kam fast einer Gotteslästerung gleich. Doch seine Bewunderung für meine Haltung war nicht zu übersehen. Wie schäbig kam ich mir innerlich vor, diesem freundlichen Menschen eine falsche Überzeugung vorzuschwindeln. Ich schämte mich in Grund und Boden. Und wäre mir in diesem Augenblick eine andere Lösung eingefallen, ich wäre aufgestanden und weggelaufen.

Angenehm berührt, lächelte der Personalchef und meinte: »Da muß ich Ihnen allerdings recht geben. Probieren geht über studieren. Ich denke, wir werden es versuchen. Einverstanden?«

Eigentlich hätten mich diese Worte erleichtern sollen, aber ich kam mir zu mies vor. Aus einem Papierstoß kramte er ein Formular hervor, überflog es und sagte mehr zu sich als zu mir: »Vorbestraft sind Sie ja sicher nicht?«

Öffentliche Einrichtungen verlangen in der Regel ein polizeiliches Führungszeugnis. Ich mußte mich zur Ruhe zwingen, sonst konnte das, was so vielversprechend angefangen hatte, in einem Desaster enden.

»Nein, um Himmels willen, vorbestraft bin ich nicht.« Krampfhaft bemühte ich mich um einen vertrauenerweckenden Dakkelblick und schaute ihn an. Dann ging ich mit einem leichten Zittern in der Stimme in die Offensive: »Sie brauchen doch sicher ein polizeiliches Führungszeugnis?«

»Normalerweise machen wir das schon, aber wenn Sie auf Ihrem Personalbogen versichern, nicht vorbestraft zu sein, können wir Ihnen das auch so glauben.« Er lächelte zu mir herüber.

Ich pokerte weiter. »Sie müssen mir das nicht einfach glauben. Ich kann Ihnen gerne eins besorgen.«

»Nein, nein, lassen Sie nur, das geht schon in Ordnung. Zu klären wäre jetzt noch, wann Sie anfangen können.«

»Wann immer Sie wollen, meinetwegen morgen.«

»Wunderbar. Das ist gut.«

Zum Abschied reichte ich ihm die Hand. »Ich bedanke mich sehr herzlich bei Ihnen.«

»Auf gute Zusammenarbeit. Sie hören von mir.«

Benommen stand ich auf der Straße. Langsam begriff ich, was dieser Schritt für mich bedeutete. Ich war wieder jemand, wurde gebraucht und würde vielleicht schon nächste Woche arbeiten können. Ein tolles Gefühl!

Die U-Bahn-Station, ein Ort, der sich bei mir sonst nicht allzu großer Zuneigung erfreut, bekam nach dieser wohltuenden Aussicht geradezu romantische Züge. Meine Depressionen waren wie weggeblasen. Charli konnte es kaum fassen. Nach langer Zeit endlich eine neue Perspektive, endlich wieder mehr Geld zur Verfügung, um wenigstens die notwendigsten Dinge kaufen zu können. Zwar würde ich hohe Abzüge haben, aber immerhin konnte ich Stück für Stück meine Schulden abarbeiten und weiterhin den Unterhalt für meine Tochter bezahlen. Vor allen Dingen aber war ich nicht mehr gezwungen, auf Charlis Kosten zu leben. Dennoch plagte mich immer wieder ein Gedanke: »Hoffentlich fliegt das nicht irgendwann auf.«

»Was?«

»Die Sache mit der Vorstrafe.«

Charli war ein unverbesserlicher Optimist und zerstreute mit ihrem energischen »Quatsch« sämtliche Befürchtungen.

Schon nach zwei Tagen erhielt ich von der kirchlichen Einrichtung eine Nachricht mit der Bitte, mich dann und dann bei dem Leiter einer der Behindertengruppen einzufinden. Es war kaum zu glauben. Ich hatte es geschafft!

Zwei Wochen später hatte ich meinen ersten Tag in Lohn und Brot hinter mir. Über die Erfahrungen, die ich in der folgenden Zeit machte, war ich selbst überrascht: Die Arbeit gefiel mir. Die Menschen, mit denen ich jetzt meine Zeit verbrachte, waren besonders in ihrer Art. Unerfahren wie ich war, stellte ich mit Verwunderung fest, daß diese geistig behinderten Menschen mit hoher Sensibilität und einem erstaunlichen Verständnis für die Dinge um sie herum ausgerüstetet waren. Ihre Sprache war keine Sprache der Worte, sondern eine Sprache der Blicke, der Berührungen, der Gesten. Wenngleich das Los dieser Menschen sicher nicht beneidenswert war, so mußte ich doch feststellen, daß sie nach ihren eigenen Maßstäben durchaus zufrieden waren. Diese Menschen ließen mich mit ihrer Art der Lebensbewältigung etwas Wichtiges lernen: dem Leben, auch wenn es noch so schwierig ist, ein Lächeln abzugewinnen. Diese Erfahrung ließ mich meine eigene Wirklichkeit in einem anderen Licht betrachten.

Es war März. Höheren Unterhalt für meine Tochter wolle sie, ließ meine Exfrau mich zum zweitenmal wissen, und sofort solle ich die Rückstände ausgleichen, da mir sonst endgültig eine Unterhaltsklage drohe. Obwohl ich monatlich einen nicht geringen Betrag zahlte und obwohl ich finanziell wirklich keine Luft hatte, forderte sie mehr. Was hatte ich ihr nur getan?

Während des Prozesses hatte ich ihre Neigung zur Esoterik angeschnitten. Sie war darauf eingegangen und hatte erklärt, sie habe sich nur rein wissenschaftlich mit dieser Thematik auseinandergesetzt, doch eigentlich habe sie zu ihrem christlichen Glauben zurückgefunden. Der Begriff »Nächstenliebe« schien darin allerdings nicht vorzukommen.

Kurz nach dem letzten Gespräch mit Dr. Vogel hatten wir uns auf die Suche nach einem neuen Anwalt gemacht. Bei einer Freundin von Charli, die lange Zeit mit einem Rechtsanwalt liiert gewesen war, fanden wir eine Spur. Zur Zeit, so ließ sie uns wissen, arbeite er zwar in einer Chicagoer Kanzlei, um amerikanisches Recht zu studieren, aber sie wolle bei unserem nächsten Besuch versuchen, ihn telefonisch zu erreichen. Auf jeden Fall kenne er sich sehr gut in der juristischen Landschaft aus, und sie glaube, ihm werde bestimmt ein Spezialist für Wiederaufnahmeverfahren einfallen.

Mit spannungsvollen Gesichtern saßen wir wenige Tage später im Wohnzimmer dieser Freundin. Erfreulicherweise bekam sie ihn gleich beim ersten Versuch in der Kanzlei in den USA an den Hörer. Verlegen begrüßte sie ihren Exfreund und führte das Gespräch nach einigen netten Worten und einem Schlenker in gemeinsame Erinnerungen auf den Kern ihres Anrufs.

»Es ist wirklich schön, mal wieder ein paar Worte mit dir zu wechseln, aber das ist nicht der einzige Grund für meinen Anruf. Ich hoffe, du bist mir deswegen nicht böse. Ein Freund braucht sehr dringend einen guten Anwalt, der sich auf Wiederaufnahmeverfahren spezialisiert hat. Kennst du nicht einen guten Kollegen? ... Aha ... Das ist ja toll ... Und der ist wirklich gut, sagst du? ... Na, wenn der so ist, wie du ihn beschreibst, muß er ja absolute Spitzenklasse sein. Sag mir nochmal ganz genau den Namen, einen kleinen Augenblick.« Von ihrem Mann ließ sie sich schnell einen Zettel geben und schrieb dann mit zwischen Schulter und Kopf eingeklemmtem Hörer eine Anschrift auf.

Erleichterung stieg in mir hoch. Ein kleiner Hoffnungsschimmer bahnte sich seinen Weg in mein Mißtrauen allen Menschen gegenüber, die in irgendeiner Form mit Justiz zu tun hatten. Als sie aufgelegt hatte, bestürmten wir sie nach Einzelheiten.

»So, wie er mir das sagte, ist das ein Fachmann für Revisionen und Wiederaufnahmen von Strafprozessen. Auf jeden Fall hat er ihn in den höchsten Tönen gelobt.«

»Und wie heißt er?«

»Der Mann heißt Strate, Gerhard Strate.«

Es dauerte keine fünf Minuten, da hatte ich über die Auskunft die Telefonnummer, und wenig später hatte ich eine Sekretärin am Apparat.

»Hallo. Mein Name ist Bernd Herbort. Also, ich habe da ein ziemlich blödes Problem.«

Ich war nervös und wußte im ersten Augenblick nicht, wie ich anfangen sollte.

»Was kann ich für Sie tun?« fragte sie mich aufmunternd.

»Also, das ist so – ich bin – das heißt, verurteilt bin ich – aber unschuldig – und jetzt wollte ich, wenn das irgendwie geht …«

»Sie wollen sagen, wenn ich Sie richtig verstanden habe, Sie wurden von einem Gericht unschuldig verurteilt. Ich vermute, von einem Strafgericht.«

»Ja, von einem Landgericht, und jetzt wollte ich gerne einen Wiederaufnahmeantrag …«

»Der Reihe nach, Herr Herbort«, unterbrach sie mich. »Sie sind also Ihrer Meinung nach von einem Landgericht unschuldig verurteilt worden. Und jetzt möchten Sie, daß Sie Herr Strate als Anwalt in einem Wiederaufnahmeverfahren vertritt, ist das richtig?«

Praktischerweise hatte sie den zusammenfassenden Satz so formuliert, daß ein knappes Ja reichte. Wirklich eine rationelle Arbeitsweise.

»Weswegen wurden Sie verurteilt?«

»Der Grund, also, es ist mir sehr unangenehm, weil …«

Sie war freundlich und forsch zugleich: »Haben Sie keine Hemmungen, nur heraus mit der Sprache.«

»Es geht um sexuellen Mißbrauch. Ich, also das Gericht …«, unendlich schwer ging mir das über die Lippen, »also ich soll angeblich meine Tochter sexuell mißbraucht haben. Sagt das Gericht. Aber das stimmt nicht. Es ist einfach nicht wahr.«

»Ein schlimmer Vorwurf. Das Urteil ist bereits rechtskräftig?«

»Ja, die Revision wurde abgelehnt.«

»Dann gibt es tatsächlich nur die Wiederaufnahme des Verfahrens.«

»Deswegen rufe ich an. Könnte ich Herrn Strate vielleicht mal sprechen?«

»Das ist eine gute Frage«, meinte sie fast scherzhaft, »ich will ihn gerne fragen.« Für Sekunden wurde die Leitung am anderen Ende unterbrochen, dann meldete sie sich wieder.

»Es tut mir wirklich leid. Zur Zeit arbeitet er an einer wichtigen Sache und möchte nicht gestört werden. Versuchen Sie es in einigen Tagen noch einmal, dann hat er etwas mehr Luft. Sicher müssen Sie es einige Male versuchen. Es ist nicht ganz leicht, ihn zu erreichen.«

Das »nicht ganz leicht« war nicht übertrieben. Erst später wurde mir klar, wie ich diese Worte zu interpretieren hatte und warum sie auf die Frage, ob ich Herrn Strate sprechen könne, so amüsiert reagiert hatte. Die Chance, Herrn Strate persönlich zu erreichen, war etwa so groß, wie die Chance, einen Wiederaufnahmeantrag durchzubekommen.

»Wenn ich ihn in einer ruhigen Minute erwische, werde ich ihn vorweg von Ihrem Anliegen in Kenntnis setzen«, hatte sie am Ende unseres Gesprächs gesagt. »Rufen Sie bitte nächste Woche noch einmal durch. Versprechen kann ich allerdings nichts.«

Nach etlichen Versuchen und fast drei Wochen später erreichte ich Herrn Strate endlich. Wir vereinbarten einen Termin, und nochmals zwei Wochen später saßen Charli und ich an einem kalten Abend frierend im Flur der Kanzlei und warteten. Die Sekretärin hatte uns gebeten, uns einen Augenblick zu gedulden. Sie wirkte von ihrer Arbeit erschöpft, aber sie machte einen angenehmen Eindruck auf mich. Sie hatte ein routiniertes, freundliches Auftreten und schien gebildet und fachlich versiert – ein Eindruck, der sich im Lauf der Zeit rundum bestätigte.

Fast eine Stunde harrten wir im Flur des alten Bürgerhauses an der Grindellallee aus, sahen schweigsam und angespannt die Stuckdecken an und übten uns in Geduld. Dann wurden wir hereingebeten. In einem Raum, in dem ein großer Schreibtisch stand und sich die Bretter der Wandregale unter Aktenlasten bogen, entdeckte ich zu meiner Überraschung in einem riesigen Käfig einen ebenso riesigen Ara.

»Ein ungewöhnlicher Mandant«, scherzte ich mit einem Blick auf den Papageien, während ein jungenhaft wirkender Herr Strate uns begrüßte. Ich hatte ihn mir ganz anders vorgestellt. Vielleicht mit dicker Hornbrille, etwas beleibt, mit Igelschnitt und aalglatt. Doch der Mann vor mir war eher zierlich. Er trug eine feine, hellblau geränderte Brille, einen Seidenschal und hatte einen Lockenkopf. Ausgesprochen freundlich bat er uns, Platz zu nehmen. Charli und ich tauschten einen kurzen Blick aus und waren uns einig: Dieser Mann war der richtige. Trotz meiner Skepsis Anwälten, Staatsanwälten und Richtern gegenüber, faßte ich schon in den ersten Minuten Vertrauen zu ihm. Mit wenigen Zwischenfragen ließ er mich alles erzählen, was mir auf der Seele brannte, und registrierte aufmerksam Charlis Ergänzungen.

»... und ich kann Ihnen nur noch einmal versichern, ich wurde unschuldig verurteilt«, beendete ich meine Ausführungen. Dann stellte ich meine brennendste Frage: »Werden Sie meinen Fall übernehmen?«

Mein Herz klopfte spürbar schneller während dieser paar Worte, denn alles weitere hing von seiner Antwort ab.

»Ich habe selbst ein Kind, einen kleinen Jungen, etwas jünger als Ihre Tochter. Wenn ich mir vorstelle, mir würde so etwas passieren – ich wüßte nicht, was ich täte.«

»Sie werden mich also vertreten?« Er ließ mich zappeln.

»Zur Zeit kann ich Ihre Frage noch nicht beantworten. Zunächst brauche ich von Ihnen eine Prozeßvollmacht. Ich werde mir dann die Akten vom Gericht kommen lassen und nach deren Studium meine Entscheidung treffen. Haben Sie bitte Verständnis dafür.«

»Ich will mich bemühen.«

Endlich hatte ich einen Anwalt, dem ich glaubte vertrauen zu können, und im Gegensatz zu anderen Anwälten sagte gerade er nicht sofort zu. Sicher verstand ich, daß er vor einer Entscheidung erst die Akten einsehen wollte, trotzdem befürchtete ich für seine Zurückhaltung einen anderen Grund und fragte besorgt: »Oder glauben Sie mir nicht? Sie dürfen mir das ruhig ehrlich sagen.«

Er lächelte nachsichtig und versuchte meine Bedenken zu zerstreuen: »Ich habe keinen Grund, Ihnen nicht zu glauben.«

Nach meinen Erfahrungen mit Dr. Vogel wollte ich eine glasklare Antwort und fragte noch einmal: »Also glauben Sie mir?«

Für einen Moment sah er mir forschend in die Augen und nickte dann mit einem knappen »Ja« zu mir herüber. Erläuternd fügte er hinzu: »Sehen Sie, Sie müssen wissen: Es gibt viele Menschen, die in ähnlich schwierigen Situationen stecken. Sie werden verstehen, daß es keinen Sinn macht, Fälle zu übernehmen, die auf Grund ihrer Lage keine Aussicht auf Erfolg haben. Deswegen muß ich zunächst Ihre Akten studieren. Das ist wirklich der einzige Grund, warum ich mit meiner Antwort zögere.«

Das war einleuchtend. Ich atmete auf. Nach dem Aktenstudium würde er mich als Mandant nehmen, da war ich mir sicher. Allerdings hatte ich zum Schluß noch ein besonders heikles Thema anzuschneiden: das Geld.

Dieser Mann, das war mir völlig klar, war eigentlich völlig unbezahlbar für mich. Mit unbeholfenen Worten näherte ich mich diesem Problem. Als er merkte, auf was ich hinauswollte, verkürzte er mein peinliches Gestammel mit einer besänftigenden Handbewegung: »Wissen Sie, ich nage im Moment nicht gerade am Hungertuch. Wenn es Ihnen recht ist, verschieben wir diesen Punkt. Ich bin sicher, wir werden uns da irgendwann einigen können.«

Mir fielen größere Felsbrocken vom Herzen. Soviel Entgegenkommen hätte ich nie bei einem Juristen vermutet. Unser Vertrauen war offenbar wirklich gegenseitig.

Nach dem anderthalbstündigen Gespräch setzte ich mich mit Charli in ein Café, und wir redeten miteinander. Beide hatten wir ein gutes Gefühl. Ich hatte eine neue, schwache Hoffnung.

Wie es damals nach dem Strafprozeß vorauszusehen war, hatte das Familiengericht meinen Antrag auf Umgangsrecht mit meiner Tochter kurz nach Inkrafttreten des Strafurteils abgeschmettert. Begründung war natürlich, daß ich rechtskräftig wegen sexuellen Mißbrauchs an Anna verurteilt worden war.

Unzählige Male hatte ich seitdem darüber nachgegrübelt, wie ich es schaffen könnte, sie wiederzusehen. Wie unendlich oft hatte ich in den letzten Jahren Tränen vergossen, weil ich mich nach ihr sehnte, und wie unendlich oft träumte ich von ihr. Immer wieder kramte ich Bilder von ihr hervor, und jedesmal packte mich neben meiner Trauer kalte Wut, wenn mir klar wurde, daß es keine Chance gab, mit Cornelia ins Gespräch zu kommen, um sie nur einen Millimeter von ihrer unmenschlichen Haltung abzurücken. So sehr ich mir auch das Gehirn zermarterte, außer mit einer handfesten gerichtlichen Entscheidung war an ein Wiedersehen mit Anna nicht zu denken.

Aus diesem Grund fuhr ich wenige Tage nach meinem Besuch bei Herrn Strate zu einem in Familienrechtssachen versierten Rechtsanwalt in meinem ursprünglichen Wohnort. Ich wollte und konnte meine Tochter nicht aufgeben, wollte mit seiner Hilfe, trotz meines verlorenen Prozesses, versuchen, ein neuerliches Umgangsrecht zu erwirken. Fünfhundert Kilometer hatte er mich anreisen lassen, um mir dann, ohne die zugesandten Akten gelesen zu haben, mitzuteilen, er könne bei meinen finanziellen Voraussetzungen erst dann aktiv werden, wenn ihm ein genehmigter Prozeßkostenhilfeantrag vorläge. Er müsse wissen, von wem er bezahlt werde, sonst liefe gar nichts. Meine Fragen blieben mit dem Hinweis auf seine knappe Zeit unbeantwortet. Den Prozeßkostenhilfeantrag in der Tasche, fuhr ich die fünfhundert Kilometer zurück. Ich war stocksauer. Nicht einen Ratschlag hatte ich von ihm bekommen. An und für sich hätte diese Sache unerwähnt bleiben können, doch diese kleine Episode, die für mich Grund genug war, ihn nicht als Rechtsanwalt anzuheuern, sollte noch eine wichtige Bedeutung bekommen.

Heute hatte ich Frühschicht. Leise hatte ich mich aus dem Bett gestohlen und saß bereits gegen halb sieben in der U-Bahn. Ich beneidete Charli, die sicher noch im Bett schlummerte. Mir waren die U-Bahnfahrten zuwider. In den frühen Morgenstunden hockten die Menschen mißmutig auf ihren plastikbezogenen Sitzplätzen, blätterten wortlos in den Morgenzeitungen, starrten dumpf vor sich hin, und bei jedem Halt wogten die müden Gestalten, die keinen Sitzplatz gefunden hatten, einmal vor und zurück. Ich war froh, als ich endlich das Gelände der Behinderteneinrichtung erreichte.

Alle schliefen noch, nur eine der Bewohnerinnen hatte sich ihre Windel vom Leib gerissen und ihre Notdurft auf dem Flur verrichtet. Zu allem Überfluß hatte sie ihre Periode, und überall leuchteten pfenniggroße Blutstropfen. Als ich die Tür aufgemacht hatte, war mir ein bestialischer Gestank in die Nase gestiegen. Brechreiz stieg in mir hoch. Ich ging zum Schrank und holte mir Einweghandschuhe und Putzutensilien. Gegen meine Übelkeit ankämpfend, beseitigte ich die Exkremente, das Blut und den Urin. Dann riß ich die Fenster auf und zog die selig vor sich hingrinsende dreißigjährige Frau unter die Dusche. Sie war von den Mitgliedern dieser Wohngruppe mit Abstand die am schwersten Behinderte. Üblicherweise ließen die Betreuer sie in der Badewanne ihre Notdurft verrichten, denn niemand hatte es geschafft, ihr den Segen eines Wasserklosetts zu vermitteln. Als sie die Dusche erblickte, stieß sie Laute des Unwillens aus. Ich holte mir einen Satz neuer Handschuhe, regelte mit einer Hand das Wasser und hielt mit der anderen Hand die auf Flucht eingestellte Frau fest. Widerwillig ließ sie sich entkleiden, und noch widerwilliger und schreiend stieg sie unter den Wasserstrahl. Ich seifte sie ein und reinigte ihren verkrümmten Körper. Natürlich wußte ich, daß es laut Vorschrift nicht gestattet war, als männlicher Betreuer allein eine Bewohnerin zu duschen. Doch bisher war niemand außer mir da. Niemand von den Mitarbeitern konnte sich korrekt an die Vorschriften halten. Wie in vielen dieser Einrichtungen gab es auch hier akuten Personalnotstand, und diese äußere Bedingung diktierte die Regeln. Während ich die Frau abtrocknete und ihr eine neue Windel anlegte, überfiel mich plötzlich Panik. Was würde passieren, wenn ein Außenstehender, der sich in diesem Betrieb nicht auskannte, zufällig sehen würde, wie ich eine nackt vor mir stehende Frau abtrocknete? Mir wurde heiß und kalt bei dem Gedanken. Ich hatte eine Bewährungsstrafe, und so ein blöder Zufall hätte mich unter Umständen ins Gefängnis bringen können.

Ich brachte die Frau in ihr Zimmer und schloß die Tür. Es würde nicht mehr lange dauern, bis die ersten verschlafenen Bewohner zum Frühstück kamen. Ich bereitete alles vor. Eine kleine Weile der Ruhe blieb mir noch. Sorgsam dachte ich noch einmal über meine Situation nach. Das, was mir eben bewußt geworden war, ließ in mir eine schnelle Entscheidung reifen. Ich konnte diesen Job nicht länger ausüben. Das Risiko war zu groß.

Dazu gesellte sich ein weiterer und mindestens ebenso gravierender Grund: Ich hatte in der letzten Zeit oft gespürt, daß meine Kräfte nachgelassen hatten. Obwohl ich mich hier wohl fühlte, mich mit meinen Kollegen prima verstand und mir die Arbeit meistens große Freude machte, fühlte ich mich ausgelaugt. Ich war dieser verantwortungsvollen Arbeit trotz guten Willens nicht gewachsen. Die letzten Jahre hatten meine Kraftreserven erschöpft.

Als der erste Angehörige der Gruppe sich an den Kaffeetisch setzte, spürte ich Schmerz. Alle hatte ich sie lieb gewonnen, doch ich wußte, ich mußte gehen. Angesichts meiner Bewährung durfte ich mich nicht in Situationen begeben, die den Bewährungsauflagen zuwiderliefen. Wieder einmal forderte das Urteil seinen Tribut ...

Zu Hause teilte ich Charli geradeheraus meine Entscheidung mit. Sie war weiß Gott nicht glücklich darüber, verstand jedoch meine Bedenken. Für so einen wie mich gab es nur eine

Möglichkeit. Wollte ich arbeiten, mußte ich mir einen Job suchen, bei dem ich kein polizeiliches Führungszeugnis brauchte, bei dem ich keine Verantwortung für andere Menschen tragen mußte. Ich mußte eine Arbeit finden, bei der die Farbe meiner Weste eine untergeordnete Rolle spielte und die meine angeschlagene Gesundheit nicht so in Anspruch nahm wie die Arbeit mit den Behinderten.

Bei all diesen Überlegungen überkam mich Wehmut. Durch die zeitliche Ferne waren die Erinnerungen an meine alte Schule zwar dünn geworden, aber sie lebten noch: Das lebendige Treiben auf dem Pausenhof, die Kinder mit ihrer Lebenslust und ihren kleinen Neckereien, die langen Korridore mit den vollgepfropften Garderobenhaken, meine ehemaligen Kollegen … Wie lange war das jetzt her. Eine halbe Ewigkeit. Vor über zwei Jahren war ich aus meiner letzten Unterrichtsstunde zu einem Telefongespräch gerufen worden und hatte im Lehrerzimmer vergeblich versucht, mir einen Reim auf die Worte meiner Exfrau zu machen.

Oft war ich in jenen Jahren von Freunden nach meiner Einstellung zu meinem Beruf gefragt worden, und ich hatte dann meist die Augen verdreht, um die Lustlosigkeit der Routine deutlich zu machen. Heute wünschte ich mir nur eins: wieder an der Tafel kritzeln zu dürfen, in neugierige Schüleraugen zu sehen, mit Kollegen zu plaudern und meinen Chor wieder leiten zu dürfen – es wäre mir als Himmelsgeschenk erschienen.

Wie hatten meine damaligen Kollegen und Schüler wohl reagiert, als sie hörten, daß ich wegen sexuellen Mißbrauchs angeklagt und verurteilt worden war? Zu Ohren gekommen war es ihnen ganz sicher. Ich war froh, nichts darüber erfahren zu müssen. Bestimmt waren Sätze gefallen wie: »Das hätte ich nicht von dem gedacht« oder »So eine Schweinerei hätte ich dem eigentlich nicht zugetraut, aber da sieht man wieder …«

Herr Strate hatte sich nach Einsicht in meine Gerichtsakten entschlossen, mich bei meinem Bemühen um Wiederaufnahme des Verfahrens zu vertreten. Aus seiner Sicht hatte die Sache

Aussicht auf Erfolg. Allerdings, so hatte er mich fairerweise aufgeklärt, sei damit in keiner Weise eine Erfolgsgarantie verbunden, ein Spaziergang werde das nicht, denn nur die Sterne wüßten, wie ein Gericht entscheide. Grundsätzlich sei der Versuch, einen Wiederaufnahmeantrag durchzubekommen, ein ähnlich schwieriges Unterfangen, wie ein Kamel durch ein Nadelöhr zu schicken. Er schenkte mir reinen Wein ein, war in seinen Beurteilungen sachlich und hielt sich mit mutmachenden Spekulationen zurück. Das imponierte mir. Mit dieser Art von Verständigung konnte ich umgehen, und meine Depressionen waren wie weggeblasen. Die Hoffnung mochte gering sein, aber ich hatte immer noch das Gefühl, bei dem Mann, dem ich bei unserer ersten Begegnung spontan mein Vertrauen geschenkt hatte, in besten Händen zu sein.

Vor meinem nächsten Treffen mit Herrn Strate hatte ich bei Herrn Dr. Rexilius, einem versierten Gutachter, eine wissenschaftliche Analyse des Beilschen Gutachtens in Auftrag gegeben. Sein Name war mir von Herrn Prof. Dr. Jopt genannt worden, der ebenfalls als äußerst kompetenter und couragierter Gutachter galt. Mit ihm hatte ich telefonisch Kontakt aufgenommen, nachdem ich in einer Zeitschrift einen beeindruckenden Kommentar von ihm über die fragwürdige Interpretation des Kindschaftsrechts bei vielen Gerichten gelesen hatte. Leider hatte er es zunächst abgelehnt, selbst in meinem Fall tätig zu werden. Der Grund: Prof. Dr. Beil lehrte an derselben Universität wie er.

Später sollte ich ihn dennoch persönlich kennenlernen, und neben Herrn Strate wurde auch er für mich ein Begleiter auf meiner juristischen Odyssee, der mir den Rücken stärkte und durch seinen Einsatz mithalf, daß ich es schaffte, meine Lebenstragödie durchzustehen, ohne die Hoffnung zu verlieren.

Als ich Dr. Rexilius telefonisch um eine Analyse gebeten hatte, war er äußerst kurz angebunden gewesen.

»Sie werden verstehen, ich möchte mir neutral und von Ihnen unbeeinflußt das Gutachten von Herrn Prof. Dr. Beil ansehen. Danach kann ich entscheiden, inwieweit ich mich von seiner Meinung distanziere oder ihr beipflichte. Schicken Sie mir das Gutachten zu. Ob meine Stellungnahme letztendlich in Ihrem Interesse ist, kann ich nicht sagen. Ich bin vereidigter Sachverständiger und werde mich nicht zwangsläufig in Ihrem Sinne äußern. Das nur zur Klarstellung.«

Bei den vielen Ungereimtheiten im Beilschen Gutachten war ich mir aber sicher, eine Stellungnahme zu bekommen, mit der sich für ein Wiederaufnahmegesuch etwas anfangen ließ. Einen Monat später hielt ich die Stellungnahme in den Händen, und meine Hoffnungen waren nicht enttäuscht worden. Das erleichternde Ergebnis war ein dreißigseitiger, auf soliden Füßen stehender Verriß. Herr Strate war von der brillant angelegten Analyse angetan. Akribisch – und empört – wurde in der Stellungnahme Punkt für Punkt die Unwissenschaftlichkeit und Unhaltbarkeit des Beilschen Machwerks nachgewiesen.

Um möglichst viel Material für den Wiederaufnahmeantrag zusammenzubekommen, hatte Herr Strate auf dem Weg über die Staatsanwaltschaft die Tonbandaufnahme der Gespräche zwischen Herrn Professor Beil und Anna erbeten. Am 8. März 1990 kam die Antwort:

> »[…] auf Ihr o.a. Schreiben teile ich Ihnen mit, daß die von Ihnen zur Einsichtnahme gewünschten Tonbandaufnahmen anläßlich der Exploration der Zeugin A. nach fernmündlicher Auskunft des Gutachters […] bereits unmittelbar nach Erstellung des schriftlichen Gutachtens gelöscht worden sind […].«

Ich war fassungslos. Wir hatten keine weitere Möglichkeit, herauszubekommen, wie sich Anna über die schriftlich festgehaltenen Sätze hinaus geäußert hatte. Das einzige Beweismittel hatte Professor Beil per Löschkopf entsorgt.

»Die Stellungnahme von Herrn Rexilius allein hilft uns aller Voraussicht nach nicht weiter«, gab Herr Strate zu bedenken.

»Das verstehe ich nicht. Wenn der Beweis wissenschaftlicher Unhaltbarkeit eines Gutachtens erbracht ist, ist das doch ein Wiederaufnahmegrund. Zumindest haben Sie mir das erklärt, und ich denke, das ist in der Stellungnahme zweifelsfrei festgestellt.« Herr Strate lächelte. »Im Prinzip habe ich Ihnen auch nichts Falsches erzählt. Dr. Rexilius konnte sich bei seiner Stellungnahme lediglich auf das Beilsche Gutachten stützen und nicht auf eine neue Begutachtung Ihrer Tochter. Das reicht als Grund nicht aus. Hätte er den Nachweis erbracht, daß es neue Forschungsmittel und Untersuchungstechniken gibt, die den alten überlegen sind, wären wir jetzt einen kleinen Schritt weiter. Gerade der letztgenannte Aspekt ist bei einem Antrag auf Wiederaufnahme von großer Bedeutung, aber genau diesen Punkt läßt die Analyse vermissen.«

»Ich verstehe das nicht, Dr. Rexilius weist doch eindrucksvoll nach, daß das Gutachten des Herrn Beil in keiner Weise wissenschaftlichen Erfordernissen genügt.«

»Schon, aber das Gericht wird sich auf den Standpunkt stellen, daß letztendlich jeder Gutachter die Arbeit eines anderen Gutachters kritisieren kann. Glauben Sie mir – es reicht nicht aus.«

»Ich kann das zwar nicht nachvollziehen, aber wenn Sie es sagen ... Was kann uns denn sonst noch helfen?«

»Also, Herr Herbort, bei Durchsicht der Akten ist mir ein Punkt aufgefallen, der meiner Ansicht nach ganz entscheidende Bedeutung hat und offenbar bislang übersehen wurde.«

»Was ist das für ein Punkt?« Nervös fingerte ich an meinem Kugelschreiber und war äußerst gespannt auf das, was er mir zu offenbaren hatte.

»Sehen Sie, Herr Beil kommt zu dem Ergebnis – und damit begründet er letztlich die Glaubwürdigkeit Ihrer Tochter –, Anna sei sehr stark an der Realität orientiert. Darüber hinaus behauptet er, Ihre Tochter sei suggestionsfest, das heißt: nicht beeinflußbar.«

»Ich verstehe nicht, worauf Sie hinaus wollen.«

»Ich werde es Ihnen erklären. Es ist doch richtig, daß Sie Ihre Tochter ausschließlich an den Wochenenden bei sich haben konnten?«

»Ja, das ist richtig.«

»Immer?«

»Ja, ohne Ausnahme. Das bestätigt ja auch meine Exfrau in ihrer Aussage.«

»Gut – das ist gut.« Herr Strate zog eine Akte zu sich herüber und schlug sie auf. »Wenn Ihre Tochter nur an den Wochenenden bei Ihnen war, verstehe ich nicht, wie das Gericht in seiner Urteilsbegründung folgendes feststellen konnte: ›Meistens sei sie mit dem Papa dann allein in der Wohnung gewesen, wenn er sie um zehn Uhr zu den Besuchen abgeholt habe. Florians Mama sei dann weg gewesen, sie habe Florian vom Kindergarten abgeholt.‹«

Ich sah den Rechtsanwalt mit erstaunten Augen an. Erstens hatte ich diese Formulierung bis heute so gut wie überlesen, zweitens dämmerte mir allmählich, auf was Herr Strate abzielte.

»Wie war das mit dem Kindergarten? Hatte der samstags etwa geöffnet?« hakte er nach.

»Nein, natürlich nicht.« Jetzt fiel bei mir der Groschen.

»Ließe sich das nachweisen?«

»Selbstverständlich, durch die Kindergärtnerinnen.« Ich war begeistert.

»Damit wäre bewiesen«, folgerte er, »daß Anna zumindest in diesem Punkt die Unwahrheit gesagt hat. Der Gutachter allerdings behauptet, sie sei an der Realität orientiert und suggestionsfest. Verstehen Sie jetzt, was ich meine?«

»Ist ja Wahnsinn, ist ja wirklich toll!« Ich war kaum in der Lage, meine Freude über diese Entdeckung zu unterdrücken. Ich hätte laut jubeln können.

»In diesem Zusammenhang«, führte Herr Strate sachlich weiter aus, »fällt eine weitere Sache auf: In Ihrer ersten Aussage behauptet Anna nämlich, sie sei in der Regel nicht allein mit Ihnen in der Wohnung gewesen, sondern Ihre Bekannte sei mit ihrem Sohn ebenfalls anwesend gewesen. Nur, wie soll das funktionieren, wenn sie in einer anderen Aussage behauptet, Ihre Bekannte hätte, wenn »das passierte«, ihren Sohn vom Kindergarten abgeholt?«

Mit hochgezogenen Augenbrauen resümierte Herr Strate: »Wie angesichts so unterschiedlicher Aussagen das Gericht zu dem Schluß kommen kann, Ihre Tochter sei in ihrer Aussage konstant, ist nicht nachvollziehbar. Ich denke, daß wir hier eine neue Tatsache gefunden haben, die neben anderen Dingen Anlaß gibt, uns vorsichtig hoffen zu lassen ...«

»Und die Analyse von Herrn Rexilius?«

»Damit werden wir unsere neuen Beweise unterstützen.«

Aus den vielen Schriftsätzen diese Punkte herauszufinden mußte viel Arbeit gekostet haben. Ich hatte ein gutes Gefühl, und nichts in der Welt hätte mir nach diesem Gespräch meine neue Hoffnung nehmen können. Doch es sollte anders kommen. Ganz anders.

Zu Hause stapelten sich mittlerweile die Briefe von Banken mit Forderungen in beängstigender Höhe. Charlis Entsetzen über die Summen wuchs in gleichem Maß wie der Stapel der Rechnungen und Mahnungen. Meine Vogel-Strauß-Politik in Geldangelegenheiten würde nicht zu meinen Gunsten ausgehen. Eine Sicherheit, die nicht gerade tröstete. Aber was sollte ich machen? Von der Rechtsanwältin meiner Exfrau erhielt ich auf meine Bitte hin ein Schreiben, in dem sie kundtat, sie sei mit Ratenzahlungen von monatlich zweihundert Mark einverstanden:

> »Die Raten sind bis zum 3. Werktag eines jeden Monats fällig. Sollten Sie mit einer Ratenzahlung in Verzug geraten, wird der Restbetrag sofort fällig.«

Einige Tage später erhielt ich ein zweites Schreiben von ihr. Dieses Mal im Auftrag meiner Exgattin:

> »Sie haben gemäß unseres Verzugsschreibens vom [...] Unterhaltsrückstände und den laufenden Unterhalt für Anna zu zahlen. Auch insoweit ist Klage zu erheben, soweit sie unserer Mandantin kein akzeptables Angebot zur Tilgung der Rückstände innerhalb von 10 Tagen unterbreiten.«

In welchem Job hätte ich unter den gesundheitlichen Bedingungen mit meiner beruflichen Qualifikation und meinem Urteil arbeiten sollen? Bis vor wenigen Monaten hatte ich regelmäßig Annas Unterhalt bezahlt. Ich lebte selbst weit unter dem Existenzminimum und war auf die Unterstützung von Charli und ihrer Verwandtschaft angewiesen. Es war beschämend.

Beim besten Willen konnte ich nicht mehr Geld aufbringen. Meinetwegen sollte sie klagen.

Fast zeitgleich erhielt ich von dem Gericht, das mich verurteilt hatte, ein Schreiben, das mir das Blut in den Adern gefrieren ließ. In meiner derzeitigen Situation war es mir nicht möglich gewesen, die Summe von dreitausend Mark aufzutreiben, die ich als Buße an eine soziale Einrichtung zu zahlen hatte.

Diese Einrichtung hatte sich vor einiger Zeit an die Justizbehörde gewandt und gemeldet, daß von mir bis dato kein Geld eingegangen war. Umgehend war ich vom Gericht aufgefordert worden, die mir auferlegte Zahlung zu leisten. Noch am selben Tag hatte ich dem Gericht ein Schreiben übersandt, in dem ich meine äußerst schwierige finanzielle Situation beschrieb und mitteilte, daß ich nicht in der Lage sei, das Bußgeld zu überweisen. Das Schreiben war unbeantwortet geblieben. Später, in einem zweiten Schreiben, hatte ich das Gericht noch einmal höflichst gebeten, mir für dieses Problem einen für beide Seiten akzeptablen Lösungsvorschlag anzubieten, da ich selbst beim besten Willen keine Lösung parat hatte. Nicht genug, daß ich keinerlei Einkünfte mehr hatte, nicht genug, daß ich meine Tochter nicht mehr sehen durfte, nicht genug, daß ich entgegen der Meinung des Gerichts unschuldig verurteilt war, und nicht genug damit, daß meine Gesundheit unter dem Druck der Ereignisse auf der Strecke geblieben war – all das hatte als Strafe für eine Tat, die ich nicht begangen hatte, nicht gereicht. Ich mußte neben den gesamten, von mir zu tragenden Gerichts-, Gutachter- und Anwaltskosten zusätzlich dreitausend Mark an eine soziale Einrichtung zahlen. Dabei war *ich* der Sozialfall.

Den Vorschlag, den mir das Gericht präsentierte, hielt ich jetzt in den Händen. Sein Inhalt ließ mich kreideweiß werden. Das »Hochachtungsvoll« stach schmerzlich in die Augen. Unterschrieben hatte der Vorsitzende Richter am Landgericht, derselbe Richter, von dem wenige Monate zuvor »Im Namen des Volkes« mein Leben zerstört worden war. Was hatte dieses Schreiben noch mit Menschlichkeit zu tun?

Die Macht meiner Gegenspieler war unerschöpflich. Nicht eine Atempause gönnten sie mir, nicht die geringste Chance, zwischen den geschlossenen Reihen des Spaliers durchzuschlüpfen, um Luft zu holen und die Wunden zu lecken, die sie mir geschlagen hatten. Der Brief drehte mir den Magen um:

»Sehr geehrter Herr Herbort!
In Ihrer Bewährungssache hat die Staatsanwaltschaft den Widerruf der Bewährung aus dem Urteil vom [...] beantragt, weil Sie die Ihnen auferlegte Geldbuße nicht gezahlt haben. Zu diesem Antrag sollen Sie gehört werden.
Der Anhörungstermin wird anberaumt auf den [...].Falls Sie den Termin versäumen, müssen Sie mit einer Entscheidung ohne Anhörung rechnen.
Hochachtungsvoll [...]«

Wehe den Besiegten. Widerruf der Bewährung, das bedeutete Strafvollzug. Gefängnis. Knast. Bau. In diesem juristischen Overkill war aus meinem einfachen Blickwinkel kein nachvollziehbarer Sinn erkennbar. Meine Gedanken überschlugen sich.

»Charli, ich haue ab ins Ausland. Irgendwohin, wo mich keiner findet. Ich will und kann nicht mehr.«

»Hör auf, so zu reden!«

»Dann sag du mir, was ich machen soll. Ich sehe keine Rettung. Wenn du einmal in der Mühle der Justiz gelandet bist, gibt es für so einen wie mich einfach kein Entrinnen. Die hetzen dich, bis du am Boden liegst, und treten dir dann mit ihrem Nagelabsatz ins Gesicht.«

»Hör bitte auf, so zu reden«, fauchte sie mich an. Ich wußte nicht mehr, wohin mit meinem inneren Druck. Fast gewaltsam griff ich Charlottes Arm und drückte sie auf einen Stuhl, beugte mich, eine Hand auf den Tisch gestützt, vor, und sah ihr in die Augen.

»Was meinst du, wie lange ich diesen Streß noch aushalten kann? Was glaubst du, wie groß meine Lust ist, eingesperrt zu werden? Du hast den Richter erlebt, der Typ ist gnadenlos.

Wenn der den Entschluß gefaßt hat, die Bewährung aufzuheben, wandere ich ab ins Kittchen. Und dann? Stehst du dann nach anderthalb Jahren vorm Gefängnistor und holst mich ab? Oder wie stellst du dir das vor?«

Alle Sachlichkeit war zum Teufel. Mein Puls raste. Vorsichtig schob Charli ein besänftigendes »Bernd« in meinen Wortschwall. Allmählich spürte sie, unter welch enormem Druck ich stand.

»Bernd, bitte bleib ruhig.«

Ich hatte mich gesetzt und meinen Kopf in meine Hände gestützt. Ich hätte aus dem Fenster springen können. Charli streichelte besänftigend meinen Kopf.

»Ruf doch mal den Staatsanwalt an, vielleicht läßt der mit sich reden?«

»Über was soll ich mit dem reden? Ich habe das Geld nicht, ich kann ihm kein Angebot machen.«

In diesem Punkt war Charli natürlich ebenso ratlos wie ich. »Das ist doch nicht derselbe wie in deinem Prozeß.«

»Der nicht, aber der Richter. Und der läßt mit Sicherheit nicht mit sich reden.« Ich nahm Charlis Hand und drückte sie. »Tut mir leid, daß ich eben so aufgebraust bin, ich bin total überfordert. Ich kann kaum einen klaren Gedanken fassen.«

»Ist schon gut. Trotzdem solltest du versuchen, dich möglichst schnell mit dem Staatsanwalt in Verbindung zu setzen. Wer weiß, vielleicht zeigt er sich menschlich und weiß einen Rat. Bitte Bernd, versuch es wenigstens. Du hast doch nichts zu verlieren.« Die letzten Worte klangen sanft und flehend.

Verbissen überlegte ich. Was kostete es mich schon? Mehr, als keinen Rat zu bekommen, hatte ich tatsächlich nicht zu verlieren.

»Na gut. Du läßt ja doch nicht locker. Zu verlieren habe ich wirklich nichts mehr.«

Charli atmete auf. In ihren Augen war große Erleichterung zu lesen.

»Weißt du was, wir gehen eine Runde spazieren. Frische Luft und etwas Bewegung tun uns sicher gut. Hast du Lust?«

»Meinetwegen.«

»Und anschließend rufst du an. Okay?«

Bei Dingen, die ihrer Meinung nach getan werden mußten, konnte sie wirklich hartnäckig sein. Mißmutig und frustriert willigte ich zögernd ein.

Es war ein Wetter, das alle Lebenslüste hätte wachrütteln können. Die Leute hatten freundliche Gesichter, und die Stadt zeigte sich von ihrer angenehmsten Seite. Schwatzend und lachend saßen sommerlich gekleidete Menschen in den Straßencafés und genossen die wohltuende Wärme. Charli und ich erwischten noch zwei Plastikstühle. Angesteckt von der guten Laune um mich herum, gelang es mir, durchzuatmen und den Inhalt des Briefs in Ruhe zu überdenken. Wenn es denn notwendig werden sollte, konnte ich mich immer noch ins Ausland absetzen, aber ich war mir gar nicht mehr sicher, ob ich das mit dem Ausland überhaupt ernstgemeint hatte.

Während ich die Leute um mich herum musterte, blieb mein Blick auf einem zierlichen Mädchen haften. Sie ähnelte mit ihren blonden Locken meiner Tochter. Meine Erinnerung wanderte zurück zu einem Tag, an dem Anna und ich händchenhaltend vor einem Eiscafé gesessen hatten. Sie hatte, passend zu der Farbe ihres Fahrrads, eine rosa Sonnenbrille geschenkt bekommen und präsentierte sie wie eine Diva ihr neues Abendkleid. Der Tag lag nun Jahre zurück.

Im Gegensatz zu vielen anderen Dingen, die ich erlebt hatte, waren mir Szenen mit Anna so deutlich vor Augen, als hätten sie erst gestern stattgefunden. Dabei waren uns Jahre gestohlen worden. Ich wußte nicht, wie es meiner Tochter ging oder wofür sie sich interessierte. Ich wußte nicht, auf welcher Schule sie war, und kannte keinen ihrer Spielgefährten. Ich wußte noch nicht einmal, ob ein anderer meinen Platz als Vater einnahm, einer, der an diesem schönen Sommertag mit Anna Eis essen gehen konnte ... Ich durfte gar nicht daran denken.

»Bist du noch da?« Charli wandte sich mir zu und zog die Nase kraus, als sie in die Sonne hinter meinem Rücken blinzeln mußte. »Es ist fast drei. Wenn du noch anrufen willst, sollten wir allmählich los.«

»Ich rufe morgen an. Laß uns noch einen Kaffee trinken.«

»Nein, Du hast versprochen, heute anzurufen«, forderte sie energisch, »sollte noch was zu retten sein, dann bestimmt nicht in diesem Café.«

Sie hatte wirklich eine charmante Art, mir die Laune zu verderben. Natürlich wußte ich, daß sie recht hatte. Nichtsdestoweniger fühlte ich mich belästigt und protestierte.

»Ja, ja, ja. Du wirst noch tausend Einwände finden. Kaffee können wir genug zu Hause trinken.« Bevor ich etwas erwidern konnte, hatte sie die Bedienung zu uns herübergewinkt und holte einen Zehnmarkschein aus ihrem Portemonnaie. Während sie zahlte, beobachtete ich wenige Meter entfernt einige kahlrasierte Typen, die Passanten um Geld anschnorrten.

Diese Szene löste in mir unangenehme Phantasien aus. Ich sah mich selbst in einer Fußgängerzone sitzen, ein kleines Schildchen vor mir: »Notleidender bittet um Almosen«, und den ungnädigen Kommentaren der Passanten ausgesetzt. Früher hätte ich vielleicht ähnlich reagiert – heute betrachte ich Bettler jedoch aus einem völlig anderen Blickwinkel. Wer weiß, welche Schicksalsschläge ihnen den Boden unter den Füßen weggezogen haben?

Mit zitternder Hand hielt ich den Hörer und atmete einige Male tief durch. Charlotte saß neben mir und rauchte gegen ihre sonstige Gewohnheit eine Zigarette.

»Guten Tag. Mein Name ist Bernd Herbort, haben Sie einen Moment Zeit für mich?« Der Staatsanwalt am anderen Ende der Leitung hatte eine angenehme Stimme.

»Was kann ich für Sie tun?« Im Hintergrund hörte ich das Rascheln von Papier.

»Ich habe heute einen Brief von Ihnen erhalten.«

»Ja, und? Was kann ich für Sie tun?« fragte er knapp.

»Hm, also ...« Wie sollte ich nur anfangen? »Soll ich Ihnen vielleicht erst das Aktenzeichen nennen?«

»Sagen Sie mir doch erstmal, um was es geht.« Unfreundlich war er nicht.

»Es geht – also es geht um einen Termin in meiner Bewährungssache, da ist von Ihnen ein Termin anberaumt worden.«

»So kann ich damit nichts anfangen. Wir bekommen jeden Tag so viele Fälle auf den Tisch, da kann man sich nicht alle merken. Besser Sie geben mir doch erstmal Ihr Aktenzeichen durch.«

Ich zählte die Ziffern einzeln auf.

»Moment, das reicht schon.« Lange Sekunden vergingen, bevor er sich erneut meldete. »So«, faßte er zusammen, »Tatsache ist ja wohl, daß Sie Ihre Geldbuße bisher nicht bezahlt haben. Daß Sie bezahlen müssen, haben Sie gewußt.« Dann wurde er unangenehm deutlich: »Ich weiß nicht, was Sie von mir wollen. Die Sache ist doch klar. Sie haben sich die Suppe selbst eingebrockt.«

Jetzt war er ein Staatsanwalt, wie ich ihn mir vorstellte: hart und kalt. Ich ließ mich nicht beirren. Ich mußte aufs Ganze gehen.

»Aber Sie haben von mir zwei Briefe bekommen, in denen ich Ihnen meine Situation erklärt habe. Weder der erste noch der zweite Brief wurde beantwortet.«

»Moment«, unterbrach er mich ungehalten, »bevor Sie weiterreden, möchte ich Ihnen etwas erklären: In beiden Briefen haben Sie uns gebeten, Ihnen einen Zahlungsvorschlag zu unterbreiten. Sie haben offensichtlich etwas mißverstanden: Es ist nicht Aufgabe des Gerichts, Ihnen irgendwelche Vorschläge zu machen. Wenn überhaupt jemand Vorschläge macht, dann der Verurteilte selbst. Wir überlegen dann, ob wir seinen Vorstellungen entsprechen können. Wo kämen wir denn hin, wenn die Gerichte sich auch noch darum kümmern müßten, wie Verurteilte ihre Bußgelder bezahlen? Nein, also das ginge wirklich nicht.«

»Aber ich bitte Sie, ich habe Ihnen doch diese Briefe nicht aus Spaß geschrieben. Wie soll ich in meiner Situation, wo ich selbst nichts zum Leben habe, dieses Geld auftreiben?«

»Hören Sie, das ist nicht das Problem des Gerichts. Das hätten Sie sich sehr viel früher überlegen müssen.«

»Aber …«

»Da gibt es kein Aber.«

»Ich bin doch bereit zu zahlen, und ich habe mich ja auch darum gekümmert, das zeigen doch die Briefe.«

»Wenigstens hätten Sie uns ein Angebot machen können. Hundert Mark im Monat oder so. Vielleicht hätten wir uns darauf einigen können. Wir sind ja keine Unmenschen. Nur jetzt, fürchte ich, ist es zu spät.«

Das mit den Unmenschen war eine Behauptung, die aus meiner Sicht der Dinge einer Überprüfung nicht standhielt.

»Bitte, Herr Staatsanwalt. Ich bin doch damit einverstanden zu zahlen. Geben Sie mir die Chance, diesen Fehler, den ich aus Unwissenheit gemacht habe, wieder gutzumachen.« Wie ich den Fehler ohne Geld gutmachen wollte, wußte ich nicht. Auf der anderen Seite war ich dabei, alles zu verlieren, was ich noch hatte – meine Freiheit und Charli. Es war zum Verrücktwerden. Während des ganzen Gesprächs war ich mir bewußt, auf welch wackeligen Füßen meine Freiheit stand.

Er blieb unnachgiebig: »Ich fürchte, ich kann nichts für Sie tun. Sie hatten eine Geldbuße zu bezahlen, und bisher ist auf keinem Konto etwas eingegangen.«

Mein Kloß im Hals ließ mich kaum noch sprechen. Mit dünner Stimme kämpfte ich um sein Verständnis. Seine Stimme wurde tatsächlich wieder etwas sanfter.

»Sehen Sie, letztlich habe nicht ich das zu entscheiden. Rufen Sie den Vorsitzenden Richter an, der hat bei dieser Sache das letzte Wort.«

»Könnten Sie nicht wenigstens vorher mit ihm sprechen? Ich habe einfach Angst.«

»Tut mir leid, Herr Herbort, das müssen Sie schon selbst erledigen. Erklären Sie ihm Ihre Situation. Vielleicht läßt er sich erweichen. Nur, um ehrlich zu sein, eine allzugroße Chance sehe ich für Sie nicht. Was das für Sie bedeutet, können Sie sich selbst ausrechnen.«

»O Gott, das darf doch nicht wahr sein«, heulte ich ins Telefon. »Ich bin wirklich bereit, alles zu versuchen.«

»Herr Herbort – bitte – erklären Sie das dem Richter. Ich kann nichts für Sie tun.«

Wieder einmal brachen alle Hoffnungen in mir zusammen. Mein Leben war zu einem Müllhaufen geworden, und ich wußte nicht mehr ein noch aus. Den Richter konnte ich nicht anrufen. Niemals!

Charli hatte aufmerksam zugehört. Ohne mich zu Wort kommen zu lassen, nahm sie mir den Telefonhörer aus der Hand, drückte ihn kurz auf die Gabel und gab ihn mir zurück.

»Du rufst jetzt den Richter an. Nicht morgen, nicht gleich, sondern jetzt.« Sie ließ mir keine Zeit, über das Gespräch mit dem Staatsanwalt nachzudenken.

»Laß mich in Ruhe! Der lacht sich tot, wenn ich anrufe.«

»Quatsch nicht rum, ruf an!«

»Himmel, du gehst mir auf die Nerven.«

Aufgebracht stieß ich meinen Stuhl zurück, ging ins Nebenzimmer und ließ mich aufs Bett fallen. Ich brauchte eine Atempause. Meine Phantasie spielte mir üble Streiche – ich sah mich im Gefängnis mit harten, brutalen Burschen, vor deren Augen ich in der engen Zelle meine Notdurft verrichten mußte, sah, wie irgendwelche Schwuchteln sich an mich heranmachten ... Als vermeintlicher Kinderschänder wäre ich der Mieseste unter den Miesen, verachtet selbst vom Abschaum der Gesellschaft, und niemand in diesem Milieu würde mir meine Unschuld abkaufen. Selbst das Personal würde mich bestenfalls mit Verachtung strafen. Doch das Allerschlimmste war die Enge der Zelle. Ich halte es nicht mal in einem Fahrstuhl aus, sondern steige lieber acht Stockwerke zu Fuß hoch. In den Dingern werde ich kreideweiß im Gesicht, bekomme unerträgliche Panik und glaube, sterben zu müssen. Klaustrophobie sagen die Psychologen dazu – panische Angst in engen Räumen. Ich hatte schon lange vergeblich dagegen angekämpft, und bei der Vorstellung, tagein, tagaus in einer abgeschlossenen Zelle sitzen zu müssen, versagte sogar meine wild wuchernde Phantasie hier, und ich empfand nur noch blankes Entsetzen. Und die Beziehung zu Charli hätte ich auch in den Wind schreiben können – noch ein unerträglicher Gedanke.

Sie hatte sich neben mich gesetzt. »Du kannst nur gewinnen. Los, rappel dich auf!«

Ein Argument hatte ich dem nicht entgegenzusetzen. Und sie hätte nicht locker gelassen, das war mir klar. Aggressiv und mit einem wütenden Blick drückte ich mich hoch. Der Anflug eines erleichterten Lächelns erschien auf ihrem Gesicht. Sie ging vor und nahm noch einmal den Hörer auf.

»Ich weiß die Nummer nicht«, versuchte ich mich zu drükken.

»Was machen wir denn da?« blitzte sie mich gereizt an.

»Ja, was nur?« konterte ich ebenso gereizt. Ich stand auf und holte den Ordner mit den Gerichtsakten. Schön säuberlich stand sie da, die Telefonnummer, die ich nicht finden wollte. Ich seufzte laut, um Charli zu zeigen, wie schwer ich es hatte.

Sie reagierte nicht darauf und meinte nur: »Nun mach schon!« Ich nahm ihr den Hörer ab und wählte widerstrebend, begleitet von Charlis: »Na endlich.«

»Wen möchten Sie bitte sprechen?«

Ich nannte den Namen des Richters.

»Ich will sehen, ob ich ihn noch erreichen kann. Meistens ist er um diese Zeit nicht mehr im Büro.« Es knackte in der Leitung.

Vor meinem inneren Auge spulte sich in schnellen Bildern der Prozeß ab. Geführt von der Stimme, auf die ich jetzt wartete …

»Gedulden Sie sich einen Augenblick, oder wollen Sie es gleich noch einmal versuchen? Der Richter spricht noch.«

»Ich warte.«

Für einen Moment dachte ich daran, den Hörer wieder aufzulegen. »Ich kann nur gewinnen – nur gewinnen – nur gewinnen …« Als würde ich mich selbst hynotisieren, sagte ich mir mehrmals den Satz in Gedanken vor.

Dann drang die merkwürdig abgehackte Stimme an mein Ohr. Genau so hatte ich sie in Erinnerung.

Ohne meinen Namen zu nennen, erzählte ich von meinem Gespräch mit dem Staatsanwalt. Redete drauflos, als müßte ich in meinen letzten verbleibenden Sekunden mein Testament diktieren.

»Moment – mit wem spreche ich überhaupt? Könnten Sie vielleicht erst mal Ihren Namen sagen? Ich bin kein Hellseher«, kam es unwirsch vom anderen Ende. Ich spürte, wie mir der Schweiß ausbrach. Es ging ums Ganze, um meine Freiheit.

»Herbort, Bernd Herbort, verzeihen Sie bitte. Ich ... entschuldigen Sie ...«

»Nun kommen Sie zur Sache«, unterbrach er mich. »Was wollen Sie von mir?«

Mühsam versuchte ich, so knapp es ging, eine Zusammenfassung zu geben. Einige Male stolperte ich über meine eigenen Formulierungen, bevor ich meinen Monolog beendet hatte.

»Sie werden zu dem Termin erscheinen. Sie haben nicht gezahlt, und ich bin bei Ihnen nicht geneigt, Gnade vor Recht ergehen zu lassen. Das hätten Sie sich alles vorher überlegen können. Wir fällen Urteile nicht zu unserem Vergnügen.«

»Aber ich habe zweimal geschrieben und meinen guten Willen ...«

»Hören Sie: Ich habe wenig Zeit. Und für mich ist die Diskussion beendet.«

Alles bäumte sich in mir auf. »Ich kann nur gewinnen.« Der Satz dröhnte in meinem Hinterkopf. Jetzt wollte ich nicht aufgeben, nicht so, nicht mit diesem Ergebnis.

»Bitte – bitte legen Sie nicht auf, ich werde alles in meinen Kräften Stehende tun. Bitte – geben Sie mir noch eine Chance – bitte!« Wahrscheinlich hatte ich noch nie einen Satz gesagt, in dem so oft »bitte« vorkam. Ich haßte es, mich klein zu machen und zu betteln. Doch jetzt stand zu viel auf dem Spiel. Verlor ich es, war ich geliefert.

»Wie wollen Sie das ohne Geld machen?« Mit dieser Frage signalisierte er zumindest ein Zögern. Sofort hakte ich ein: »Irgendwie werde ich das schaffen. Morgen, gleich morgen schicke ich die ersten zweihundert Mark. Ich verspreche es. Ich habe wirklich nicht gewußt, daß meine Briefe so nicht in Ordnung waren. Bitte, haben Sie Nachsicht. Ich flehe Sie an!«

Sein winziges Zögern hatte in mir heftige Gefühle freigesetzt. Meine letzten Worte gingen in Tränen unter. Dann hörte ich:

»Unter einer Bedingung bin ich bereit zu akzeptieren.«

Ich hätte ihm um den Hals fallen können. In dieser Sekunde dachte ich nicht mehr an den miserabel geführten Prozeß, nicht an die unerträglichen Folgen seiner verantwortungslosen Ignoranz, sondern spürte nur eine unendliche Befreiung. Ich hatte gewonnen und konnte es kaum fassen. Nach all dem Unglück, nach all den überhörten Argumenten während der letzten Jahre hatte ich mir einen kleinen Zipfel Glück erstritten.

Jede Bedingung wäre ich eingegangen. Hätte ich auf dem Marktplatz Purzelbäume vorwärts und rückwärts schlagen müssen, ich hätte sie bei all meiner Unsportlichkeit auch noch seitwärts vorgeturnt.

»Kommen Sie nur ein einziges Mal mit Ihren Zahlungen in Verzug, sitzen Sie. Ein zweites Mal brauchen Sie hier nicht anzurufen. Ich hoffe, ich habe mich klar genug ausgedrückt.«

»Danke, danke, vielen, vielen Dank. Ich bin Ihnen sehr dankbar.«

Der Richter bekam mein Gestammel nicht mehr mit. Er hatte bereits aufgelegt. Meine Anspannung löste sich schlagartig. Ich wußte nicht, ob ich weinen oder lachen sollte, schloß Charli in meine Arme und war unendlich glücklich.

9

Ich war in eine Wasserdampfwolke gehüllt, mein Pullover war mit Feuchtigkeit vollgesogen. Die Kachelwände und das kalte Neonlicht erzeugten die sterile Atmosphäre einer Leichenhalle. Eine solche Arbeitsstelle ließ kein Herz höher schlagen. Ich war erst eine knappe Stunde hier und bis auf die Knochen naß. In meinen Schuhen quatschte das Wasser, und der Geruch der Chemikalien machte das Atmen schwer. Meine Handgelenke schmerzten vom Polieren der Autos. Heute hatten zwei Wagen auf meinem Arbeitszettel gestanden. Ein aufgemotzter Geländewagen und ein Kombi, der seinem äußeren Eindruck nach nicht ganz soviel Arbeit machen würde. Eine trügerische Einschätzung. Beim Blick ins Wageninnere hatte ich die Bescherung gesehen: Auf allen Polsterflächen lagen Unmengen von Hundehaaren. Das bedeutete ein bis zwei Stunden Mehrarbeit. Die Haare hatten sich in den Bezügen verhakt und waren mit dem stärksten Staubsauger nicht zu entfernen. Eine äußerst mühselige Arbeit, mit verbogenem Rücken im Wageninneren herumzukriechen, um jedes Hundehaar einzeln von den Stoffen zu pflücken.

Gefallen konnte man an diesem Job als Autoaufbereiter beim besten Willen nicht finden. Nur hatte sich mir nichts anderes geboten, und ich brauchte dringend Geld.

Die Idee hatte ich von einem Bekannten, der in der Autobranche tätig war. Nur äußerst widerwillig hatte ich mich dem Gedanken geöffnet, in Zukunft Autos auf Hochglanz zu bringen. Charli hatte mich gedrängt, es wenigstens zu versuchen – es sei doch bestimmt nur vorübergehend. Mein Versuch, mit Hilfe des Arbeitsamts eine Umschulung zu machen, war erfolglos geblieben. Als ehemaliger Beamter hatte ich keine Arbeitslosenversicherung gezahlt, und somit hatte ich keinen Anspruch auf eine vom Arbeitsamt finanzierte Leistung. Die Zeit in der Behinderteneinrichtung war zu kurz gewesen, um daraus einen Anspruch ableiten zu können.

Als ich zu der Aufbereitungsfirma gekommen war, hatte die stark geschminkte Dame mich kritisch und neugierig gemustert und dann erstaunt gefragt: »Sie waren Lehrer?«

»Ja.«

»Aha.«

Offensichtlich hatte sie auf eine Erklärung gewartet.

»Und jetzt wollen Sie Autos aufbereiten?«

»Sonst wäre ich nicht hier.«

»Na, man wird sich ja wundern dürfen«, war ihr spitzer Kommentar gewesen.

»Ja, das dürfen Sie.« Damit hatte ich diesen Gesprächsteil beendet.

»Einen Führerschein haben Sie?« Sie hatte im Garten gesessen und gesehen, wie ich aus meinem Auto gestiegen war.

»Ja, sonst wäre ich doch nicht mit dem Wagen hier.« In der heimlichen Hoffnung, von der Chefin eine Abfuhr zu bekommen, war ich nicht sonderlich um Freundlichkeit bemüht gewesen. Sie hatte sich jedoch dadurch keineswegs beirren lassen.

»Haben Sie vorher schon irgendwo Autos aufbereitet?«

»Bisher noch nicht.«

»Das ist natürlich etwas anderes, als Unterricht zu geben. Sie glauben, Sie schaffen das?«

»Ich werd's schon begreifen.«

»Das meine ich nicht. Ich habe keinen Zweifel, daß Sie verstehen, wie es abläuft, nur unterschätzen Sie die Arbeit nicht, sie ist anstrengend.«

»Ob ich es schaffe, kann ich erst sagen, wenn ich es probiert habe. Und wenn ich es nicht probieren wollte, dann wäre ich nicht hier.« Das hatte sie verstanden und war dann gleich zum geschäftlichen Teil übergegangen.

»Sie werden bei uns pro Auto bezahlt. Sie arbeiten also im Prinzip als selbständiger Subunternehmer.«

»Und was bedeutet das?«

»Sie müssen sich selbst versichern und Ihren Verdienst dem Finanzamt melden.«

»Das ist kein Problem. Wieviel zahlen Sie denn pro Auto?«

»Achtzig Mark pro Auto. Wenn Sie schnell sind, können Sie zwei Wagen pro Tag schaffen. Wir stellen Ihnen die Geräte zur Verfügung, allerdings nicht die benötigten Chemikalien. Die müssen sie selbst kaufen.«

Vor dem Gespräch hatte ich mich der Illusion hingegeben, pro Tag drei oder vier Autos schaffen zu können. Zwei Autos pro Tag. Aus der Traum vom schnellen Geld. »Und bei wem kaufe ich die Chemikalien?«

»Bei uns natürlich, wir haben alles, was Sie brauchen.« Was für eine brillante Geschäfsstrategie! Natürlich hatte sie nicht erwähnt, daß der Preis für die benötigten Mittel zirka ein Viertel des Entgelts ausmachte.

Einige Tage nach diesem Gespräch hatte ich in einer Autowaschhalle gestanden und zugesehen, wie der Chef der Aufbereiter mit geschickten Griffen einen Gebrauchtwagen für den Verkauf fertigmachte. Knapp fünf Stunden später hatte ich geglaubt, ein neues Auto vor mir zu haben. Jeden einzelnen Arbeitsschritt hatte ich mir genau eingeprägt. Bei meinem ersten Auto war er dabeigewesen und hatte mit Tips nicht gespart. Dennoch brauchte ich mehr als acht Stunden, bis sich ein ähnliches Ergebnis einstellte, wie das, welches er mir in knapp fünf Stunden präsentiert hatte. Heute, fast sechs Monate später, war ich genauso schnell wie er.

Das Auto war bereits gedampfstrahlt, und der gröbste Schmutz war mit dem Wasser in den Abfluß gesickert. Die Türfalze hatte ich vorher mit einem Fettlöser besprüht, und die schwarzen Ölreste an den Schlössern hatten sich aufgelöst. Der hochaggressive Felgenreiniger hatte den klebrigen Film auf den Felgen in kleinen Bächen über die Reifen laufen lassen. Das Auswringen des Leders tat meinen Handgelenken weh. Mit gleichmäßigen Bewegungen zog ich den Lederlappen über den Lack und ließ ihn die Wasserreste aufsaugen. Jeder Winkel mußte getrocknet, kein Wasserrestchen durfte übersehen werden. Die letzten versteckten Tröpfchen, eingeschlossen hinter Zierleisten und Scheinwerferrändern, trieb die enge Düse des Luftdruckschlauchs aus ihrem Versteck. Das kleinste Wasserüberbleibsel machte das Polieren unmöglich, ließ unangenehme Schlieren auf dem Lack entstehen und verdoppelte die Arbeit.

Diesen verdammten Job hatte ich wahrlich nicht nach Lustkriterien ausgesucht, er war ausschließlich lebenserhaltende Tätigkeit nach den Gesetzen, die mir mein Leben gnadenlos diktierte. Keine Sekunde länger als nötig hätte ich diese Arbeit gemacht, hätte mir das Schicksal ein besseres Angebot zugespielt. Gewöhnlich fing ich gegen neun Uhr mit der Arbeit an; Pausen konnte ich einlegen, wie es mir paßte. Niemand diktierte mir Zeiten, lediglich termingerechte Fertigstellung war gefordert.

Für den ersten Wagen hatte ich heute länger gebraucht, als ich gehofft hatte. Den Wagen mit den Hundehaaren würde ich nicht mehr ganz schaffen. Gut drei Stunden würde ich morgen noch an der verdammten Karre herumputzen, bevor ich die mageren achtzig Mark einstreichen konnte.

Am Ende diesen Monats bekam ich knapp 1400 Mark in einem verschlossenen Umschlag in die Hand gedrückt. Längst nicht jeden Tag waren Autos zum Aufbereiten in der Firma gewesen, und nach Abzug der verbrauchten Chemikalien blieb mir diese magere Summe im blütenweißen Umschlag übrig. Von den Putzmitteln waren meine Hände ausgetrocknet, und meine Sehnenscheiden hatten sich entzündet und schmerzten bei den kleinsten Bewegungen. Mit dem Umschlag nahm ich auch Abschied von dieser Arbeit. Genau sechs Monate hatte ich in diesem Job gearbeitet – genau sechs Monate zu lange. Meine Erklärung beim Abschied war knapp. Ich sagte nur, daß diese Beschäftigung für mich nicht die richtige sei, und verabschiedete mich mit einem verbindlichen Lächeln von der Chefin. Ich hatte keinen Vertrag und brauchte mich an keine Abmachung gebunden zu fühlen. Ich stieg in mein Auto, das längst einer Bank sicherheitsübereignet war, und fuhr in unsere Wohnung – im Kopf einen Wust von Überlegungen, was nun zu tun sei.

Nach meiner Tätigkeit als Autoaufbereiter kam mir zum erstenmal der Gedanke, mich ans Sozialamt zu wenden. Schon bei der Vorstellung zog sich mir allerdings der Magen zusammen. Meine Phantasie zeigte mir Bilder, in denen ich mit den Ärmsten unserer Gesellschaft in einer langen Reihe wartete, um mir in einem kargen Zimmer von einem herzlosen Bürokraten das Existenzminimum in die Hand drücken zu lassen. Wie würden die Menschen aussehen, die rechts und links neben mir in schweigsamer Kette sitzen würden, ihre Gesichter gezeichnet vom freudlosen Leben, der ein oder andere mit einer Alkoholfahne vor seinem unrasierten Gesicht, gebeugte Mütter mit quengelnden Kindern auf ihren Armen, gekleidet in den abgelegten Sachen Bessergestellter aus dem Füllhorn der Caritas oder des Roten Kreuzes.

Die Bilder ließen mich schneller atmen. Noch vor nicht allzulanger Zeit war ich selbst einer der Bessergestellten gewesen – ein gesellschaftlich akzeptierter Mann. Den immer rasanteren sozialen Abstieg anzunehmen war unendlich schwer. Der Weg zum Sozialamt erschien mir als unüberwindbare Hürde. Aber es half nichts, irgendwann würde ich diese Hürde nehmen müssen. Ich hatte versucht, mich mit den Banken auf einen Vergleich zu einigen, doch sie hatten abgelehnt und bestanden auf der Abtragung des durch die Zinsen ständig zunehmenden Schuldenbergs. Er betrug mittlerweile fast fünfzigtausend Mark.

Charli und ich saßen auf dem Balkon. Die Stimmung war nicht die beste. Zum x-ten Mal strapazierten wir unsere Köpfe, welche Möglichkeiten der Geldbeschaffung noch denkbar waren. Einen Tagelöhnerjob unten im Hafen hätte ich körperlich nicht geschafft, und in irgendeiner Kneipe zu jobben war sinnlos – ich war von den hunderttausend Gedanken in meinem Kopf viel zu konfus, um mir bloß eine Bestellung von zwei Bier und einer Cola zu merken.

»Mir fällt nichts mehr ein.«

Charli schlürfte den letzten Tropfen Kaffee aus der schwarzen Tasse und blickte nachdenklich in die Baumkrone vor unserem Balkon. »Warum, um Himmels willen, gehst du nicht zum Sozialamt?«

Ich antwortete nicht.

»Wir hätten dann wenigstens genug, um halbwegs über die Runden zu kommen. Außerdem, wenn du Sozialhilfe beziehst, kann dir niemand das Geld nehmen – weder die Banken noch Cornelia. Willst du es dir denn nicht wenigstens mal überlegen?«

Sie hatte in eine offene Wunde gestochen, und ich reagierte überreizt: »Laß mich ja mit so einem Quatsch zufrieden. Ich will nicht. Dann kann ich ja gleich unter die Brücke gehen.«

»Weißt du was, allmählich regst du mich auf. Egal, was man dir vorschlägt, egal, welche Ideen man entwickelt, für dich gibt es nur eins: Erst mal ein Problem daraus machen. Ich habe langsam die Nase voll vom Warten auf Gerichtsentscheidungen, und mir reicht es, wie du dich in deinem Selbstmitleid suhlst.«

So wütend hatte ich Charli selten erlebt, und ich fühlte, wie sehr sie selbst von meiner Situation angegriffen war. Mit hochrotem Kopf stand sie auf, ging ins Wohnzimmer und setzte sich an ihren Schreibtisch. Ich hatte ein verdammt schlechtes Gewissen. Durch mich war sie in eine Lage geraten, die extrem belastend war. Ich ahnte, daß der Zeitpunkt kommen würde, an dem sie sich von mir abwenden mußte, um nicht vom Räderwerk meines Abstiegs zerquetscht zu werden. Langsam ging ich hinter ihr her.

»Charli?«

Erst beim zweiten Versuch erhielt ich von ihr eine knappe Antwort: »Du kannst gerne wieder mit mir reden, wenn du mir konkret sagen kannst, was du tun willst.«

»Charli, laß uns doch ...«

»Hast du eine Idee oder hast du keine?«

»Nein, aber ...«

»Dann laß mich allein.«

Nur zu gut konnte ich ihre Reaktion verstehen. Betreten schlenderte ich zurück auf den Balkon und dachte fieberhaft nach. Trotzdem, den Weg zum Sozialamt wollte ich nicht gehen. Ich hätte Unterlagen von meinen Eltern gebraucht, und sie hätten wissen wollen, warum. Den Grund hätte ich nicht erzählen können. Auf keinen Fall wollte ich sie über den verlorengegangen Prozeß in Kenntnis setzen. Nach wie vor gingen sie davon aus, mein Leben sei durch meine Bezüge finanziell halbwegs abgesichert. Vor einer endgültigen Entscheidung über mein Wiederaufnahmegesuch wollte ich sie nicht über den verlorenen Prozeß informieren. Ich hätte es nicht übers Herz gebracht.

Charli saß immer noch mit zusammengekniffenen Lippen an ihrem Schreibtisch und blätterte hektisch in einem Lehrbuch für Medizin. Vorsichtig sprach ich sie nochmal an und bat sie, mit mir zusammen nach einer Lösung zu suchen. Ihre Gesichtszüge entspannten sich während meines Monologs nur wenig.

»Weißt du, ich arbeite schon eine Menge mehr, als mein Studium zuläßt. Du mußt selbst sehen, daß du zu unserem Lebensunterhalt beiträgst. Ich bin weder deine Angestellte noch deine Krankenschwester!«

»Du hast recht. Aber es ist mir unmöglich, meine Eltern noch mehr zu belasten. Das kann ich einfach nicht.«

Charli mochte meine Eltern. Allmählich wich die Härte aus ihren Zügen, und zögernd meinte sie: »Bernd, ich verstehe das, nur letztlich geht es doch um *dein* Leben. Ich halte nicht viel davon, wenn Rücksichtnahme eigene Lebensmöglichkeiten kaputtmacht. Andererseits akzeptiere ich deine Haltung. Du kannst mir glauben, ich habe mir eine Menge Gedanken darüber gemacht. Eine einzige Möglichkeit sehe ich eventuell darin, einen Freund unserer Familie zu fragen, ob er uns Geld leiht. Wenigstens für die Zeit, in der bei dir alles drunter und drüber geht.«

Mich rührte Charlis Vorschlag, gleichzeitig stieg Scham in mir hoch, bei einem Menschen um Almosen zu bitten. Almosen, deren Höhe nicht bescheiden sein konnte, wollte ich nur die dringlichsten Geldlöcher stopfen und einige Monate davon leben. Nicht einmal die Zusicherung konnte ich leisten, das Geld jemals wieder zurückzahlen zu können. Außerdem war dieser Familienfreund nicht über meine Situation informiert. Es würde ein bitterer Gang werden.

Drei Wochen später hatten wir fünfzehntausend Mark auf Charlis Konto. Die eine Hälfte davon hatte er mir geschenkt, die andere sollte ich, wenn ich es konnte, irgendwann zurückzahlen. Er hatte keinen Dank haben wollen, sondern nur knapp gesagt: »Mir haben auch viele Menschen geholfen. Hätten sie mir nicht geholfen, wäre ich nicht da, wo ich jetzt bin.« Das ganze Gespräch hatte keine Viertelstunde gedauert. Als Gegenleistung mußte ich ihm lediglich versprechen, mich um Arbeit zu bemühen. Beim Abschied hatte ich ihn umarmt und leise danke gesagt.

Gleich nach Eingang der Summe überwies ich den ausstehenden Unterhalt für meine Tochter, die längst fälligen Kosten der Gerichtskasse sowie den restlichen Betrag des Bußgelds. Im Zusammenhang mit meiner Bewährung schienen mir diese Zahlungen am wichtigsten zu sein. Von den immensen Bankschulden konnte ich nichts abzahlen. Den Rest behielt Charli auf ihrem Konto – für weitere Anwaltskosten und den Lebensunterhalt in der nächsten Zeit.

Mit dem Geld war das eigentliche Problem natürlich nicht gelöst. Ich brauchte Arbeit. Bei rund dreißig sozialen, pädagogischen und kirchlichen Einrichtungen sprach ich in der kommenden Zeit wegen einer Stelle vor, und diesmal erzählte ich von vornherein von meiner Situation. Personalleiter, die wohlwollend zugehört hatten, wurden sehr steif, wenn sie vom Grund meiner Verurteilung hörten. Irgendwann gab ich es auf. Das Stigma auf meiner Stirn blockierte jeden Anlauf. Die Strafe hatte weitreichendere Folgen als anderthalb Jahre auf Bewährung und dreitausend Mark Geldstrafe.

Trotz der großzügigen Finanzspritze konnten wir unsere durch ständige Mieterhöhungen viel zu teuer gewordene Wohnung nicht mehr halten, und eine billigere fanden wir trotz intensivster Bemühungen nicht. In der Hoffnung, woanders günstigere Wohnbedingungen zu finden, entschloß sich Charli, in einer Stadt an der Ostsee weiterzustudieren. Der pure Zufall spielte uns dort innerhalb kürzester Zeit eine Wohnung zu.

Günstig und riesengroß. Zwei Monate später fanden wir uns in dieser geräumigen Wohnung wieder, in einem zauberhaft gelegenen Bauernhaus, mit einem üppigen Garten und Vermietern, zu denen man sich beglückwünschen konnte. Und das zu einem Preis, der fast um die Hälfte günstiger war als der unserer ersten Wohnung. Um uns herum gab es nur Wiesen und Felder. Es war einfach toll. Gerade zehn Minuten brauchten wir bis zum Strand. Wir hatten eine Oase gefunden, um die uns viele beneideten.

Kurze Zeit nach dem Prozeß war der Familienname meiner Tochter auf Antrag meiner Exfrau hin von der zuständigen Oberkreisbehörde geändert worden. Gegen diese Namensänderung hatte ich Widerspruch eingelegt. Am 7. Juni 1990 hatte die Behörde den Widerspruch als unbegründet zurückgewiesen: »Gerade nach sexuellem Mißbrauch durch den Kindesvater besteht zu diesem eine unüberbrückbare Distanz; bei der Mutter findet sie (die Tochter) Geborgenheit, sie hilft ihr, die schlimmen Erfahrungen zu verkraften.«

Natürlich hatte ich in meinem Widerspruch den bei Herrn Strate in Arbeit befindlichen Wiederaufnahmeantrag erwähnt und darum gebeten, mit der endgültigen Namensänderung so lange zu warten, bis darüber entschieden sei. Dazu hieß es: »Allein eine angestrebte Wiederaufnahme ohne nähere Begründung rechtfertigt die Aussetzung des Namenänderungsverfahrens nicht.«

Ich hatte Herrn Strate über den Stand der Namensrechtssache informiert und ihm den Grund geschildert, warum ich als Vater nicht zulassen konnte, daß Annas Name geändert würde. Es machte mich fast wahnsinnig, daß meine Exfrau mit dem vom Landgericht »zweifelsfrei« festgestellten sexuellen Mißbrauch einen Freibrief hatte, mit dem sie ihre sämtlichen Interessen durchsetzen konnte. Meine verbliebenen Freunde konnten nicht recht nachvollziehen, warum ich einer Namensänderung nicht zustimmte. Doch ich wollte die Identität meiner Tochter nicht durch ein nie geschehenes Verbrechen beeinflussen lassen. Die Wahrheit würde ans Licht kommen, und wenigstens ein Gericht würde mir irgendwann Gehör schenken. Sollte meine Tochter dann den Wunsch nach einer Namensänderung äußern, würde ich der letzte sein, der ihr diese Bitte verweigerte. Cornelia hatte zwar ausgesagt, Anna wolle ihren Namen ändern lassen, aber außer Cornelia konnte das niemand bezeugen.

Ich hatte Herrn Strate gebeten, bezüglich der Namensänderung gerichtlich gegen die Behörde vorzugehen, und am 18. Juni 1990 hatte er die Klage gegen die Entscheidung des Oberkreisdirektors am zuständigen Verwaltungsgericht eingereicht. Der Klageschrift beigefügt war die Analyse von Dr. Rexilius, die dem Gericht die Absurdität des mir unterstellten Mißbrauchs vor Augen führen und so die Namensänderung verhindern sollte. Vor wenigen Tagen hatte ich nun ein Schreiben vom zuständigen Verwaltungsgericht bekommen, in dem mir der Verhandlungstermin mitgeteilt wurde. Hätte ich doch nur ein einziges Mal mit Anna reden können …

»Bernd, du mußt dir etwas einfallen lassen.« Charli hatte schlechte Laune. Stumm legte sie mir ihre Kontoauszüge auf den Tisch und wartete, bis ich sie durchgesehen hatte. Es sah nicht gut aus. Zwar waren die wichtigsten Schulden bezahlt, und wir waren einige Monate über die Runden gekommen, aber der Geldsegen war auf einen kläglichen Rest zusammengeschrumpft. Arbeit hatte ich trotz größter Anstrengung nicht gefunden.

Ich sah Charli nur schweigend an.

»Entweder putzt du wieder Autos, oder du entschließt dich endlich, zum Sozialamt zu gehen.«

Immer noch schwieg ich, starrte vor mich hin und suchte nach einer Antwort. Tatsächlich konnte es so nicht weitergehen. Langsam schaute ich zu Charli auf. Meine Handgelenke wollte ich nicht noch mehr kaputtmachen, also blieb wirklich nur eine Möglichkeit – der Gang zum Sozialamt. Hundeelend fühlte ich mich während der nächsten Tage. Dann raffte ich mich auf.

Wie zufällig schlenderte ich an dem Gebäude vorbei und blieb einige Meter weiter stehen. Ich tat, als betrachtete ich die

Auslagen einer kleinen Herrenboutique und beobachtete aus den Augenwinkeln die in das Gebäude ein- und ausgehenden Menschen. Der Ort, in dem wir jetzt lebten, war überschaubar. Das legte die Vermutung nahe, daß es im Gegensatz zu den großstädtischen Einrichtungen, in denen die Bittsteller scharenweise in die Ämter strömten, hier relativ persönlich zuging. Langsam schlenderte ich zum Eingang. Durch die gläserne Tür sah ich einen langen Flur, der mich unangenehm an Gerichte erinnerte. Den Flur entlang standen schlichte Stahlrohrstühle mit gebogenem schwarzem Sperrholz als Sitzfläche. Nüchtern, sachlich, bitter. Eine Gestalt hockte nach vorn gebeugt vor einer der Türen und wartete. Aus einer anderen Tür kam eine Frau und setzte sich neben einen alten Mann. Sie grüßte nicht. Auch der Mann sah nicht auf, saß einfach nur bewegungslos da. Ich schaute kurz an mir herunter. Im Verhältnis zu den Menschen in dem langen Flur war ich gekleidet wie ein Galan – Überbleibsel aus besseren Tagen. Mein Herz klopfte. Ich sah nach rechts und links, entdeckte kein bekanntes Gesicht und betrat dann den Flur. Der Mann saß nicht mehr da. Ich stieß eine zweite gläserne Pendeltür auf, warf einen kurzen Blick auf die Frau, lächelte sie unsicher an und setzte mich, einen Stuhl zwischen ihr und mir freilassend, mit verschränkten Armen auf die vordere Kante dieser wenig einladenden Sitzgelegenheit. Ich verharrte nur kurz in dieser Position, dann stand ich wieder auf, ging hinaus, ein Stück um das Gebäude herum und drehte mir eine Zigarette.

Früher hatte ich, wie so viele Leute, die arrogante Klischeevorstellung gehabt, daß sich hier nur Taugenichtse, Vagabunden und Arbeitsscheue ihren Lebensunterhalt auf Staatskosten abholten. Jetzt, da ich rauchend und nervös auf dem gepflasterten Platz stand, war ich einer von diesen Taugenichtsen. Ich hatte meine eigene Einstellung diesen Menschen gegenüber nicht vergessen. Scham über meine damalige Arroganz füllte mich aus, und in meiner eigenen Betroffenheit und mit meinem neuen Wissen über schicksalhafte Lebenswege konnte ich über die nur noch die Nase rümpfen, zu denen ich vor einigen Jahren selbst noch gehört hatte. Wie mochte sich wohl die Frau dort gefühlt haben, als sie das erste Mal auf dem Weg hierher gewesen war? Während ich den Rauch in meine Lungen sog, schweiften meine Gedanken zu meinen Eltern, die sich soviel Sorgen um mich machten und doch vom wahren Ausmaß meiner Misere nichts ahnten. Ihr Sohn drückte sich jetzt vor den Türen eines Sozialamts herum und wußte nicht, wie er der Peinlichkeit entgehen sollte, um seinen Lebensunterhalt zu bitten. Wie würde es meiner Tochter gehen, wenn sie alt genug sein würde, zu begreifen, was ihre eingeübten Worte in Bewegung gesetzt hatten, wenn sie verstehen würde, daß sie von ihrer Mutter zum Werkzeug gemacht worden war?

Die Frau von eben kam jetzt heraus. Mit einem Fuß hielt sie die Tür auf, faltete sorgfältig einen Scheck zusammen, ließ ihn in ihrer abgetragenen Handtasche verschwinden, trat auf den gepflasterten Platz und ließ die Tür hinter sich zuschlagen. Es gab kein Zurück mehr. Jetzt mußte ich da rein. Wieder betrat ich den gebohnerten Flur. Niemand war mehr zu sehen. Ich las das kleine Schildchen an der Wand neben dem Türrahmen: »Sozialamt«. Im Flur ging ich einige Schritte hin und her, zögerte einen Augenblick, atmete noch einmal tief durch und klopfte. Keine Antwort. Vorsichtig drückte ich die Klinke und schob meinen Kopf durch den Türspalt. Ohne aufzublicken, sprach mich der Mann hinter dem Schreibtisch an.

»Moment bitte. Ich rufe sie rein.«

Ich murmelte ein »Verzeihen Sie bitte« und zog die Tür leise ins Schloß zurück. Ich konnte nicht einschätzen, wie lange ich wartete. Vielleicht eine Viertelstunde oder auch nur zwei Minuten. Der Beamte öffnete, ohne sich sehen zu lassen, die Tür, rief »Bitte«, und als ich das Zimmer betreten hatte, saß er schon wieder hinter seinem Schreibtisch.

»Was kann ich für Sie tun?« Nachdem er einige Blätter zur Seite geschoben hatte, schaute er mich das erste Mal an. Unruhig drehte ich mein Feuerzeug zwischen meinen Fingern und wartete darauf, daß mein Mund etwas sagte. Der Mann schien meine Betroffenheit zu spüren und legte seine bürokratische Sachlichkeit ab. »Also – was kann ich für Sie tun?«

»Mmh.«

»Sie kommen doch sicherlich nicht zum Spaß zu mir. Haben Sie nur Mut.« Er hatte sich zurückgelehnt und lächelte mich erwartungsvoll an.

Der erste Druck war von mir genommen. Ich begann ihm meine Geschichte zu erzählen. Doch schon nach den ersten Sätzen unterbrach er mich und ließ seine Atemluft durch die Lippen pfeifen.

»Was? Anderthalb Jahre? Dann müssen Sie ja ganz schön was auf dem Kerbholz haben.«

»Das ist ja mein Problem. Ich – ich habe nichts auf dem Kerbholz, ich wurde zu Unrecht verurteilt.«

»Sie können mir viel erzählen. Wenn Sie nichts auf dem Kerbholz hätten, wären Sie ja wohl kaum verurteilt worden. Aber was soll's. Sie wollen ja wohl Sozialhilfe beantragen, oder?«

So funktionierte das Gespräch nicht. Meine anfängliche Schüchternheit war weggeblasen. Ich war nicht hier, um den Nachweis meiner Unschuld zu erbringen oder überhaupt mit diesem Mann über Schuld oder Nichtschuld zu diskutieren. Aber das, was er gesagt hatte, konnte ich so nicht stehenlassen. Gereizt fragte ich ihn: »Sagen Sie, können wir uns auch vernünftig unterhalten?«

Er schaute erstaunt auf.

»Ich bin weder kriminell noch sonst irgendein Gestrauchelter. Und Ihr Urteil, ob ich etwas auf dem Kerbholz habe oder nicht, steht Ihnen, ohne mich zu kennen, wohl kaum zu!«

Er ignorierte meine Ausführungen. »Kommen Sie zur Sache. Was wollen Sie?«

»Zunächst will ich, daß Sie mit mir vernünftig reden!« beharrte ich auf meiner Forderung.

Ohne Notiz von dem Inhalt meiner Worte zu nehmen, drängte er: »Also, was ist? Ich habe noch andere Dinge zu erledigen.«

Jetzt reichte es mir. So kamen wir nicht weiter.

»Wenn Sie sich nicht mit mir auf einen anderen Ton einigen können, sagen Sie mir bitte, wo Ihr Vorgesetzter sitzt.«

»Wieso, was wollen Sie von dem?«

»Ich will vernünftig behandelt werden und in einem freundlichen Ton angesprochen werden. Und Ihren Vorgesetzten werde ich danach fragen, ob das hier machbar ist. Also, wo sitzt er?«

»Na, na, nun beruhigen Sie sich mal!«

»Ich will mich nicht beruhigen, sondern zu Ihrem Vorgesetzten.« Ganz ruhig sagte ich das und und sah ihn mit zusammengekniffenen Augen an. Plötzlich schwenkte er um.

»Sehen Sie, wir haben hier eine Menge Streß, da kann es schon mal passieren, daß ...«

»Glauben Sie, ich hätte in meinem Leben keinen Streß? Glauben Sie, daß ich ohne Streß hier vor Ihnen sitzen würde?« Ich zwang mich zur Ruhe und fragte noch einmal: »Können wir uns jetzt vernünftig unterhalten?«

Mit dieser Reaktion hatte er nicht gerechnet. Leichte Verlegenheit spiegelte sich in seinem Gesicht. Dieser Punkt war geklärt.

»Okay. Erzählen Sie. Streiterei bringt uns wirklich nicht weiter. Ich werde Ihnen zuhören.«

Möglichst detailliert erzählte ich ihm den Hürdenlauf der letzten Jahre. Dabei starrten mich seine Augen immer ungläubiger an.

»Das gibt's doch nicht, das hört sich ja an wie ein Gruselroman.«

»Leider ist das kein Roman, sondern Realität und belegbar.«

»Wirklich eine harte Story. Wie haben Sie das bis heute ausgehalten?« Längst hätte der Mann seine Mittagspause nehmen können, statt dessen stellte er fasziniert viele Fragen, erkundigte sich nach meinen juristischen Möglichkeiten, wollte wissen, wie eine Frau zu so etwas kommt und wie man es schafft, so ein Leben auszuhalten. Sein Resümee war knapp und wohltuend: »Ich werde Ihnen so schnell und unbürokratisch wie möglich helfen. Sie hängen ganz schön drin.«

Ich bedankte mich und ging. Um Sozialhilfe zu bekommen, mußte ich die Höhe der Rente meiner Eltern per Beleg nachweisen. Und das möglichst schnell. Ein gewaltiges Problem tat sich auf. Welche Begründung hätte ich ihnen nennen sollen, da sie völlig ahnungslos waren? Ich besprach die Angelegenheit mit meiner Schwester, und wir kamen zu dem Schluß, daß es nur eine Möglichkeit gab: Wir mußten die Bescheinigung mopsen. Ganz wohl war uns nicht dabei. Meine Schwester kannte sich in den Unterlagen meiner Eltern halbwegs aus und hatte zumindest eine Vermutung, an welchem Ort die Rentenbescheide fein säuberlich geordnet ihr nutzloses Dasein führten. Für das Wochenende darauf verabredete ich mich mit ihr bei unseren Eltern.

Sonntags plauderten wir dann über alles mögliche und waren darauf bedacht, keine verdachtsfördernden Themen anzuschneiden. Ganz beiläufig bat ich meine Eltern, zusammen mit mir einen kleinen Spaziergang zu machen. Meine Schwester, so hatten wir überlegt, würde wegen irgendeines Grundes nicht mitkommen. Ihr schien das die sicherste Methode, in Ruhe ihr Vorhaben zu erledigen. Es würde schon gut gehen, hatte sie auf meine Bedenken hin gemeint. Es ging nicht glatt. Meine Eltern, sonst selten einem Spaziergang abgeneigt, wollten nicht. Vielleicht irritierte sie, daß sie von mir noch nie den Wunsch nach einem Spaziergang gehört hatten. Meine Mutter kannte mich zu gut und spürte sofort, daß etwas nicht stimmte. Bislang hatte sie sich in ihren Ahnungen selten getäuscht. Mehrere Anläufe startete ich, beiden einen Gang durch die frische Luft schmackhaft zu machen. Doch je länger ich auf dem Thema herumritt, um so unglaubwürdiger wurde ich und um so idiotischer wurde die Situation. Schließlich brachen meine Schwester und ich in schallendes Gelächter aus. Meine Eltern waren verunsichert und taten das, was man in solchen Fällen am besten tut, sie lachten mit.

»Ihr habt doch irgend etwas vor?«

»Mama, wie kommst du darauf? Hast du Angst, wir wollten dich hintergehen?« Meine Schwester prustete erneut los. Es war wirklich komisch. Fünfhundert Kilometer war ich angereist, zweihundert Kilometer meine Schwester, und nun standen wir vor einem schier unlösbaren Problem, nur weil wir einen blöden Zettel klauen mußten.

Die geeignete Situation ließ lange auf sich warten und war ausgesprochen riskant. Mein Vater war in den Keller gegangen, um für meine Schwester ein Glas Marmelade zu holen. Meine Mutter wuselte in der Küche herum, um ihrer Torte den letzten Schliff zu geben. Kaum hatten beide die Türen hinter sich zugezogen, hechtete meine Schwester an den Schrank, hatte beim zweiten oder dritten suchenden Griff die richtige Mappe, schaffte es gerade noch, das Beutestück unter ihrem Pullover verschwinden zu lassen und die Schranktür zu schließen, da stand mein Vater auch schon wieder im Zimmer. Als meine Schwester sich hinsetzte, knisterte es leise.

Wenige Tage später schlich ich zum zweitenmal um das Sozialamt herum, meine Unterlagen fein säuberlich in einer Plastiktüte verstaut. Wieder kundschaftete ich vorher aus, ob Menschen vor der Tür saßen und auf ihre spärlichen staatlichen Almosen warteten. Niemand war da. Ich gab mir einen Ruck, betrat zum zweitenmal den tristen Flur und pochte zaghaft an die Tür.

»Herein. Ach, Sie sind's«, lächelte der Beamte, »nehmen Sie bitte Platz. Haben Sie Ihre Unterlagen zusammen?«

»Ja, ich hoffe, es fehlt nichts.«

Er war freundlich und unser Gespräch verlief sehr angenehm.

»Wenn Sie bitte hier unterschreiben wollen.« Meine Unterschrift war krakelig.

»Danke. Sie können sich jetzt mit diesem Schein im Büro nebenan das Geld geben lassen. Denken Sie bitte daran, möglichst schnell die Sache mit Ihrer Krankenkasse zu regeln, damit wir die Beiträge überweisen können.« Er drückte mir einen gelben Zettel in die Hand, und wenig später stand ich vor einer Dame mit rotlackierten Fingernägeln. Sie warf einen prüfenden Blick auf das Formular, zeichnete es gegen, holte aus einer Schublade das Geld und blätterte es vor mir auf den Tisch. Ich hatte, während ich das Geld an mich nahm, ein ausgesprochen mieses Gefühl. Eine Horrorvision hatte sich verwirklicht. Ich war Sozialhilfeempfänger.

Ich erinnere mich noch sehr gut daran, wie ich anschließend an den Geschäften des Städtchens vorbeibummelte und mir die

Auslagen mit dem Bewußtsein ansah, mir auf lange Zeit von all den Dingen nichts kaufen zu können. Mein kompletter bescheidener Besitz war längst sicherheitsübereignet. Das einzige, was mir geblieben war, war mein ungebrochener Wille, mich von meiner Exfrau nicht kleinkriegen zu lassen und den Gerichten die Stirn zu bieten.

»Ist doch toll. Ich weiß gar nicht, was du hast. In deiner Situation solltest du froh sein, wenigstens die paar Mark zu haben, und mich hast du auch. Ist das nichts?« Charli beugte sich zu mir herüber und drückte mir zur Bestätigung einen Kuß auf die Lippen.

Wie sehr hätte ich mir ihre Lebenshaltung gewünscht, ihren Optimismus in allen Situationen, ihre beschwingte Lebensfreude. Ein Trauerkloß war ich nie gewesen, doch die letzten Jahre hatten mich weit in diese Richtung gebracht.

Etliche Monate waren seit der ersten Kontaktaufnahme mit meinem neuen Rechtsanwalt vergangen. Bislang lag mir der Wiederaufnahmeantrag noch nicht vor. Bereits zu Beginn unserer Gespräche hatte er mir gesagt, wie arbeitsaufwendig das Erstellen eines Wiederaufnahmeantrages sei. Ich müsse mich in Geduld fassen. Einige Wochen würde es mit Sicherheit dauern. Zwischendurch hatte ich mich in seinem Büro nach dem Stand der Dinge erkundigt. Fast entrüstet hatte ich die Sekretärin sagen hören: »Wo denken Sie hin? Ein bißchen müssen Sie schon noch durchhalten.«

Krankenversicherung! Vier Wochen nach meinem zweiten Besuch im Sozialamt erinnerte mich ein uralter, zerfledderter Wisch von meiner Krankenversicherung, der mir aus einem Ordner entgegenflatterte, an diese wichtige Angelegenheit. In meiner Erleichterung, das Sozialamt zu verlassen, hatte ich diese Sache völlig vergessen. Siedendheiß fiel mir jetzt der Beamte ein. Ich hatte ihm versprochen, das gleich am nächsten Tag in die Hand zu nehmen. Es würde ein Problem werden, dessen war ich mir sicher.

Immer in der Hoffnung, in einiger Zeit doch noch freigesprochen zu werden, hatte ich meine private Krankenversicherung regelmäßig weiterbezahlt. Als Lehrer war ich beihilfeberechtigt und hatte deswegen höchstens ein Drittel der sonst üblichen Beiträge zu entrichten. Diesen Betrag hatte ich mir Monat für Monat abgezwackt, damit ich im Fall eines Freispruchs zu denselben Bedingungen in der privaten Kasse bleiben konnte. Ich hatte die Privatkasse nicht über meinen Rausschmiß aus dem Beamtenverhältnis informiert, wohl wissend, daß die Beiträge dann in für mich unerschwingliche Höhen geschnellt wären. Ich war der irrigen Ansicht, im Fall einer Krankheit meinen Beiträgen gemäß wenigstens zu einem Drittel versichert zu sein. Zusätzlich war ich während meiner Arbeit in der Behinderteneinrichtung in einer Ersatzkasse gewesen, die jedoch nach dem Ende meiner Tätigkeit dort den Vertrag gekündigt hatte.

Unwissend wie ich war, glaubte ich, daß mich als Sozialhilfeempfänger wenigstens eine gesetzliche Krankenkasse versichern müßte. Genau diese Unwissenheit sollte sich in kürzester Zeit zu einem äußerst unangenehmen Dilemma ausweiten.

Telefonisch machte ich einen Termin mit der Angestellten einer gesetzlichen Krankenkasse aus und saß zwei Stunden später vor ihrem Schreibtisch. Mit blumigen Worten und einer erfunden Geschichte erklärte ich ihr, warum ich in diese Krankenkasse eintreten wollte. Sie hörte sich meine Story gelangweilt an.

»Waren Sie schon irgendwann bei uns versichert?«

»Nein, bisher noch nicht.«

»Wo waren Sie vorher versichert?«

»Bei einer anderen Kasse. Ist denn das wichtig?« Ich setzte mein charmantestes Lächeln auf. »Schließlich möchte ich doch Kunde bei Ihnen werden, das sollte Sie doch eigentlich freuen, oder?«

»War das eine gesetzliche oder private Versicherung?« Nicht die leiseste Regung zeigte sich auf ihrem Gesicht. Ihrem Äußeren nach hatte ich sie anders eingeschätzt.

»Das tut doch sicher nichts zur Sache.« Ich hatte es satt, ständig in Büros Erklärungen abgeben zu müssen.

»Tja, wenn Sie mir das nicht sagen können, weiß ich nicht, ob Sie die Voraussetzungen erfüllen, um in unsere Kasse eintreten zu können.«

»Aus welchem Grund?«

»Da gibt es mehrere Gründe. Einer ist, wenn Sie vorher nicht entsprechend versichert waren.« Ich mußte passen. Sie gewann das Tauziehen.

»Ich war kurze Zeit in einer gesetzlichen Kasse.« Von meiner noch bestehenden »Drittelversicherung« bei der privaten Kasse sagte ich nichts.

»Wie lange waren Sie dort versichert?« Kühl und unpersönlich sah sie mich an.

»Relativ kurz.«

»Und wo waren Sie sonst versichert«, fragte sie erneut und ohne Betonung. Sie hatte gewonnen. Ich wollte etwas von ihr, also gab ich mit einem gequälten Grinsen meine Verteidigungslinie auf.

»Ich war in einer Privatversicherung.«

Für einen kurzen Augenblick hob sie ihre Augenbrauen, ohne etwas zu sagen. Die Frau war trocken wie ein Heuhaufen.

»Waren Sie in den letzten Jahren länger als insgesamt zwölf Monate in einer gesetzlichen Kasse?« Diese Frage hörte sich mächtig danach an, als wollte sie mir gleich eine unangenehme Verordnung um die Ohren schlagen.

»Nein, vielleicht drei oder vier Monate.« Mir schwante Übles.

»Dann können wir Sie nicht bei uns aufnehmen.« Ein wenig Mitleid in ihrer Stimme hätte mir jetzt gutgetan.

»Warum nicht? Soweit ich informiert bin, müssen Sie doch jeden aufnehmen.«

»So? Müssen wir das? Ich glaube, Sie sind mit Ihren Informationen nicht ganz auf dem neuesten Stand.« Sie ließ mich zappeln wie einen Fisch auf dem Trockenen.

»Aber das kann doch nicht sein.«

»Doch, das kann sein. Die Aufnahmebedingungen haben sich nämlich bereits 1989 mit dem neuen Bundesversicherungsgesetz geändert.« Auch ein freundliches Lächeln hätte an dieser Tatsache nichts ändern können.

»Und wie sehen die Aufnahmebedingungen heute aus?«

»Wenn Sie nicht innerhalb der letzten fünf Jahre mindestens vierundzwanzig Monate in einer gesetzlichen Krankenversicherung waren, können wir Sie nicht aufnehmen.«

»Aber ich brauche die Versicherung.« Langsam stieg Panik in mir hoch. Denn, so hatte mich der Beamte vom Sozialamt wissen lassen, eine private Kasse würde wegen der hohen Beiträge nicht bezahlt werden.

»Wie ich schon sagte: vierundzwanzig Monate innerhalb der letzten fünf Jahre oder zwölf Monate in einem Zeitraum unmittelbar vor dem Eintritt in eine gesetzlichen Krankenkasse sind nach den derzeit gültigen Bestimmungen ...«

»Aber ...«, versuchte ich sie kläglich zu unterbrechen, doch sie unterbrach mich ihrerseits.

»... Voraussetzung, um in unserer Kasse aufgenommen zu werden. Es tut mir leid. Erfreulicheres kann ich Ihnen als Antwort nicht geben.«

Sprachlos blieb ich sitzen und schaute die Dame verblüfft an.

Dröge meinte sie: »Haben Sie noch Fragen, kann ich sonst noch etwas für Sie tun?«

»Nein, wenn das alles nicht geht, wohl nicht.« Ich erhob mich, sagte wie ein braver Schüler »Auf Wiedersehen« und ging.

»So ein Mist!« Jemand, der mir auf der Treppe entgegenkam, fragte erstaunt: »Bitte?«

»O, Entschuldigung, das hatte nichts mit Ihnen zu tun.«

»Ja, ja, mit den Krankenkassen hat man nur Ärger.« Ich nickte zustimmend.

Auf der Straße suchte ich mir kurzentschlossen eine Telefonzelle, rief den Beamten vom Sozialamt an und erläuterte ihm mit wenigen Worten die Sachlage.

»Dann müssen wir wohl in den sauren Apfel beißen. Versuchen Sie, mit Ihrer Privatkasse zu reden. Hoffentlich gibt es da wenigstens keine Probleme. Eigentlich hätten Sie die viel früher über Ihren ungewollten Ausstieg aus dem Beamtenverhältnis unterrichten und den vollen Beitrag bezahlen müssen. Aber versuchen Sie's.«

»Das stimmt schon. Allerdings habe ich die Versicherung seitdem nicht in Anspruch genommen und den Beitrag immer pünktlich bezahlt.«

»Aber nicht in der Höhe, wie er hätte sein müssen.«

»Na ja, man wird sehen. Ich denke, das haut schon hin. Werde gleich morgen nachfragen.« Mehr als verbalen Optimismus konnte ich nicht aufbringen. Das sah böse aus.

Charli war bereits zu Hause. Eine Vorlesung war ausgefallen. Sie stand in der Küche und brutzelte zwei Spiegeleier. Mit vielen Gedanken im Kopf stellte ich mich ohne Begrüßung zu ihr und bat sie, für mich zwei Eier mitzubraten.

»Kannst du nicht wenigstens Guten Tag sagen?«

»Guten Tag«, antwortete ich müde.

»Du bist vielleicht ein schlaffer Typ.«

Sie hatte verdammt recht. Jeglicher Elan war längst auf der Strecke geblieben. Oft hing ich meinen Gedanken nach, träumte aus dem Fenster und war kaum zu Aktivitäten zu bewegen. Charli war eine leidenschaftliche Tänzerin, ging gern spazieren, fuhr gern Fahrrad – und ich war schlaff wie ein nasser Sack. Nicht die eindringlichsten Bitten konnten mich bewegen, aufs Fahrrad zu steigen oder gar in die Diskothek mitzukommen, wobei die Abneigung gegen letztere nicht in meiner Unlust am Tanzen begründet war. Verständlicherweise wollte Charli nicht nur in Diskotheken gehen, um zu tanzen, sondern auch, um ihre Kommilitonen zu treffen. Doch das war für mich ein gewaltiges Problem. Es wäre nicht ausgeblieben, daß ihre Freunde mir Fragen über mich und meinen Beruf gestellt hätten, und das wollte ich vermeiden. Ich fühlte mich in meiner Mittellosigkeit und als vorbestrafter Sozialhilfeempfänger entsetzlich klein. Solange ich mit Charli allein war oder mit Leuten zusammenkam, die meine Probleme kannten, konnte ich mich halbwegs öffnen und unbefangen reden. Fremden Menschen gegenüber hatte ich gerade im Lauf der letzten Zeit Kontaktängste entwickelt. Es fiel mir von Mal zu Mal schwerer, auf Menschen zuzugehen und mit ihnen unbefangen zu plaudern.

Meine ehemalige Lockerheit war einer verhängnisvollen inneren Verkrampfung gewichen. Ich war furchtsam geworden. Mißtrauisch jedem Lächeln gegenüber fing ich allmählich an, Menschen eher als Feinde zu betrachten, und ich wurde argwöhnisch, wenn jemand mir Mitgefühl entgegenbrachte. Eine Art innere Vereinsamung machte sich breit und ließ mich ständig auf der Hut sein. Viele Menschen waren bei Begegnungen mit mir verunsichert, konnten mich nicht einordnen oder fanden mich arrogant. Ich versuchte oft, Charli meine Distanz gegenüber Mitmenschen zu erklären, aber sie konnte das nicht nachvollziehen: »Ist doch völlig egal, was andere denken. Es tut dir doch keiner was.« Wirklich verstehen konnte sie meine Ängste nie. Sie war eben Charli – ein Mensch, der soviel von dem besaß, was auch ich noch besessen hatte, als wir uns kennenlernten: Lebensfreude. Ich hatte mich verändert. Und diese Veränderung, dieser Unterschied zwischen uns, würde irgendwann unüberwindbar werden.

Endlich hatte ich die zuständige Dame für meine private Krankenversicherung am Apparat.

»Wie lange sind Sie bereits aus dem Beamtenverhältnis ausgeschieden?«

»Zirka vierzehn Monate.«

»Geben Sie mir bitte Ihre Versicherungsnummer, ich schaue mal nach.« Ich gab ihr die Nummer, und es dauerte einen Moment, bis ihr Computer meine Daten auf den Bildschirm brachte. »So, dann wollen wir mal sehen. Wie lange, sagten Sie, ist es her?«

»Etwa vierzehn Monate.«

»Sie haben nach Ihrer Entlassung aus dem Beamtenverhältnis Ihre Beiträge bei uns nicht erhöht?«

»Nein, das habe ich nicht. Allerdings habe ich seitdem Ihre Versicherung auch nicht in Anspruch genommen.« Mir fielen die Worte des Beamten vom Sozialamt wieder ein, und ich spürte, wie meine Hände feucht wurden. Bei einem Rausschmiß aus dieser Kasse hätte ich keine Chance mehr, mich irgendwo neu krankenversichern zu lassen.

»Wir haben da ein Problem, Herr Herbort. Sie hätten uns nämlich bis spätestens zwei Monate nach Ihrer Entlassung aus dem Öffentlichen Dienst eine Mitteilung machen müssen. Sie wären dann aufgefordert worden, den entsprechend höheren Beitrag zu zahlen. Sie haben die Frist verstreichen lassen, es tut mir leid. So wie es aussieht, ist da nichts mehr zu machen. Wir werden Ihnen wohl kündigen müssen.«

»Was heißt das im Klartext?« Die Frage war überflüssig. Natürlich wußte ich, was das zu bedeuten hatte. Mir lief es heiß und kalt den Rücken runter.

»Es heißt, daß Sie nicht krankenversichert sind. Warum haben Sie sich nur nicht rechtzeitig bei uns gemeldet?«

Ich war stocksauer. Achtunddreißig Jahre war ich in der Krankenkasse Mitglied gewesen, hatte außerordentlich selten Ärzte konsultiert, und jetzt sollte ich rausfliegen.

»Das kann doch nicht angehen. Ich bin seit fast vierzig Jahren in Ihrer Kasse, meine Eltern sind seit ungefähr fünfzig Jahren bei Ihnen versichert, da können Sie mich doch nicht einfach rausschmeißen. Das kann doch nicht sein.«

»So leid es mir tut, ich kann Ihnen keine andere Auskunft geben. So sind unsere Bestimmungen.«

»Ich habe doch die Kasse in den letzten eineinhalb Jahren gar nicht in Ansspruch genommen. Glauben Sie nicht, daß eine Ausnahme möglich ist, wenn es um einen sozialen Härtefall geht?«

»Ich sagte Ihnen bereits, so sind unsere gesetzlichen Bestimmungen.« Ich konnte es nicht glauben.

Es wäre wirklich ein Wunder gewesen, wenn irgend etwas glatt gelaufen wäre. Falls ich krank werden oder einen Unfall haben sollte, saß ich verdammt in der Klemme. Die gesetzliche Krankenkasse konnte mich aufgrund gesetzlicher Bestimmungen nicht übernehmen, die private Krankenkasse schmiß mich raus, ebenfalls aufgrund gesetzlicher Bestimmungen. Zwei Tage später bestätigte mir ein auf Versicherungsrecht spezialisierter Anwalt die Richtigkeit der unangenehmen Information. Schon sah ich mich im Geiste mit geplatztem Blinddarm vor verschlossenen Krankenhaustüren wälzen oder mit zusammengeschnorrten zwanzig Mark einen Zahnarzt um Hilfe gegen meine Zahnschmerzen anbetteln. Diese und ähnliche grausige Phantasien noch überdeutlich vor Augen, rief ich kurzentschlossen tags darauf in der Zentralstelle der Privatversicherung an und ließ mich gleich mit dem Chef verbinden. Ich hielt mich sehr bedeckt, denn ich wollte ein persönliches Gespräch. Nur widerstrebend stimmte er einer Terminvereinbarung zu.

Drei Tage später reiste ich an. Ich war gewillt, vor ihm die kleinsten Brötchen meines Lebens zu backen und ihm, wenn man so sagen kann, eine gesetzlose Entscheidung zu entlocken. Meine Kleidung hatte ich sorgfältig ausgewählt: etwas trist, unscheinbar, aber mit Bügelfalte. Meine alten schwarzen Schuhe wirkten ärmlich, blitzten jedoch, als seien sie mein ausschließlicher Lebensinhalt. Über die Rezeption ließ ich ihn telefonisch von meinem Erscheinen unterrichten und wartete in der überproportionierten Marmorhalle neben einem plätschernden Springbrunnen. Dann kam er. Mit einer Haltung, die eine hohe Position verriet, steuerte er, nach sparsamem Wortwechsel mit dem Herrn von der Rezeption, lächelnd auf mich zu.

»Herr Herbort, wenn ich recht vermute.«

Ich deutete eine Verbeugung an und traute mich nicht, mich wieder aufzurichten. Er war zwar hocherhobenen Hauptes auf mich zugekommen, war aber deutlich kleiner als ich. Das war nicht gut. Umgekehrt wäre es besser gewesen.

»Gehen wir in die Cafeteria, da können wir uns in Ruhe unterhalten.« Er machte einen sympathischen Eindruck.

»Ja, danke, eine gute Idee.« Wie ein Hündchen ging ich in respektvollem Abstand hinter ihm her. Sein fehlendes Jackett ließ eine bescheidene Hoffnung auf eine nicht allzu starre Haltung zu.

In der Cafeteria steuerte er zielstrebig auf einen Fensterplatz zu und bat mich, Platz zu nehmen.

»Ich hoffe, es ist Ihnen hier recht?« fragte er verbindlich.

»Ja sicher. Wunderschöner Blick nach draußen.« Wie sollte ich das Gespräch nur anfangen?

»Kaffee?« Wollte er mich etwa einladen? Peinlich.

»Ja, danke. Aber ich mache das schon«, beeilte ich mich zu sagen.

»Ich bitte Sie, das geht auf Kosten des Hauses.« Schon stand er an der Theke und ließ die diensteifrige Bedienung zwei Tassen Kaffee einschenken.

Am Tisch zeigte sich unser Größenunterschied überdeutlich. Er war wirklich ein kleines Männlein, und da nützte es auch nichts, zusammengesunken und mit gebeugtem Rücken dazusitzen. Er blieb kleiner als ich.

Im Lauf des Gesprächs merkte ich jedoch, daß ich auf einen sehr verständnisvollen Menschen getroffen war, vor dem man sich nicht klein zu machen brauchte. Er war selbstbewußt, redegewandt und sehr nett.

Während einer zweiten Tasse und nachdem ich offen meine ganze Situation geschildert hatte, zeigte er sich zuversichtlich.

»Haben Sie noch eine halbe Stunde Zeit? Ich werde sehen, was unsere Rechtsabteilung dazu zu sagen hat. Im Prinzip sehe ich keine allzugroßen Schwierigkeiten. Sie sind ja, wenn ich so sagen darf, ein alter Kunde. Und auf dem Kulanzweg können wir Ihnen bestimmt helfen. Es kann ja nicht in unserem Interesse sein, jemanden einfach fallen zu lassen, wenn er so dringend Hilfe braucht. Die rein rechtlichen Bedingungen sehen allerdings tatsächlich sehr schlecht aus. Ich will es trotzdem versuchen.« Kopfschüttelnd fügte er hinzu: »Ihre Geschichte ist ja wirklich kaum zu glauben.«

Ich nickte ihm nur dankbar zu.

Zwanzig Minuten später kam er schmunzelnd mit einem kleinen Bündel Formulare zurück. Es war nicht das Lächeln eines Menschen, der schlechte Nachrichten brachte, und das ließ mein Herz höher schlagen. Dieser fremde Mann hatte sich für mich eingesetzt. Einfach nur so. Ein schönes Gefühl.

»Herr Herbort, ich darf Ihnen eine erfreuliche Mitteilung machen ...«

Eine halbe Stunde später war ich wieder versichert und hielt meine Police wie einen wertvollen Schatz in meiner Hand. Ich war unglaublich erleichtert.

Man erlebt es nicht oft, daß sich zwischen zwei Menschen spontan große Nähe entwickelt. Einer dieser seltenen Augenblicke hatte ich gerade erlebt. Und als er zum Abschied meinte: »Ich freue mich wirklich, daß ich Ihnen helfen konnte«, wußte ich, es war ehrlich gemeint.

Die Kosten der Krankenversicherung übernahm das Sozialamt, und ich hatte eine große Sorge weniger. Ergänzend sei erwähnt, daß es nicht Gepflogenheit der Sozialämter ist, ihren Klienten die privaten Krankenversicherungen zu bezahlen. Nur, in diesem Fall hätte das Sozialamt ansonsten sämtliche eventuell entstehenden Krankenkosten tragen müssen, und das wäre – vor allem vor dem Hintergrund, daß meine Zähne einer umfangreichen Sanierung bedurften – das Amt wohl sehr viel teurer gekommen, als die relativ hohen Beiträge der privaten Kasse.

Nach wie vor hatte ich von Herrn Strate und dem Wiederaufnahmeantrag nichts gehört. All meine Ungeduld half mir gar nichts. Wenn ich in seinem Büro anrief, um anzufragen, wann es denn endlich soweit sei, wurde ich von den entwaffnenden Worten der charmanten Sekretärin auf die Streckbank genötigt, auf der meine Geduld Stück für Stück in die Länge gezogen wurde.

Manchmal bekam ich zufällig auch Herrn Strate persönlich ans Telefon. Dann unterbreitete er mir mit sanften Worten: »Glauben Sie mir, Herr Herbort, es wird bald soweit sein. Eine, höchstens zwei Wochen noch. Können Sie solange durchhalten?« Auf meine Frage, ob das denn wirklich der endgültige Termin sei, kam dann: »Ich denke schon. Tut mir leid, daß es etwas länger gedauert hat. Ich habe Sie wirklich stiefmütterlich behandelt. Seien Sie nicht böse.«

Tatsächlich konnte ich daraufhin nicht mehr böse sein, sondern war eher ärgerlich über mich, daß ich ihn schon wieder belästigt hatte.

Das lange Warten ließ in mir immer mehr die Vorstellung wachsen, bald ein Werk höchster juristischer Kunst in Händen zu halten. Heute, nachdem Herr Strate noch zahlreiche weitere

Schriftsätze für mich ausgearbeitet hat, *weiß* ich, daß sich das Warten bei diesem Mann lohnt. Man muß sich zwar bis zum letztmöglichen Zeitpunkt in quälender Geduld üben, aber im Gegenzug erhält man danach Schriftsätze von allerhöchster Präzision und Qualität. Mit zunehmendem Wissen um diese Tatsache und mit dem Wissen, wieviel Arbeit in solchen Schriftsätzen steckt, ließ sich für mich das Warten im Lauf der Zeit immer leichter ertragen. Niemand anderen würde ich mir heute in einem so aufwendigen Rechtsstreit als Anwalt wünschen – nicht nur der hochkarätigen Ergebnisse wegen, sondern auch, weil ich diesen Anwalt als einen sehr verständnisvollen Menschen erleben durfte, auf den ich mich die ganzen Jahre hindurch absolut verlassen konnte.

Ich hatte bereits die dritte Mahnung über rund dreihundert Mark von jenem Rechtsanwalt auf dem Tisch liegen, den ich etliche Wochen zuvor aufgesucht hatte, um erneut ein Besuchsrecht für meine Tochter zu erwirken. Er hatte sich zwar wegen des fehlenden Prozeßkostenhilfeantrags geweigert, mich zu beraten, aber er hatte es sich nicht nehmen lassen, mir eine Honorarforderung für unser Gespräch zu schicken. Ich fand es äußerst dreist und vor allem ungerechtfertigt, daß er mich für eine nicht erbrachte Leistung zur Kasse bitten wollte, und hatte sein Ansinnen schlicht ignoriert. Seine immer deutlicheren Mahnungen schrieb ich in den Wind, obwohl sich ein Dilemma größeren Ausmaßes anbahnte, denn mittlerweile häuften sich die ganzen Mahnungen, vor allem von Banken und Versicherungen, auf meinem Schreibtisch. Längst waren meine Konten gesperrt, und ich lebte buchstäblich von der Hand in den Mund.

Schlag auf Schlag kamen in der nächsten Zeit diverse Pfändungsbeschlüsse, und nicht nur einmal begrüßte ich den Gerichtsvollzieher. Jedesmal hielt ich ihm erneut meine notariell beglaubigte Sicherungsübereignung meines Sachvermögens unter die Nase, und genauso oft malte er mir in den schillerndsten Farben aus, welche Konsequenzen ich zu erwarten hätte. Ich zuckte bei seinen Ausführungen mit den Schultern und wußte nichts anderes zu bemerken als: »Tja, das hört sich nicht gut an.«

Und das tat es wirklich nicht. Die Konsequenz hatte einen Namen: eidesstattliche Versicherung. Ich kannte Menschen, die eine eidesstattliche Versicherung hatten abgeben müssen. Ihr Gehalt wurde, egal, welche Arbeit sie hatten oder annahmen, sofort bis auf den Mindestsatz gepfändet. Das brachte häufig genug den Arbeitsplatzverlust mit sich und in der Folge die Unmöglichkeit, überhaupt Arbeit zu finden, da sie von den Arbeitgebern meist als sozial Aussätzige betrachtet wurden, statt als Menschen, denen durch widrige Umstände finanziell das Rückgrat gebrochen worden war.

Wie schwierig es ist, sich aus so einer Unerträglichkeit wieder herauszuwurschteln, sollte mir noch vor Augen geführt werden. Eines Tages wurde ich vom Amtsgericht aufgefordert, zur Abgabe einer eidesstattlichen Versicherung zu erscheinen. Keine Bank oder Versicherung hatte das Gericht mit dieser Aufgabe betraut, sondern der Rechtsanwalt mit seiner Forderung über dreihundert Mark.

Zehn Tage später saß ich vor einer netten Dame im örtlichen Amtsgericht, hörte mir brav ihre Erläuterungen an, unterschrieb an Eides Statt, daß ich bar jeden Besitzes sei, und war damit wieder ein Stück tiefer gesunken. Einen Vorteil hatte die traurige Geschichte allerdings: Drei Jahre würde ich vor den Forderungen der Banken und Versicherungen Ruhe haben. Letztere hatten mir – mit Ausnahme der Krankenversicherung mit dem sympathischen Chef – verständlicherweise schon längst ihren Versicherungsschutz aufgekündigt.

Meine Gläubiger wurden vom Gericht über die Abgabe meiner eidesstattlichen Versicherung benachrichtigt. Damit blieb mir die Peinlichkeit erspart, selbst die Informationen verbreiten zu müssen.

Nur wenige Tage nach diesem erniedrigenden Gang zum Amtsgericht war der Termin am Verwaltungsgericht, bei dem entschieden werden sollte, ob meine Tochter weiterhin meinen Namen tragen durfte oder ob sie von nun an gezwungen sein würde, den Mädchennamen ihrer Mutter als Bestandteil ihrer Identität zu tragen.

Schweigend saßen Charlotte und ich im Auto. Am Abend vorher hatten wir, bedingt durch die angespannte Situation der vergangenen Zeit, wegen einer kleinen Meinungsverschiedenheit einen riesigen Streit entbrennen lassen, bei dem nachher niemand mehr wußte, worum er eigentlich gegangen war. Keiner von uns war bereit gewesen, klein beizugeben. Verstockt und unnachgiebig hielten wir auch an diesem Morgen an unserer Haltung fest. Es war ein purer Machtkampf, der nicht besser hätte zeigen können, wie sehr unsere Beziehung durch den enormen Druck der vergangenen Jahre gelitten hatte. Überdeutlich spürte ich die Katastrophe auf mich zukommen. Charli würde nicht mehr lange bei mir bleiben. Diese Erkenntnis zerriß mich innerlich und nahm mir fast den Verstand. Intuitiv fühlte ich, daß alles Reden das nahende Ende unserer Lebensgemeinschaft und unserer tiefen Beziehung nicht mehr aufhalten würde. Charlotte würde gehen.

Langsam bog ich auf den Gerichtsparkplatz ein. Kurz zuvor hatten wir ein paar knappe Worte gewechselt, belanglose Sätze. Vor dem Gerichtsgebäude schob ich meine Hand in ihre und sah ihr in die Augen. »Tut mir leid wegen gestern Abend, tut mir wirklich leid.«

Sie schwieg.

»Verzeihst du mir?«

Sie wandte ihren Blick nicht ab und nickte nur mit dem Kopf. Mit sanftem Druck versuchte ich, sie an mich zu ziehen, um sie zu umarmen. Sie ging nicht darauf ein, sondern sagte nur: »Laß uns reingehen, wir sind spät dran.«

Enttäuscht und traurig ließ ich ihre Hand los.

Der Gerichtsbau war ein schäbiger Steinklotz aus den Siebzigern und hatte nichts, was man als einladend hätte deuten können. Die Sachlichkeit und Funktionalität des Gemäuers ließ nicht den Eindruck entstehen, daß hier Menschlichkeit und Freundlichkeit an der Tagesordnung seien. Und während ich im Parterre zusammen mit Charli den richtigen Raum suchte, verdichtete sich mein Gefühl, hier nicht erfolgreich rauszugehen.

Der Raum, in dem die Verhandlung stattfinden sollte, war leer. Die Nüchternheit des Gebäudes fand in diesem Raum ihre konsequente Fortsetzung. Ich spürte wie meine Hände feucht wurden und sich der altbekannte Kloß in meiner Kehle ausdehnte. So leise, wie ich die Tür geöffnet hatte, schloß ich sie wieder. Wir setzten uns auf die Holzbank vor dem Verhandlungszimmer und warteten.

Zehn Minuten mochten vergangen sein, als eine Dame auf mich zukam und mich knapp nach meinem Namen fragte. Nicht ein Lächeln, nicht eine Regung auf ihrem blassen Gesicht.

»Wenn Sie bitte eintreten wollen.«

Sie öffnete die Tür und ließ Charli und mich vorangehen. Mehrere Richter und einige Referendare hatten sich bereits eingefunden. Wenig später war die Verhandlung eröffnet und ich im Kopf völlig leer. So vieles hatte ich sagen wollen, so viele Dinge hatte ich mir zurechtgelegt – nichts fiel mir mehr ein. Die erschreckende Übermacht auf der anderen Seite lähmte meine Zunge, während der Justitiar des Kreises munter drauflos plauderte.

Bedauerlicherweise hatte Herr Strate zu diesem Termin nicht kommen können, aber er hatte einen ausgezeichneten Schriftsatz ans Gericht geschickt, der alles enthielt, was zu meinen Gunsten sprach. Von daher hatte ich auch zunächst kein nennenswertes Problem damit, nun allein vor diesen hohen Herren zu sitzen. Nur als mir dann in rasendem Tempo unverständliche Paragraphenzitate um die Ohren flogen und ich bei Fragen darauf hingewiesen wurde, daß ich ja mit Rechtsanwalt hätte kommen können, kamen mir Zweifel.

Ich war der Ansicht, das Gericht sei mir, als einem Mann aus dem Volke, zumindest soviel an Erläuterung schuldig, daß ich die Argumentation für seine Entscheidung im Namen des Volkes halbwegs nachvollziehen könnte – doch ich wurde eines Schlechteren belehrt.

Das, was der Vorsitzende allerdings überdeutlich formulierte, bezog sich auf mein Ansinnen, trotz meiner rechtskräftigen Verurteilung dem Begehren meiner Exfrau auf Namensänderung nicht stattgeben zu wollen: »Ich bin erstaunt, Herr Herbort, daß gerade Sie vor dem Hintergrund Ihrer rechtskräftigen Verurteilung der Namensänderung nicht zustimmen wollen. Für mich ist es mehr als verständlich, daß Ihre Tochter Ihren Namen nicht mehr tragen will.«

Das Urteil war im Grunde schon gefällt. Dennoch versuchte ich mit wenigen leisen Worten, dem Gericht einige Fakten näherzubringen, ihm eine andere Sichtweise zu eröffnen. Es nützte natürlich nichts. Mutterseelenallein saß Charli auf der Zuhörerbank, und ich sah ihr an, daß sie kurz davor war, ihren Kommentar abzugeben, ohne gefragt zu sein. Ich wußte, daß meine paar dürftigen Sätze in diesem kahlen Raum ungehört verpuffen würden. Und als ich verlauten ließ, ich sei unschuldig und könne nicht verstehen, daß niemand von dem Notiz nähme, was ich zu sagen hätte, meinte der Vorsitzende nur: »Ihre Schuld wurde von der Strafkammer zweifelsfrei festgestellt, und der Senat hat keinen Zweifel an der Richtigkeit dieses Urteils.«

»Warten Sie doch wenigstens mit der Entscheidung, bis der Wiederaufnahmeantrag von Herrn Strate vorliegt. Vielleicht kann Sie das überzeugen«, lamentierte ich ein letztes Mal.

Ohne meine Worte zu würdigen, fuhr er unerbittlich fort: »Herr Herbort, ich wiederhole noch einmal«, mahnend musterte er mich über den Brillenrand hinweg, »die Tatsache, daß Sie der Tat überführt wurden, sollte doch für Sie Grund genug sein, Ihre Tochter nicht noch darüber hinaus zu belasten. Fragen Sie sich mal, ob Sie nicht wenigstens das Ihrer Tochter schuldig sind. Zumindest könnten Sie jetzt Verantwortungsbewußtsein zeigen. Im übrigen hielte ich es für dringend angebracht, daß Sie Ihre Einstellung zu Ihrer Tat überdenken.«

Das saß. Ich sah nur noch hilfesuchend zu Charlotte und unterdrückte, so gut ich konnte, meine Tränen. Charli, das sah ich ihrem Gesicht an, war wütend auf mich. Ich wußte, warum. Sie hatte mehr von mir erwartet, mehr Überzeugungskraft. Im Gegensatz zu ihr hatte ich früh gemerkt, woher der Wind in dieser Verhandlung wehte. Nicht die solideste Argumentation hätte etwas retten können.

In der Urteilsbegründung konnte ich später lesen:

»Die Aussetzung der Verhandlung gemäß § 94 Vwgo hat die Kammer abgelehnt, weil sie der Auffassung ist, daß das streitige Rechtsverhältnis auf der Basis der rechtskräftigen Verurteilung des Klägers zu entscheiden ist, und darüber hinaus erstens angesichts der Rechtskraft des Strafurteils verstrichenen Zeit von mehr als einem Jahr nicht länger darauf gewartet werden kann, ob, wann und mit welchen Argumenten der Kläger einen Wiederaufnahmeantrag stellen wird, und zweitens die ausführlich und abgewogene Begründung des Strafurteils, das zudem durch einstimmigen Beschluß des Bundesgerichtshofes bestätigt wurde, für die Richtigkeit des Strafausspruchs spricht.«

Dann wurden die Ausführungen ein wenig deutlicher:

»Das öffentliche Interesse an der Fortführung des alten Familiennamens der Beigeladenen tritt hinter ihre schützenswerten privaten Interessen an der Namensänderung zurück. Für die Beigeladene ist es notwendig, die schlimmen, im Strafurteil dokumentierten Erlebnisse mit dem Kläger möglichst vollständig zu überwinden. Voraussetzung dafür ist, daß sie nicht ständig durch den alten Familiennamen an ihn erinnert wird. Nur so wird auch die wünschenswerte Nähe zur Mutter, ihrer wichtigsten Bezugsperson, dokumentiert. Die Beibehaltung des Namens ist für die Beigeladene mit besonderen Belastungen verbunden, die über die üblichen Scheidungsfolgen weit hinausgehen [...] Auch die Interessen des Klägers an der Beibehaltung des Namens der Beigeladenen stehen der Notwendigkeit der Namensänderung nicht entgegen. Er hat schuldhaft die Ursache für die besondere Schutzwürdigkeit der Beigeladenen gesetzt und muß die Konsequenzen tragen. Hinzu kommt, daß angesichts der Gründe des Strafurteils nur schwer vorstellbar ist, daß dem Kläger das Besuchs- oder gar Sorgerecht für die Beigeladene zugesprochen wird. Bei seiner Einstellung zur Tat kann seine Einflußnahme auf die Beigeladene deren Wohl nicht dienen.«

Unschuldig und so einen Text in der Hand! Das läßt einen innerlich vor Wut platzen. Man steht ohnmächtig da, zerknüllt das Urteil und pfeffert es in die Ecke. Innerlich schäumt und brodelt alles. Man erlebt uferlose Gefühle der Machtlosigkeit. Man kann noch so laut »Scheiße« schreien, es hilft nicht.

Ich glaube, niemand, der nicht Ähnliches erlebt hat, kann die Aggressionen nachempfinden, die sich innerhalb von Sekunden in einem aufbauen, gepaart mit einem unerträglichen Schmerz über diese absolute Ohnmächtigkeit gegenüber den Gerichten und über diese völlige Hilflosigkeit, mit der man die Ungerechtigkeit ertragen muß. Weder Schimpfen noch Wehklagen bringt einen weiter. Man kann nur versuchen, sich mit stoischer Gelassenheit in sein Schicksal zu fügen, will man nicht vor die Hunde gehen.

Wieder einmal hatte es Cornelia geschafft, wieder einmal saß sie ein Stückchen sicherer im Sattel, und wieder einmal mußte ich mich mit aller verbliebenen Kraft daran erinnern, daß ich niemals aufgeben wollte.

Wie lange war es jetzt schon her, daß meine Tochter mich das letzte Mal gesehen hatte? Würde sie sich überhaupt noch an mich erinnern? War es wirklich so, daß sie mich nicht mehr sehen wollte? Setzte ihre Mutter weiterhin all ihre Macht ein, um Anna gefügig zu machen und Stück für Stück den Vater in Annas Kopf zu zerstören? Wie weit würde sie noch gehen?

Mir fiel das Protokoll von Annas erster Vernehmung bei der Kripo wieder ein:

»Bist du denn ein bißchen traurig darüber, daß du nicht mehr zu Papa gehst?«

»Ich verstehe das gut, daß Mutti mir das verbietet. Ich möchte jetzt auch nicht mehr zu Papa, weil ich das verstehe, daß Mutti gesagt hat ›ich verbiete es dir‹. Weil ich jetzt endgültig weiß, daß die Krankheit nicht mehr weggeht.«

»Ist Papa denn krank?«

»Ja, das nennt man dann so. Er ist nicht so krank, daß er im Bett liegt, sondern er ist im Kopf krank. So nennt man das.«

Wenige Tage nachdem ich die Urteilsbegründung des Verwaltungsgerichts in die Hand bekommen hatte, stand mein Entschluß fest. Mehrmals hatte ich die Seiten durchgelesen, und nach jedem Lesen war mir klarer geworden, daß ich dieses Urteil nicht akzeptieren wollte. Wieder und wieder wog ich ab, ob der Gang zum Oberverwaltungsgericht nach den niederschmetternden Worten der ersten Instanz eine Chance bieten würde. Die Meinung aller Menschen, die ich dazu um Rat fragte, war: »Es hat keinen Sinn.«

Denke ich heute darüber nach, war ich mir, auch ohne jemanden gefragt zu haben, sicher, in einem Berufungsverfahren am Oberverwaltungsgericht keine Chance zu haben. Allen Unkenrufen zum Trotz und entgegen meiner eigenen Überzeugung rief ich Herrn Strate an und bat ihn, mit mir in die nächste Instanz zu gehen. Während ich ihm diese wahnwitzige Idee unterbreitete, sah ich förmlich durchs Telefon, wie er nur noch den Kopf über mich schüttelte.

Er holte tief Luft und sagte dann aber: »Na ja, wenn Sie sich von diesem Vorhaben nicht abbringen lassen wollen. Ich glaube zwar nicht, daß wir Erfolg haben werden, aber letztlich ist das Ihre Entscheidung. Die Möglichkeit, den Namen ändern zu lassen, ist wesentlich einfacher geworden, und vor dem Hintergrund des immer noch bestehenden Strafurteils wird da nicht viel bei herauskommen.«

Störrisch wie ein Esel beharrte ich auf meiner Entscheidung und malträtierte ihn mit meinem Ansinnen, ohne seinen fachkundigen und ehrlich gemeinten Rat anzunehmen.

Was mich damals dazu trieb, nicht auf seinen Rat zu hören, weiß ich nicht. Ich hatte großes Vertrauen zu ihm, aber ein unbestimmtes Gefühl sperrte sich in mir, seinem Ratschlag zu folgen. Es sollte noch lange dauern, bis ich mit genau dieser dickköpfigen Entscheidung eine Lawine ins Rollen brachte, eine Lawine, die zwar einige andere Figuren in diesem Kriminalspiel mitriß, mir aber das Leben rettete. Aus dieser Entscheidung sollte ein juristisches Kuriosum erwachsen, das in der bundesdeutschen Rechtsgeschichte wohl einmalig sein dürfte.

Charli und ich waren bei ihren Eltern und hatten uns den ganzen Tag gelangweilt. Es war Februar, und das Wetter war ein Graus. Entgegen meinen Befürchtungen kamen wir wieder halbwegs miteinander klar, aber beide spürten wir auch, daß viele unausgesprochene Dinge zwischen uns lagen. Keinem von uns war jedoch danach zumute, darüber zu sprechen.

Charli hatte sich entschlossen, im Rahmen ihrer medizinischen Ausbildung ein Praktikum an einer Klinik in Schottland zu machen. Nur noch zwei Tage blieben uns noch, bevor sie ihre Reise nach Edinburgh antrat. Bisher waren wir, wenige Tage ausgenommen, täglich zusammengewesen und ich wollte weiterhin bei ihr sein. Charli dagegen war vom Reisefieber gepackt, freute sich auf ihre neue, vierwöchige Aufgabe und hatte sehr viel weniger Probleme damit, daß wir uns einen Monat nicht sehen würden. In ihrer unproblematischen Art meinte sie: »Ich weiß gar nicht, was du hast. Vier Wochen sind doch keine Ewigkeit. Außerdem gibt es doch Telefone und Briefe. Also, mein Kleiner, stell dich nicht so an.«

Am Tag bevor ich sie zum Bahnhof brachte, klingelte unverhofft gegen elf Uhr das Telefon. Charlis Vater hatte den Hörer abgenommen: »Für dich, Schwiegerfreund.«

Ich war völlig überrascht, da ich nur drei oder vier Leuten die Nummer von Charlis Vater gegeben hatte. Unter anderem hatte ich sie Herrn Strates Sekretärin gegeben, damit ich für eventuelle Fragen erreichbar war.

»Herbort«, meldete ich mich irritiert.

»Strate. Ist ein bißchen spät geworden. Ich hoffe, Sie waren noch nicht im Bett.« Ich hörte an seiner Stimme, daß er gut gelaunt war.

»Nein, nein. Aber verraten Sie mir, wie ich zu der Ehre komme.«

»Dreimal dürfen Sie raten.«

»Quälen Sie mich nicht, sagen Sie es mir einfach – ich bin wirklich gespannt.«

»Es geht um Ihren Wiederaufnahmeantrag.«

»Was ist damit?«

»Fertig!«

Das war alles, was er sagte. Einfach nur knapp »fertig«. Wie Rumpelstilzchen hopste ich von einem Bein aufs andere und freute mich wie ein kleiner König. Es war geschafft.

»Endlich, ist ja Wahnsinn. Ich kann's nicht glauben.«

»Übermorgen haben Sie ihn. Wohin soll ich die Kopie schicken? An Ihre momentane Adresse oder zu Ihnen nach Hause?«

»Um Himmels willen, hierher natürlich. Super! Wirklich Klasse!« Passendere Worte fielen mir nicht ein.

Schweren Herzens brachte ich Charli zum Bahnhof. Frierend standen wir am Gleis und warteten auf den Zug. Wir hatten uns nicht viel zu sagen. Ich wußte, daß sie sich mit dieser Reise nicht nur räumlich von mir entfernte, sondern auch innerlich ein Stück weiter von mir fortgehen würde. Bevor sie in den Zug einstieg, umarmten wir uns. Keiner von uns beiden wollte den anderen loslassen. Es war, als wollten wir beide die letzten Jahre festhalten, in denen es lange, wunderschöne Phasen voller Harmonie, Verständnis und Zärtlichkeit gegeben hatte.

Während sie einstieg, drehte sie sich halb um, sah mir in die Augen und meinte: »Mach dir keine Sorgen, vielleicht finden wir noch eine Lösung.«

Ich schluckte und gab ihr dankbar einen Kuß. Ich hasse Abschiedsszenen. Deshalb sagte ich nur: »Vergiß mich nicht«, drehte mich dann abrupt um und ging zügig an der langen Wagenreihe vorbei in Richtung Ausgang. Ich sah nicht mehr zurück. Der Zug ruckte an und setzte sich langsam in Bewegung.

In den letzten Monaten hatte Charli mir mehrmals deutlich zu machen versucht, daß ein Leben mit einem Menschen, der nichts als Prozesse im Kopf hat, für sie auf Dauer nicht tragbar wäre. Sie fühlte sich in ihren Bedürfnissen nicht wahrgenommen. Meine Priorität sei das Betreiben meiner Prozesse, während das Leben an mir vorübergehe. Für sie blieb mein Kampf ein Gefecht mit Windmühlen – chancenlos und überflüssig. Oft versuchte sie mir näherzubringen, daß das Leben anderes zu bieten hätte, als sich mit Gerichten rumzuschlagen, deren Uneinsichtigkeit nicht zu knacken sei.

Ich meinerseits hatte ihr klarzumachen versucht, daß ein Leben mit diesem Fehlurteil für mich kein Leben war. Weiß Gott, für Charli hätte ich die Welt aus den Angeln gehoben – andererseits hätte ich niemals aufgegeben, weiter um meine Rehabilitation zu kämpfen. Das war der Knackpunkt. Dieser Konflikt zerriß mich, weil er nicht zu lösen war. Und deswegen drifteten unsere Wege unaufhaltsam auseinander. Trotz ihrer Liebesbekundungen spürte ich, wie Charlis Gefühle zu mir langsam aber stetig nachließen.

In der Strafsache
gegen
Bernd Herbort

beziehe ich mich auf die mit Schriftsatz vom 5. März 1990 zur Akte gereichte Vollmacht.

Ich beantrage die Wiederaufnahme des Verfahrens.

Endlich hielt ich den heiß ersehnten Schriftsatz in der Hand – 129 Seiten geballter Hoffnung. Seite für Seite verschlang ich den Text, saugte ihn Wort für Wort auf. Einige Sätze mußte ich mehrfach lesen, um den Inhalt zu begreifen. Nach und nach erschloß sich mir der filigran gearbeitete Text. Immer klarer wurde mir, daß hier ein Mann am Werk gewesen war, dessen juristisches Verständnis weit über normale Fachkompetenz hinausging. Schlagartig war mir klar, weswegen ich so lange zu warten gehabt hatte. Herrn Strate war wahrlich ein Meisterwerk gelungen.

Vergessen war meine Ungeduld, vergessen die langen Monate des Wartens und die gelegentlichen Zweifel, ob dieser Antrag jemals Wirklichkeit werden würde. 129 Seiten – das entschuldigte restlos alles. Das, so war ich mir zweifelsfrei sicher, würde die entscheidende Wende bringen. In meiner Euphorie sah ich mich schon im Gerichtssaal voller Freude über meinen Freispruch hochspringen, sah meine Freunde mit Glückwünschen auf den Lippen auf mich zueilen und las schon

in meiner Phantasie die Überschrift in der Lokalpresse: »Bernd H. – Nach drei Jahren endlich Freispruch!«
Es war mittlerweile März. Charli hatte eine Menge für ihr Studium zu arbeiten. Die vierwöchige Trennung hatte einiges zurückgebracht, was ich bei Charli schon verloren geglaubt hatte. Dennoch hatte sich an unserer Situation nichts grundsätzlich geändert. Immer wieder versuchte ich erfolglos, mir eine brauchbare Arbeit zu suchen, und wartete im übrigen auf die Entscheidung über meinen Wiederaufnahmeantrag.
Nachdem ich Charlis Vater geholfen hatte, seine Wohnung umzubauen, quälte mich eine zermürbende Langeweile, und ich hatte nichts, was mich von meiner Warterei hätte ablenken können. Dieser Zustand zwischen Bangen und Hoffen, die nicht kalkulierbare Entscheidung des zuständigen Gerichts zermürbte mich zunehmend. Meine Versuche, Charli meine Hypothesen über die Zwangsläufigkeit meines Erfolgs näherzubringen, rangen ihr bestenfalls noch ein Augenverdrehen ab. Sie war überfordert.
Als wollte ich die Entscheidung erzwingen, rief ich zwischendurch zweimal Herrn Strate an und fragte ihn, ob er nichts vom Gericht gehört habe. Er hatte nicht. Beim zweiten Mal meinte er nur freundlich:

»Vielleicht können wir uns darauf einigen, Herr Herbort, daß Sie sich nicht mehr die Mühe machen, hier anzurufen. Ich verspreche Ihnen, Sie werden im Fall einer Entscheidung umgehend von mir benachrichtigt. Sie können sich darauf verlassen.«

Auf meine Frage, ob es nicht seinerseits eine Einschätzung der Erfolgsaussichten gäbe, kam lediglich die lakonische Antwort: »Die Chancen stehen eins zu zweihundert gegen Sie. Ich bin wirklich kein Hellseher. Ich kann zwar einen Antrag stellen, aber was die Richter daraus machen, steht in den Sternen. Bleiben Sie ruhig und warten Sie ab.«

Bis zum 7. April 1991 hatte ich mich in Geduld zu fassen, dann bekam ich ein großes Kuvert zugestellt, Absender: Rechtsanwalt Gerhard Strate. Wie Blei wog die Postsendung in meiner Hand. Charli war Einkaufen gefahren. Fast behutsam legte ich den gewichtigen Brief auf den Küchentisch. Nichts hätte mich bewegen können, ihn zu öffnen. Ich war zu feige. Immer wieder kreisten meine Gedanken um den Inhalt. Immer wieder nahm ich den Brief hoch und rätselte. Spielte gedanklich beide gerichtlichen Entscheidungsmöglichkeiten durch, genoß für Augenblicke die Illusion eines für mich günstigen Beschlusses und ertrug es kaum, wenn sich das Gegenteil in meinen Gedanken verdichtete. Ich entschloß mich, Charli den Brief öffnen zu lassen. Das schien mir in diesem Dilemma die einfachste Lösung. In der folgenden Stunde rauchte ich eine Zigarette nach der anderen und malträtierte mein Gehirn.

Das Drehen des Schlüssels in der Haustür ließ mich zusammenfahren. Charli ging heikle Dinge direkt an, und ich wußte, noch bevor sie richtig sitzen würde, wäre der Umschlag offen. Während der ganzen Zeit hatte sich nach und nach in meinem Kopf eine eher positive Einstellung durchgesetzt. Nach allem, was Herr Strate dem Gericht in wohlgesetzten Worten unterbreitet hatte, durfte, nein, konnte es nach menschlichem Ermessen nur eine Entscheidung geben: die Zulassung der Wiederaufnahme des Verfahrens.

Mit einem Seufzer hob Charli zwei riesige Einkaufstüten auf die Anrichte, gab mir einen flüchtigen Begrüßungskuß und ließ sich auf den Stuhl fallen.

»Ist noch Kaffee in der Kanne?« war ihre erste Frage. Ihrem Blick entging es natürlich nicht, daß – entgegen meinem Versprechen – nichts, aber auch gar nichts aufgeräumt war.

»Wir hatten doch eine Abmachung oder?«

»Tut mir leid. Hab's nicht geschafft.« Ohne ihre Reaktion abzuwarten, hielt ich ihr das Kuvert entgegen.

»Was hat der Brief mit deiner Hausarbeit zu tun?« Beiläufig sah sie auf den Absender, und es war ihr anzumerken, daß sie nervös wurde.

»Wieso hast du den verdammten Brief noch nicht geöffnet?«

»Wieso wohl? Ich hab mich nicht getraut«, gab ich kleinlaut zu.

»Feigling.« Mit ihrem Finger ging sie in den Brieffalz und riß ungeschickt die Hülle auf. Eilig zerrte sie den Schriftsatz zutage und überflog ihn hektisch. Blätterte vor, blätterte zurück, sah mich entgeistert an.

»Was ist? Nun sag schon, was ist?«

Ganz leicht schüttelte sie den Kopf, als wollte sie mir die Wahrheit nur tröpfchenweise verabreichen. Ich sah sie erst mit verständnislosen Augen an, dann hauchte ich ein leises »Ich fasse es nicht« vor mich hin.

Charli trat hinter mich, legte ihre Hände auf meine Schultern und sagte besorgt und sanft: »Bleib ruhig, bleib ganz ruhig. Du mußt es akzeptieren. Deine letzte Chance ist vertan. Es tut mir so leid.«

Ich mußte mir Luft machen. »Diese Mistkerle! Diese verdammten Mistkerle! Ich wünsche diesen Idioten nur, daß es ihnen mal genauso ergeht. Nichts werde ich akzeptieren! Von wegen, letzte Chance vertan. Ich mache weiter. Egal wie! Ich werde weitermachen!« Meine Stimme überschlug sich fast.

»Bernd, hör auf zu kämpfen. Bitte. Es hat keinen Sinn. Du hast keine Möglichkeit mehr. Nicht die kleinste.«

»Das werden wir ja sehen! Die werden mich nicht kleinkriegen.«

Das einzige, was ich in mir spürte, war Verbissenheit. Nur noch ein Gedanke beherrschte meinen Kopf. »Charli, ich gebe nicht auf, ich kann nicht aufgeben, ich will nicht aufgeben. Ich mache weiter.«

»Bitte, hör auf. Ich halte das nicht mehr durch. Das Leben hat anderes zu bieten als solche hoffnungslosen Kämpfe. Ich will leben und nicht den Rest meines Lebens so einen Irrsinn ertragen. Ich mache da nicht mehr mit. Ich kann nicht mehr. Bernd, bitte, du machst alles kaputt.« Tränen liefen ihr die Wangen herunter.

In solchen Augenblicken konnte ich mich selbst nicht verstehen. Ich wußte, daß ich mit meiner Entscheidung unserer Beziehung endgültig den Dolchstoß versetzte. Das tat unbeschreiblich weh – und dennoch.

»Charli, ich muß weitermachen. Ich kann nicht anders. Bitte verzeih mir.« Mit zusammengepreßten Lippen hörte sie sich meine Worte an.

Langsam ging ich zum Telefon, um Herrn Strate anzurufen. Ohne meinen Namen zu nennen, bat ich die Sekretärin, mich mit ihm zu verbinden. Sie erkannte mich auch so. Nach einem »Wirklich schade, Herr Herbort« und einem »Ich versuch's mal« hatte ich ihn in der Leitung. Ohne die gerichliche Entscheidung zu erwähnen, fragte ich direkt nach den noch verbleibenden Möglichkeiten.

»Eine winzige Chance bleibt eventuell noch, aber wirklich nur eine ganz winzige.«

»Eine winzige Chance ist besser als gar keine«, sagte ich ungeduldig, »was also können wir noch machen?«

»Es gibt die Möglichkeit der Beschwerde gegen diesen ablehnenden Beschluß am nächsthöheren Gericht. Aber die Erfolgsaussichten sind extrem bescheiden.«

Einige Sekunden zögerte ich und folgerte dann: »Wenn der Gesetzgeber so eine Möglichkeit vorsieht, kann man auch Erfolg haben, sonst gäbe es die Möglichkeit nicht. Oder sehe ich das falsch?«

»Im Prinzip haben Sie recht. Nur die Aussicht auf Erfolg ist fast null.«

»Aber eben nur fast.«

Herr Strate atmete tief. »Herr Herbort, hören Sie ...«

»Stimmt's oder stimmt's nicht?« unterbrach ich seine begonnene Erklärung.

»Vielleicht würde ich an Ihrer Stelle genauso argumentieren. Ich kann Sie sehr gut verstehen, aber ...«

»Prima, dann steht ja einer Beschwerde nichts entgegen«, beharrte ich unachgiebig auf meinem Standpunkt.

Herr Strate lachte verhalten und meinte: »Sie sind unverbesserlich.«

»Richtig.«

»Wenn ich ehrlich bin, dann muß ich zugeben, ich würde genauso handeln. Ich kann Sie verstehen. Okay, machen wir weiter. Meine Einschätzung habe ich Ihnen ausreichend deutlich gemacht.«

Ich atmete tief durch und fühlte mich sehr erleichtert.

Brav bedankte ich mich für das Gespräch und wünschte ihm einen schönen Tag.

Mit seiner Zusage wirkte das Schriftstück des Gerichts schon viel weniger bedrohlich. Charli hatte sich in den Nebenraum verzogen. Während ich mir die juristischen Ausführungen zu Gemüte führte, war ich ruhig und gefaßt.

> »[...] nach Anhörung der Staatsanwaltschaft beschlossen:
>
> Das Wiederaufnahmegesuch wird als unzulässig verworfen.
>
> [...] sein Wiederaufnahmeantrag vom 11. 2. 1991 war als unzulässig zu verwerfen, da er keine neuen Tatsachen oder Beweismittel beigebracht hat, die geeignet wären, allein oder in Verbindung mit früher erhobenen Beweisen, seine Freisprechung oder in Anwendung eines milderen Strafgesetzes eine geringere Strafe zu begründen (§ 359 Nr. 5 StPo).«

Es würde hier viel zu weit führen, die einzelnen Punkte der Begründung für die Ablehnung wiederzugeben. Zusammenfassend kann man sagen: Das, was im Wiederaufnahmeantrag von meinem Anwalt so klar und logisch vorgebracht worden war, wurde mit einer Bausch- und Bogenargumentation plattgewalzt, der jede Logik und jede Einfühlung in Details fremd war. Angesichts des Umstands, daß man es angeblich mit intelligenten und gebildeten Leuten zu tun hatte, war dieses Schriftstück von ähnlicher Peinlichkeit wie der Prozeß.

Ich verstand – wieder mal – die Welt nicht mehr. Während ich meinen Kaffee schlürfte, verselbständigten sich meine Gedanken: Gerichte müssen das Volk offenbar manchmal für schwachsinnig halten, wenn sie sich erdreisten, im Namen des Volkes zu urteilen. Das Volk, das ich kenne und zu dem erfreulicherweise auch Richter und Rechtsanwälte zählen, erlebt nämlich nicht gerade selten, wie die Justiz ihr eigenes Recht schafft, wohl wissend, daß diese eigenwillige Rechtsauffassung nicht im enferntesten mit festgeschriebenem Recht oder mit dem Gerechtigkeitsempfinden des Volkes in Einklang zu bringen ist. Das, was mich als Mensch aus eben diesem Volk dabei am zornigsten macht, ist die Unangreifbarkeit der Richter und die Arroganz, die manche von ihnen zusammen mit ihren nicht zu verantwortenden Urteilen hervorbringen. Offensichtlich fühlen sich einige der Rechtsvertreter in keiner Weise den geschriebenen Gesetzen verpflichtet – Gesetzen, denen sich Richter, Staats- und Rechtsanwälte ebenso zu beugen haben wie die, auf die sie diese Gesetze anwenden.

10

Als mein Antrag auf Umgangsrecht mit meiner Tochter am Familiengericht abgeschmettert worden war, hatte ich trotz magerster Erfolgsaussichten meinen Rechtsanwalt beauftragt, am nächsthöheren Gericht Beschwerde gegen diesen Beschluß einzulegen. Zu diesem Entschluß hatte mich die dünne Hoffnung veranlaßt, dort auf Richter zu stoßen, die mehr Einfühlung in die Problematik entwickeln würden als der Familienrichter, für den nichts anderes denkbar war, als dem Urteil des Strafgerichts blind Glauben zu schenken. Doch auch die zweite Instanz verließ sich auf das Strafurteil und bestätigte den Beschluß des Familiengerichts nur zu deutlich.

Danach hatten Charli und ich nach einer Möglichkeit gesucht, Kontakt zu Anna aufzunehmen. Sollte ich einfach zu ihr auf den Schulhof gehen? Wahrscheinlich war das Lehrpersonal über mich informiert und würde die Polizei rufen. Oder sollte ich mich nach Schulschluß wie ein Dieb an meine eigene Tochter heranschleichen? Das würde Anna vermutlich in schlimme Panik versetzen, denn ihre Mutter hatte ihr sicher das reinste Schreckensbild von ihrem Vater gemalt. Wenn sie schon auf die Idee gekommen war, meiner Tochter zu suggerieren, ich würde dunkle Gestalten schicken, um Mutter und Tochter verprügeln zu lassen, so war anzunehmen, daß sie diese Phantasie im Lauf der Zeit noch ausgeweitet hatte. Vielleicht war ich in Annas Augen bereits jemand, der ein gewetztes Messer in der Hand hielt, um ihr Nase und Ohren abzuschneiden. Natürlich dachte ich auch darüber nach, Anna zu entführen. Das würde das Kind natürlich zunächst auch in Panik versetzen, aber ich hielt mich für fähig, ihr innerhalb kürzester Zeit jede Angst zu nehmen. Ich wollte sie einfach nicht mit ihrem völlig verzerrten Vaterbild aufwachsen lassen. Sie sollte mich wieder als den

Vater erfahren, den sie gekannt und geliebt hatte. Andererseits hätte mich diese Aktion vermutlich meine Freiheit gekostet. Und selbst wenn ich Anna die Angst vor mir hätte nehmen können und wenn sie Hand in Hand mit mir zur Staatsanwaltschaft marschiert wäre, um in einem befreienden Gespräch die Wahrheit zu erzählen, hätte es natürlich geheißen, ich hätte meine Tochter zu meinen Gunsten beeinflußt. Niemand hätte Anna geglaubt. Ich sprach mit etlichen Juristen über diese – rein theoretische – Situation, und sie bestätigten mir diese voraussichtlichen Konsequenzen. Vielleicht hätte bei einer »Kurz-Entführung« von höchstens ein bis zwei Stunden sogar eine geringe Chance bestanden, der Inhaftierung zu entkommen. Nur, auf die laufenden und alle weiteren Prozesse hätte das mit Sicherheit übelste Auswirkungen gehabt. Die einzige Möglichkeit, die mir einfiel, lag darin, einen Menschen in Annas Nähe zu bringen, der ihr Vertrauen gewann. Das durfte jedoch niemand sein, der mit mir in Verbindung gebracht werden könnte.

Ich hatte nur eine vage Vorstellung von dieser Idee und erwähnte sie eher beiläufig Charli gegenüber. In ihrer unbefangenen Art reagierte sie mit: »Tolle Idee. Das läßt sich doch relativ problemlos arrangieren.«

Ich war verblüfft. »Sicher, so einfach wie Milchholen, haha. Und wer, bitteschön, soll diese Person sein, die sich in Annas Nähe schleicht?«

»Dreimal darfst du raten. Ich!«

»Was? Du?« fragte ich irritiert. An das Nächstliegende hatte ich nicht gedacht. »Und was willst du machen?«

»Was wohl? Natürlich Kontakt mit Anna aufnehmen. Darüber reden wir doch die ganze Zeit.«

Bei näherer Betrachtung war die Idee zwar verrückt, aber irgendwie auch genial. Charli kannte die ganze Geschichte besser als jeder andere und hatte darüber hinaus eine wundervolle Art, mit Kindern umzugehen. Tatsächlich wäre mir niemand eingefallen, der besser für diese Aufgabe geeignet gewesen wäre.

»Würdest du das tatsächlich versuchen?« zweifelte ich.

»Würde ich es sonst sagen?« konterte sie.

»Aber wie willst du das neben deinem Studium hinbekommen?« Ich war ebenso irritiert wie fasziniert von ihrer Idee.

»Ganz einfach.«

Wenn Charli »ganz einfach« sagte, hatte sie in ihrer lockeren Art meist etwas übersehen. Deswegen machte mich diese Formulierung immer skeptisch.

»Ganz einfach? Wenn das so einfach ist, hätten wir das längst machen können.«

»Ich weiß auch nicht, warum ich nicht eher auf diese Lösung gekommen bin.«

Ich fand es umwerfend, wie sie sich trotz der schwelenden Schwierigkeiten in unserer Beziehung für mich einsetzte. Sie war wundervoll. In solchen Momenten entstand wieder eine wohltuende Nähe.

»Und wie willst du das deichseln?«

»Ich gehe zu Annas Schule und bewerbe mich als Praktikantin. Da kennt mich doch keiner.«

»Und was ist mit deinem Studium?«

»Vielleicht gibt es so etwas wie Semesterferien?«

»Du spinnst ja.« Vor Nervosität stand ich auf und ging zum Fenster. Fieberhaft dachte ich nach und suchte nach den Haken und Ösen. Das mußte doch schiefgehen. Ich drehte mich zu ihr um. »Das haut niemals hin.«

Wenngleich ich auf Anhieb nicht sagen konnte, was daran nicht funktionieren sollte, meldete ich doch Bedenken an. Vordergründig war die Idee zweifellos gut.

»Ich frage mich, wie du als Medizinstudentin ein Praktikum am Gymnasium begründen willst. Das kann doch gar nicht klappen.«

»Wieso denn nicht? Du bist und bleibst ein Pessimist. Etwas mehr Phantasie hätte ich dir schon zugetraut.«

»Wieso Phantasie?« Ich konnte ihren Gedanken nicht folgen.

»Ich muß mich ja nicht als Medizinstudentin vorstellen.

Für die Schule bin ich eben Pädagogikstudentin, oder meinst du, das nimmt man mir nicht ab?« Mit schnellem Griff raffte sie ihre Haare zu einem Knoten zusammen und sah mich kokett über die Schulter an. »Na? Wie sehe ich aus?«

Trotz meiner Zweifel hatte ich langsam Spaß an dieser Idee, blieb aber skeptisch. »Und was ist, wenn du auffliegst?«

»Dann bin ich eben am nächsten Tag verschwunden. Mach um Himmels willen kein Problem aus so einer Lappalie.«

Charli hatte wirklich Nerven. Ich stand verdattert und grinsend da, und konnte nicht begreifen, daß das so simpel sein könnte.

»Ich weiß doch nicht einmal, an welcher Schule Anna ist«, gab ich zu bedenken. Charli verdrehte die Augen.

»O, Bernd, wenn es kein Problem ist, meinen Vorschlag in die Tat umzusetzen, dann dürfte es doch erst recht kein Problem sein, herauszubekommen, in welche Schule Anna geht.«

Was für mich der Quadratur des Kreises gleichkam, schien für sie ein Spaziergang zu sein. Der Entschluß war gefaßt.

Charli hatte vor den Semesterferien noch einige Klausuren zu schreiben. Danach fuhren wir gemeinsam zu Freunden, deren Wohnung nur dreißig Kilometer von Cornelias und Annas Wohnort entfernt lag. Charli wollte morgens dorthin fahren und beobachten, zu welcher Schule Anna ging oder von ihrer Mutter gebracht wurde. Mir rutschte schon bei diesem Gedanken das Herz in die Hose, Charli hingegen hatte so etwas wie Jagdfieber gepackt. Am nächsten Tag standen wir um halb sechs auf. Während des Frühstücks studierten wir einen Stadtplan und besprachen die Einzelheiten.

Gegen halb sieben meinte Charli knapp: »Ich fahre jetzt, drück mir die Daumen.«

Genauso knapp wünschte ich ihr viel Glück. Mir klopfte das Herz bis zum Hals, als Charli aus der Einfahrt fuhr. Mit sehr gemischten Gefühlen sah ich ihr nach.

Schon gegen neun war sie wieder zurück. Genervt ließ sie sich auf einen Stuhl fallen. »Mist, so ein verdammter Mist!« Sie war sichtlich wütend über sich selbst.

»Was ist schiefgelaufen?«

»Cornelia war zu schnell«, versuchte sie mir zu erklären.

»Wieso zu schnell?«

»Deine Exgattin kennt sich hier aus und ich nicht. Die ist gefahren wie der Teufel.«

»Hat sie dich bemerkt?«

»Ich glaube nicht, die war ja sofort um die nächste Ecke verschwunden.«

Jemanden zu beschatten war in der Realität offenbar nicht so einfach wie im Fernsehen. Entschuldigend versuchte Charli, mir die Örtlichkeiten zu beschreiben. Cornelias Wohnung lag in einer Gegend mit kleinen Sträßchen, in denen die Vorfahrt nicht durch Schilder geregelt wurde. Im gesamten Wohngebiet galt rechts vor links. Keine ideale Voraussetzung für eine Verfolgungsjagd. Noch zwei weitere Tage übte Charli sich in Detektivarbeit. Am zweiten Tag kam sie mittags völlig aufgedreht in die Wohnung gestürzt. Kaum hatte sie die Küche betreten, sprudelte es auch schon aus ihr heraus: »Geschafft. Alles klar. Ich kenne jetzt die Schule.«

»Wahnsinn!«

»Und das Tollste ist – du wirst es mir nicht glauben –, ich kann vielleicht ein Praktikum machen, die haben mir mein Pädagogikstudium problemlos abgenommen.«

Diese Offenbarung war einfach umwerfend. Ich starrte Charli sprachlos an und schüttelte ungläubig und bewundernd den Kopf. Der Weg war frei.

Doch als zweieinhalb Monate später die Aktion starten sollte, begann etwas, an das ich mich nur ausgesprochen ungern zurückerinnere. Es war eins der schmerzlichsten Kapitel in all den Jahren.

Charli und ich hatten uns vorgenommen, zu Beginn der Semesterferien in die Schweiz zu fahren. Sie hatte in einer Klinik auf dem Land ein weiteres Praktikum bekommen. Anschließend wollten wir zu einem Freund nach Italien fahren.

Um den Aufenthalt finanzieren zu können, hatten wir uns entschlossen, vier Wochen lang eine 80jährige Dame zu betreuen, deren Sohn in Urlaub fuhr.

Die ersten beiden Wochen übernahmen wir gemeinsam die Betreuung, die letzten beiden Wochen war ich mit der netten Dame allein, denn Charlis Praktikum in der Schweiz hatte begonnen. Unverständlicherweise dauerte es einige Tage, bis sie mich zum erstenmal anrief. So etwas kannte ich von ihr nicht, und in meiner immer regen Phantasie sah ich sie als Patientin und nicht als Praktikantin in einer Klinik. Als sie sich schließlich meldete, fiel mir zunächst ein Stein vom Herzen, doch irgend etwas stimmte nicht. Sie versicherte mir zwar, daß alles in bester Ordnung sei, doch in ihrer Stimme schwangen Töne, die mir völlig fremd waren. Mir wurde zutiefst mulmig. Auch die wenigen folgenden Gespräche trugen nicht dazu bei, Vorfreude zu entwickeln. Immer blieb ein unangenehmer Beigeschmack zurück.

Am Abend vor meiner Abreise verdichteten sich diese unangenehmen Gefühle zur Unerträglichkeit. Stunde um Stunde lag ich wach, starrte die Decke an und dachte über die letzten Jahre nach. Ich wäre ungerecht gewesen, hätte ich nicht gesehen, daß Charli alles ihr mögliche getan hatte, um mich in dieser Zeit hochzuhalten. Das war wahrhaftig nicht leicht gewesen, und sie hatte dabei eindeutig den kürzeren gezogen. Ihre vielen Versuche, mich von anderen Lebensinhalten zu überzeugen, waren fehlgeschlagen. Während ich die Priorität im Kampf um meine Rehablitation sah, strebte sie eine durch Prozesse unbelastete Beziehung an – und jeder von uns hatte gute Argumente. Jetzt würde sie ihr Recht einfordern, das spürte ich. Das erste Mal, als sich diese Vermutung in mir ausgebreitet hatte, war sie fair genug gewesen, uns noch eine Chance einzuräumen. Jetzt lag erneut etwas in der Luft. Ich ahnte, daß das Ende bevorstand.

In den frühen Morgenstunden raffte ich meine Utensilien zusammen. Die Nachbarin der alten Dame erklärte sich freundlicherweise bereit, sich bis zur Ankunft des Hausherrn im Verlauf des Tages um dessen Mutter zu kümmern. Ich verabschiedete mich mit einem kleinen Blumenstrauß und war wenig später auf der Aufobabahn.

Die Sonne war bereits hinter den Bergen verschwunden, und vor mir breitete sich im abendlichen Zwielicht das Klinikgelände aus. Alles wirkte so adrett, wie ich es erwartet hatte. Das gepflegte Ambiente mit seinen getünchten Häusern, den Blumenbeeten und den Bäumen verbreitete eine anheimelnde Atmosphäre. Wäre es nicht eine Klinik gewesen, hätte man hier wohl gerne Urlaub gemacht.

Verunsichert und von der Fahrerei angeschlagen, schlenderte ich langsam zum Hauptportal.

»Bitte, mein Herr, was kann ich für Sie tun?«

Am liebsten hätte ich auf dem Absatz kehrtgemacht. Ich hatte Angst vor der Begegnung mit Charli.

»Zur Zeit arbeitet eine deutsche Praktikantin bei Ihnen. Die möchte ich gern besuchen«, erklärte ich. »Können Sie mir sagen, wo ich sie finden kann?«

»Ah, Sie meinen unsere Charlotte, selbstverständlich kann ich Ihnen das sagen, soll ich sie herrufen?«

»Nein, nein, es reicht, wenn Sie mir sagen, wo ich sie finden kann.«

»Sie gehen bitte dort durch die Glastür, dann wenden Sie sich rechts ...«

Ich hatte Mühe, mir die Beschreibung einzuprägen. Nach einigen Irrwegen stand ich vor dem Raum, den mir die Dame genannt hatte.

Beim ersten Klopfen tat sich nichts, erst beim zweitenmal hörte ich eine Männerstimme »Herein« sagen. Zögernd öffnete ich die Tür ein wenig und steckte meinen Kopf durch den Spalt. Mein Herz klopfte bis zum Hals.

»Ja bitte, was kann ich für Sie tun?«

Der Mann im weißen Kittel stand am Schreibtisch und direkt neben ihm saß Charli mit dem Rücken zu mir auf dem Schreibtischstuhl.

»Ich möchte zu Charlotte.« Ich hörte selbst, wie unsicher mir dieser Wunsch über die Lippen kam, und fühlte intuitiv, daß dieser Mann genauso verunsichert war. Lediglich ein »Aha« brachte er heraus, legte kurz eine Hand auf Charlottes Schulter und stieß sich vom Schreibtisch ab. Charli hatte sich umgedreht und lief rot an.

»Was machst du denn hier? Wieso bist du schon da? Ich hatte gedacht ...«

»Ihr wollt sicher allein sein, damit ihr euch begrüßen könnt«, unterbrach der Arzt Charlis Gestammel. Er hatte sich gefangen und verließ mit breitem Grinsen den Raum. Charli stand zögernd auf, ging einige Schritte auf mich zu und blieb dann stehen.

»Was ist los?« fragte ich noch verunsicherter. »Wieso bist du so komisch?« In mir spürte ich eine vertrackte Mischung aus Hoffnung und Verzweiflung.

Fast schnippisch gab sie zurück: »Wieso? Was hast du denn?«

»Charli.« Ich ging einige Schritte auf sie zu. »Können wir uns nicht in den Arm nehmen?«

»Sicher, wenn du willst«, erwiderte sie achselzuckend.

Ich ging zu ihr und legte meine Arme um sie. Ich hätte genauso gut eine Parkuhr umarmen können.

»Charli«, bohrte ich behutsam, »was ist? Warum bist du so merkwürdig?«

»Nichts ist. Ich bin nicht merkwürdig.«

Nicht ein einziges Gepräch kam in den nächsten zwei Tagen zwischen uns zustande. Nicht ein nettes Wort bekam ich zu hören. Es war eine einzige Quälerei. Charli glänzte möglichst oft durch Abwesenheit und ließ mich wie einen dummen Jungen in dem kleinen Zimmer hocken. Wenn sie überhaupt sprach, dann über ihre Arbeit. Über unsere Beziehung verlor sie nicht einen Satz.

Dann kam der Tag, der das Faß zum Überlaufen brachte. Charli hatte mir gesagt, daß eine kleine Betriebsfeier anstünde. Ich könne schlecht mitgehen, aber sie sei gegen zwölf Uhr wieder zurück.

Gegen Mitternacht hörte ich weibliche Stimmen auf dem Flur, aber Charli war nicht dabei. Gegen eins waren wieder Schritte auf dem langen Flur zu hören. Ich öffnete schnell die Zimmertür und erkannte eine Assistenzärztin, mit der ich schon einige Worte gewechselt hatte. Auch sie war auf der Betriebsfeier gewesen. Ich ging hinter ihr her, stammelte einige entschuldigende Worte und fragte sie ohne Umschweife nach Charlis Verbleib. Sie schien von meiner direkten Frage unangenehm berührt und zögerte mit der Antwort. Erst auf nochmaliges Bitten hin meinte sie dann:

»Auf Charlotte wirst du wohl noch ein wenig warten müssen.« In Ihrer Stimme lag Mitleid und Bedauern.

»Aber warum? Was ist hier eigentlich los?«

Sie ignorierte meine Frage und forderte mich statt dessen auf, in ihr Zimmer zu kommen.

»Komm mit, ich kann das nicht mehr mit ansehen.«

Sie hakte sich bei mir ein und zog mich entschlossen neben sich her. Mein Herz sprang mir bei ihren knappen Worten fast aus der Brust. Alles in meinem Kopf drehte sich. Sie bot mir etwas zu trinken an, aber ich lehnte ab. Ich wollte nur noch erfahren, was hier für ein Spiel gespielt wurde. Es dauerte nur eine Minute, dann wußte ich Bescheid. Meine angstvollen Ahnungen wurden in diesem Augenblick zur unerträglichen Gewissheit.

»... das geht zwischen den beiden eigentlich schon vom ersten Tag an. Du bist der einzige, der nichts davon weiß.«

Flüchtig berührte sie meine Hand und suchte nach Worten. »Sei nicht böse, daß ich dir reinen Wein einschenke, aber ich kann das wirklich nicht mit ansehen, was deine Freundin hinter deinem Rücken treibt. Du mußt versuchen, mit der Wahrheit klarzukommen. Ich weiß, daß das wehtut ...«

Wortlos stand ich auf und verließ ihr Zimmer. Mein Magen krampfte sich zusammen. Immer schneller lief ich den Flur entlang, rannte die Treppe herunter und stolperte in die Nacht. Ich brauchte frische Luft. Nicht einmal Tränen konnte ich vergießen. Ich fühlte mich unbeschreiblich erniedrigt und verletzt. Eine ganze Weile später ging ich zurück in unser Zimmer, kramte die Flasche Whisky aus meiner Tasche, die eigentlich ein Mitbringsel für den Freund in Italien sein sollte, und nahm einen kräftigen Schluck. Ich spürte, wie das Brennen langsam im Magen ankam. Ich nahm die Flasche mit und ging wieder nach draußen. In tiefer Verzweiflung ging ich zum Wagen und ließ mich in den Sitz sinken.

Gegen halb drei war nicht mehr viel in der Flasche. Wie durch einen Nebel sah ich die Limousine, die sich behäbig den Schotterweg hochschob. Das mußte Charli mit ihrem neuen Liebhaber sein. Es brauchte Zeit, bis meine Augen mir zeigten, daß sich tatsächlich nur ein Auto mit lediglich zwei Scheinwerfern in meine Richtung bewegte. Ich duckte mich schwerfällig, um nicht von den Lichtkegeln erfaßt zu werden. Der Wagen fuhr langsam, und es dauerte einige Zeit, bis er zwischen meinem Auto und der Eingangstür zum Stehen kam. Zögernd tauchte ich aus der Versenkung auf und äugte durch die Heckscheibe. Das, was sich in der nächsten halben Stunde vor meinen Augen im Inneren des großen Wagens abspielte, prügelte mich nicht nur in die Nüchternheit zurück, sondern auch in eine Wirklichkeit, in der man nur noch den Wunsch nach seinem Tod verspürt. Ich habe sehr lange Zeit gebraucht, um dieses Erlebnis zu verkraften.

Am nächsten Morgen legte ich Charli einen Zettel mit einigen Abschiedsworten auf den Tisch und fuhr ab. Ich habe sie bis heute nicht wiedergesehen.

Meinen Freund in Italien besuchte ich nur kurz. Schon nach vier Tagen packte ich meine Sachen zusammen und machte mich auf nach Deutschland. Ich mußte eine neue Bleibe finden. Später holte meine Schwester mit ihrem Ehemann meine wenigen Dinge aus Charlis Wohnung. Ich fuhr nicht mit. Eine Begegnung mit ihr wäre für mich unerträglich gewesen.

Über einen alten Bekannten hatte ich im Ruhrgebiet eine Unterkunft bei einer Familie gefunden. Ich war sehr freundlich aufgenommen worden und fand hier die Zeit und die Ruhe, den Schmerz über das Ende meiner Beziehung langsam zu verarbeiten.

Nach zwei Monaten erhielt ich einen Brief von der Schuldnerberatung der karitativen Einrichtung, die ich vor langer Zeit aufgesucht hatte, um mit ihrer Hilfe die Banken zu einem Vergleich zu bewegen. Der Brief enthielt die Nachricht, daß es dem Herrn von der Beratungsstelle gelungen war, meine Gläubiger zur Zustimmung zu bewegen. Noch wußte ich nicht, wie ich das Geld für den Vergleich aufbringen sollte, aber dieses Problem würde erst in einigen Wochen akut werden. Einige Tage nach dieser höchst erfreulichen Information bekam ich einen unerwarteten Anruf von Herrn Strate.

»Ich habe Ihnen etwas sehr Erfreuliches mitzuteilen.«

»Das kann ich mir zwar nur schwer vorstellen, aber ich lasse mich gerne von Ihnen überraschen.«

»Es geht um unsere Beschwerde gegen die Ablehnung des Wiederaufnahmegesuchs.«

»Sagen Sie nur, der Beschwerde ist …«

»… stattgegeben worden«, vollendete er meinen Satz. »Ich kann es selbst kaum glauben. Na, was sagen Sie dazu?«

Es gibt selten Augenblicke, in denen man von jetzt auf gleich in einen euphorischen Rausch der Gefühle verfällt, doch dieser gehörte dazu. Es war wie Weihnachten und Ostern zusammen. Wie lange hatte ich jetzt gekämpft, wie lange hatte ich mich erfolglos gewehrt, und wie wenig hatte ich jetzt noch an den Erfolg geglaubt?! Aber es war keine Halluzination, es war der wirkliche Herr Strate, der mir diese Worte ins Ohr träufelte: Die Wiederaufnahme des Verfahrens war zugelassen.

Damit, so erklärte er mir, sei die schwierigste Hürde genommen. In einer Verhandlung unter Ausschluß der Öffentlichkeit, einem sogenannte Probationsverfahren, mußten jetzt die neuen Beweise überprüft werden. Zeugen mußten verhört werden, und auch Cornelia würde mit ihrer Anwältin zu erscheinen haben.

Vor diesem erfolgversprechenden Hintergrund wandte ich mich kurze Zeit später ein drittes Mal an das Familiengericht, um ein Umgangsrecht für meine Tochter und mich zu erwirken, denn mit der Zulassung des Wiederaufnahmegesuchs war ein Freispruch möglich. Meine Hoffnung war, einen verständigen Richter vorzufinden, der diesen Umstand würdigen konnte. Der Richter von damals, das wußte ich aus zuverlässiger Quelle, war nach der Wiedervereinigung nach Ostdeutschland gegangen. Der neue Richter sollte angeblich ein couragierter und verständnisvoller Mann sein, der um sinnvolle Urteile bemüht war.

Ich zog in den Ort meiner Verurteilung zurück. Während eines kurzen Aufenthalts zum Jahreswechsel 1992/93 hatte ich dort eine wundervolle Frau kennengelernt. Sie hieß Angelika, und ich nannte sie Geli. Schon bei unserer zweiten Verabredung hatte ich ihr meine Geschichte in allen Details erzählt. Sie hatte mir zugehört, ohne mich zu unterbrechen, und war tief gerührt gewesen. Im darauffolgenden halben Jahr lernten wir uns näher kennen und beschlossen, zusammenzuziehen.

Geli hat mich geduldig durch die letzten Jahre begleitet, und es waren schwere Jahre. Sie mußte weitere enttäuschende Prozesse miterleben und hatte einen Menschen an ihrer Seite, der durch die vielen Rückschläge hart geworden war. Mein Vertrauen zu anderen Menschen hatte ein erschreckend niedriges Maß erreicht, und der Umgang mit mir war, gelinde gesagt, nervenaufreibend. Wenn man ständig auf der Suche nach Überlebensstrategien ist, vergißt man oft, daß Zusammenleben auch bedeutet, den Partner mit seinen Wünschen und Problemen wahrzunehmen und ihm nicht nur die eigenen Vorstellungen aufzudrängen. Wie Charli hat auch Geli das nicht selten erfahren müssen, und sie mußte mehr als einmal akzeptieren, daß mein Lebensinhalt nicht Beziehung, sondern Rehabilitation hieß. Verständlich war meine Einstellung sicher, aber deswegen war sie kaum leichter zu ertragen. Es wäre ebenso verständlich gewesen, wenn Geli sich auch irgendwann von mir getrennt hätte. Doch sie blieb, obwohl sich viele ihrer Träume nicht erfüllten. Ihr gehört meine ganze Bewunderung und mehr als ein profanes »Dankeschön«.

Obwohl ich es gern getan hätte, konnte ich die Klage meiner Exfrau wegen des ausstehehenden Kindesunterhalts nicht verdrängen. Vom zuständigen Amtsgericht war ich aufgefordert worden, mich einer psychologischen Begutachtung zu unterziehen, mit der Maßgabe, mich auf meine Arbeitsfähigkeit, sprich: meine Verdienstmöglichkeit hin untersuchen zu lassen. Das brauchte ich nicht zu fürchten. Der Verlauf der letzten Jahre und die daraus resultierende extreme Belastung sollten wohl ausreichen, um mich arbeitsunfähig zu schreiben. Ich berücksichtigte bei dieser Überlegung allerdings nicht im entferntesten die unnachgiebige Haltung meiner Exgattin.

Tatsächlich kam die Gutachterin zu dem Ergebnis, ich sei aufgrund der hohen psychischen Belastungen und der daraus resultierenden schweren Depressionen erwerbsunfähig. Das Gericht der ersten Instanz schloß sich erwartungsgemäß dieser Überlegung an, aber die Gegenseite befleißigte sich, gegen dieses Urteil in Berufung zu gehen. Und dem nächsthöheren Gericht machte Frau Schulze-Müller klar, daß jenes Gutachten für den Nachweis meiner Erwerbsunfähigkeit nicht geeignet war. Unberücksichtigt blieb dabei, daß das erste Gericht die Gutachterin ausführlich vernommen hatte, um sich von ihrer Kompetenz zu überzeugen.

Die zweite Instanz entschloß sich daraufhin, mich ein weiteres Mal psychiatrisch untersuchen zu lassen. Der zweite Gutachter, dem das Ergebnis der ersten Gutachterin bekannt war, befand es nicht einmal für notwendig, mich nach meiner Geschichte zu fragen, sondern schloß mich statt dessen an Apparaturen an, um meine Gehirnströme zu messen. Er legte mir Bildchen vor, die ich zu interpretieren hatte, testete meine Reflexzonen, strahlte Stroboskopblitze in meine Augen und ließ mich einen schwarzen Strich entlanggehen. Anschließend mußte ich mich noch einem Konzentrationstest unterziehen und durfte dann nach Hause gehen. Das Ergebnis dieser Untersuchung erfuhr ich wenige Wochen später: Nach Meinung des Professors war ich arbeitsfähig, und geistig sei ich völlig normal.

Wenige Wochen später besaß meine ehemalige Frau ein rechtkräftiges Urteil gegen mich. Im gerichtlichen Beschluß war festgelegt worden, daß ich nicht nur ab sofort den monatlichen Kindesunterhalt zu entrichten hätte, sondern auch den Unterhalt für die vergangenen Jahre zahlen mußte. Sicher, der Richter hatte großes Verständnis für meine Situation gezeigt, er sah auch ein, daß mich niemand mit einem Schuldurteil wegen Kindesmißbrauchs einstellen wollte, er räumte sogar meine enorme psychische Belastung ein, aber all das änderte nichts – ich sollte zahlen. Irgendwie errechnete das Gericht, daß ich, selbst wenn ich nur halbtags arbeiten würde, rund zweitausenddreihundert Mark netto verdienen könnte. Genug also, um den vollen Unterhalt zu zahlen. Wie und wo ich dieses Geld verdienen sollte, war natürlich im Beschluß nicht zu lesen. Dieser fiktive Verdienst wurde auch für die Vergangenheit zugrunde gelegt, und im Handumdrehen hatte ich an die achtzehntausend Mark Schulden mehr. Schließlich hätte ich ja, zumindest rein theoretisch, in den letzten Jahren arbeiten können.

Ich glaubte, bei diesem Urteil den Verstand zu verlieren. Aus gesundheitlichen Gründen war ich pensioniert worden, die erste Gutachterin hielt mich ebenfalls auf Grund der extremen psychischen Belastung für erwerbsunfähig, nur dem Herrn Professor, der sich mit Abstand am wenigsten mit mir und meiner Geschichte auseinandergesetzt hatte, hatte das Gericht geglaubt. Nun, es war nicht das erste Mal, daß mein Verständnis für Urteile oder Beschlüsse streikte. Und langsam bekam ich eine Art Routine im Wegstecken makabrer Entscheidungen. Trotzdem hatte ich manchmal die idiotische Vorstellung, daß auf mir so etwas wie ein Voodoozauber lastete. Es konnte doch nicht immer alles schiefgehen. Das einzige, was ich dagegenzusetzen hatte, waren mein Wissen um meine Unschuld und der feste Glaube an eine Gerechtigkeit, die sich über kurz oder lang ihren Weg bahnen würde – über lang, denn kurz war längst vorbei.

Doch ohne daß ich mir dessen recht bewußt war, lag die Voraussetzung dafür schon in einer Akte des Gerichts.

Der einzige Weg zur Wahrheitsfindung, den ich mir vorstellen konnte, bestand in der Genehmigung der Wiederaufnahme des Verfahrens. Doch ich irrte mich wieder einmal. Denn als im heiß ersehnten Probationsverfahren, welches diese Genehmigung erbringen sollte, noch einmal die Zeugen vernommen wurden, um die von Herrn Strate angeführten Beweise neu zu überprüfen, ereignete sich nahezu dasselbe, was Jahre vorher schon im ersten Verfahren nur der Gegenseite gedient hatte.

Meine alte Freundin Barbara wurde erneut gefragt, ob sie ausschließen könne, während Annas Besuchen die Mülltonne geleert oder sich ein Stockwerk tiefer vielleicht eine Zigarette geholt zu haben. Natürlich konnte sie das nicht. Hätte sie es ausgeschlossen, wäre ihr Unglaubwürdigkeit unterstellt worden. Da sie es nicht ausschloß, folgerte das Gericht erneut, mir sei zwar für meine Taten nur wenig Zeit verblieben, aber die wenigen Minuten hätten ausreichen können. Die von Herrn Strate so findig ermittelte Tatsache, daß der Kindergarten – im Gegensatz zu Annas Behauptung – an unseren Besuchswochenenden geschlossen war, ließ das Gericht mit fadenscheinigen Gründen nicht als neuen Beweis zu. Vor allem sah es in diesem Widerspruch keine Veranlassung, die Aussagen meiner Tochter in Zweifel zu ziehen.

Und damit wurde mein Wiederaufnahmeantrag ein zweites Mal vom selben Gericht abgelehnt. Wieder legten wir gegen diesen Beschluß am Oberlandesgericht Beschwerde ein. Knapp und ohne nähere Begründung wurde sie abgelehnt. Man mußte kein Interpretationskünstler sein, um zu sehen, daß sich dieses Gericht damit selbst Lügen strafte. Alle Punkte, die das Oberlandesgericht einige Monate zuvor für wichtig genug befunden hatte, unserem Wiederaufnahmeantrag zuzustimmen, hatten im Probationsverfahren weitestgehend Bestätigung gefunden, und jetzt lehnte das Oberlandesgericht sozusagen seinen eigenen Beschluß ab. Als ich diese mehr als wunderliche Entscheidung in den Händen hielt, konnte ich nur kopfschüttelnd registrieren, daß ich nicht mit dem Geist gesegnet war, der solch eine widersinnige Entscheidung auch nur annähernd nachvollziehen konnte. Und auch Herrn Strate gelang das nicht.

Damit war für mich der Weg beendet. Zwar überredete ich Herrn Strate in meiner Verzweiflung noch dazu, eine Verfassungsbeschwerde einzulegen, doch sie wurde trotz der ausgefeilten Begründung in einem Schriftsatz von einer halben Seite abgelehnt. Und auch meine letzte Verzweiflungstat, nämlich der Gang zum Europäischen Gerichtshof, scheiterte sang- und klanglos an den fehlenden rechtlichen Möglichkeiten.

Herr Strate, der mich in bewundenswerter Weise bis hierhin begleitet hatte, war mit seinem Latein am Ende. Er hatte meine

Erwartungen weit übertroffen; ihn traf nicht die geringste Schuld. Er hatte mich bei meinem Bemühen um Rehabilitation verläßlich und klug begleitet, und dafür war ich ihm unendlich dankbar.

Nach der Absage des Europäischen Gerichtshofs hatte ich mich schweren Herzens entschlossen, meinen Eltern reinen Wein einzuschenken. Mit wenigen Worten hatte ich ihnen die Entwicklung der vergangenen Jahre erzählt. Still hatten beide dagesessen, während ich ihre Hoffnungen auf den positiven Ausgang eines längst verloreren Prozesses zerstörte. Sie waren unendlich verzweifelt gewesen und hatten lange Zeit gebraucht, diese schmerzliche Wahrheit zu begreifen.

Unwissend, wie sie gewesen waren, hatten sie auch keine Ahnung von meiner unerträglichen finanziellen Misere, aus der es für mich nur einen Weg gab, nämlich die sechzehntausend Mark für den Vergleich mit den Gläubigern aufzubringen. Nicht eine Sekunde hatten sie gezögert, mir das Geld anzubieten. Darüber hinaus wollten sie es sich nicht nehmen lassen, mich zukünftig monatlich zu unterstützen. Sie waren wundervoll. Sie hielten noch in der schwersten Situation zu mir und zeigten sich als Eltern, wie ich sie mir nicht besser hätte vorstellen können.

Inzwischen hatte ich Herrn Professor Jopt auch persönlich kennengelernt. Er, der mir damals am Telefon aufgrund der kollegialen Nähe zu Herrn Professor Dr. Beil zunächst seine fachliche Unterstützung nicht zusagen konnte und mir seinen Kollegen Dr. Rexilius empfohlen hatte, stand mir jetzt zur Seite. Ich hatte ihm das Gutachten von Herrn Beil zukommen lassen. Über dessen Nachlässigkeit hatte er sich so erbost, daß er es sich entgegen seiner kollegialen Rücksichtnahme nicht hatte nehmen lassen, im Rahmen des Wiederaufnahmeverfahrens noch einige Seiten Text an Herrn Strate zu senden. Professor Jopt, ein unermüdlicher Kämpfer auf dem weiten Feld familiengerichtlicher Ungereimtheiten, hatte in seinem Schriftsatz präzise die mangelhaften Gutachtermethoden seines Kollegen

Beil aufgedeckt. Dennoch war das Gericht weder den Ausführungen von Herrn Rexilius noch seinen gefolgt.

Wir blieben aber in regelmäßigem Kontakt. Mit großem Interesse hatte er sich über meine Prozesse informieren lassen, mir Mut zugesprochen und seine Hilfe angeboten. Parallel zum Wiederaufnahmverfahren war am Familiengericht über meinen erneuten Versuch, ein Umgangsrecht mit meiner Tochter zu erwirken, verhandelt worden. Herrn Jopt hatte ich gebeten, mich als Beistand in die Verhandlung zu begleiten. Meine Exfrau hatte ihren Lebensgefährten als Beistand mitgebracht. Vor Eröffnung der Verhandlung überwand ich mich und bat meine ehemalige Frau um eine außergerichtliche Einigung.

»Cornelia, bitte laß uns miteinander reden. Laß uns *bitte* miteinander reden.«

Jeder der Anwesenden war über meinen Vorschlag überrascht. Mein Interesse an irgendwelchen Prozessen hatte ich schon seit langer Zeit verloren. All die Jahre hatten mich innerlich so ausgehöhlt, daß ich mir nur noch Ruhe und Frieden wünschte. Ich war es leid, mich mit uneinsichtigen Gerichten herumschlagen zu müssen und mir auf meinem dünnen Nervenkostüm herumtrampeln zu lassen. Ich suchte nach Lösungen, die menschlich waren und mit denen alle Beteiligten, trotz ihrer unüberbrückbaren Gegensätze, leben konnten.

Wohlwollend hatte der Richter mein Einigungsangebot zur Kenntnis genommen. Selbst Cornelias Lebensgefährte hatte zustimmend genickt. Er hatte auf mich einen angenehmen Eindruck gemacht, und jetzt drängte er Cornelia, meinem Vorschlag zuzustimmen. Doch ihre Antwort auf meinen Vorschlag war pure Wut und totale Ablehnung: »Laß mich verdammt nochmal mit solchen Vorschlägen zufrieden«, hatte sie mich unkonrolliert angefahren.

»Können wir nicht wenigstens ...«, versuchte ich so ruhig wie möglich einzuwenden.

»Nein, können wir nicht!« fauchte sie mich an. »Niemals werde ich mit dir noch ein Wort wechseln!« Ihre Stimme überschlug sich regelrecht. Sie gebärdete sich wie eine Furie.

Ihr Lebensgefährte versuchte sie zu beruhigen. Unwirsch entwand sie ihm den Arm, auf den er besänftigend seine Hand gelegt hatte, und fuhr auch ihn wütend an: »Laß mich! Das hier ist allein meine Sache!«

Es war das erste Mal, daß Cornelia derartig die Kontrolle über sich verlor. Im Verlauf der Verhandlung hatte Herr Jopt eindringlich versucht, ihr die Folgen ihres Handelns für unsere gemeinsame Tocher näherzubringen, hatte alles darangesetzt, ihr an den verschiedensten Beispielen die Folgen ihrer unnachgiebigen Haltung darzulegen, hatte mit Engelszungen auf sie eingeredet, um ihr eine Einstellung zu vermitteln, die unserer Tochter von Nutzen gewesen wäre. Sie jedoch bezichtigte ihn, ohne seinen wohlgewählten und kompetenten Worten auch nur die geringste Beachtung zu schenken, der Parteilichkeit, reagierte wie ein trotziges Kind auf jede der vernünftigen Begründungen und blieb störrisch.

Auch der Richter hatte sich während der Verhandlung viel Mühe gegeben, Cornelia zu einer anderen Haltung zu bewegen. Erfolglos. Sie schien nur aus Haß zu bestehen. Daß sie ihr Kind zu einem Instrument machte, konnte sie nicht erkennen. Sie wollte *ihr* Kind für sich, sonst gar nichts. Und sie hatte vom Strafgericht ein wunderbares Argument an die Hand bekommen, um sich diesen Wunsch zu erfüllen: Ihr Exmann war ein Kinderschänder. Das hatte sie schriftlich. Diesen Urteilsspruch konnte sie, wann immer sie wollte, wie eine Standarte vor sich hertragen, ohne von mir etwas befürchten zu müssen.

Der Richter des Familiengerichts hatte sich lobenswert gut vorbereitet, und er führte den Prozeß souverän, doch letzten Endes blieb ihm nichts anderes übrig, als der Mutter mit ihrem traurigen Ansinnen recht zu geben. Er selbst hatte meine Tochter zwei Wochen vor der Verhandlung angehört. Zwar hatte sie indirekt signalisiert, einer Begegnung mit mir nicht abgeneigt zu sein, dennoch ermöglichte ihre Aussage es dem Richter nicht, mir das Umgangsrecht zu gewähren. Darüber hinaus steckte der Richter in einer anderen Schwierigkeit: Wie immer er entschied, der Unterlegene würde in die nächste Instanz gehen. Und der war wieder einmal ich.

Im Vorfeld dieser familiengerichtlichen Auseinandersetzung hatte sich noch eine Geschichte abgespielt, die mich aus allen Wolken fallen ließ. Cornelia hatte die unglaubliche Dreistigkeit besessen, in einem eigenen Schriftsatz das Familiengericht folgendes wissen zu lassen:

»[...] Jeder Umgang Annas mit ihrem Vater muß als Risiko betrachtet werden. Ich halte Herrn Herbort zunehmend und begründetermaßen für unfähig, sich mit seiner(n) Tat(en), seiner Situation, den Konsequenzen seiner Tat(en) für Anna, Annas Situation und ihr als Kind konstruktiv auseinanderzusetzen.

Ich bin inzwischen überzeugt, daß er jeden Kontakt mit Anna dazu mißbrauchen würde, ihr seinen Standpunkt zu unterbreiten, d.h. mich weiterhin der Lüge zu bezichtigen und auch sie selbst als lügenhaft darzustellen [...]. Ich bitte um eines: bevor Anna noch einmal und/oder wiederholt geprüft wird und so immer wieder aus ihrer wiedererlangten Unbeschwertheit und Ruhe gerissen wird, endlich einmal Herrn Herbort auf seine Glaubwürdigkeit hin zu prüfen.

[...] Ich möchte an dieser Stelle auf möglicherweise bedeutsame Zusammenhänge seiner früheren Erlebnisse hinweisen, die zu nennen ich bisher ihm und mir sowie Anna ersparen wollte ...«

Obwohl sie behauptete, sie habe bislang noch nichts von dem erwähnt, was sie nun meinte, dem Gericht mitteilen zu müssen, waren die von ihr angesprochenen Punkte dieselben, die sie in ihrer Anzeige vor mittlerweile sechs Jahren angeführt hatte.

Abgesehen davon, daß die von ihr aufgeführten Beschuldigungen – Drogen, Tabletten, Schizophrenie etc. – jetzt ebensowenig stimmten wie damals, hatte sie ihrem Phantasiekatalog noch einen weiteren Punkt hinzugefügt, der mich vollends umwarf. Ihr unerschöpflicher Ideenreichtum hatte eine Behauptung hervorgebracht, die nicht mehr zu überbieten war:

»[...] daß er wegen sexueller Kontakte mit einer Schülerin (als er bereits Lehrer war) bereits einmal Ärger mit der Regierung gehabt hat, der sich nur mit Hilfe von »Beziehungen« (eine Tante war Oberreg. Rät.) abwenden ließ.«

Nach dem ersten Schock dachte ich nüchtern darüber nach, wer ihr diese Story zu diesem Zeitpunkt noch abnehmen würde. Jeder müßte sich doch fragen, warum sie diesen Punkt – unterstellt, er wäre wahr gewesen – bis jetzt zurückgehalten hatte, obwohl ihr gerade diese »Tat« einen riesigen Bonus beim damaligen Strafgericht eingebracht hätte.

Ich interpretierte den neuen Angriff auf mich als ein weiteres Zeichen ihrer zunehmenden Unsicherheit. Erstes Signal für ihre beginnende Kopflosigkeit war ihr ungebärdetes Auftreten beim Familiengericht gewesen. In der zweiten Instanz war sie nicht einmal zur Verhandlung erschienen. Einen vorher in dieser Sache anberaumten Verhandlungstermin hatte sie platzen lassen – aus gesundheitlichen Gründen –, und jetzt kam diese massive Behauptung. Sie hatte den ersten Fuß auf die Rutschbahn in ihre eigene Falle gestellt, und es würde – wenn mich mein Instinkt nicht trog – nicht mehr lange dauern, bis sie sich in Widersprüche verstrickte. Die Wende würde kommen. Ein weiteres Ereignis sollte schon bald meine Theorie bestätigen.

Prozeßmüdigkeit hin oder her – ich beschloß, Cornelia wegen der Behauptung, ich hätte es auch mit einer meiner Schülerinnen getrieben, anzuzeigen. Meine Tante sollte mich aufgrund ihrer Stellung im Kultusministerium vor dem Rausschmiß aus der Schule bewahrt haben, doch was Cornelia nicht wissen konnte, war die Tatsache, daß meine Tante zur Zeit meines angeblichen Fehltritts längst pensioniert war. Natürlich zeigte ich meiner betagten Tante einige Tage später den Schriftsatz mit dieser aberwitzigen Behauptung. Ihr Kommentar dazu war: »Das ist wirklich bodenlos. Unvorstellbar!« Meine Tante, eine Frau mit hehren Grundsätzen und mit makelloser Vergangenheit, mit hohen kirchlichen Auszeichnungen, mit dem Bundesverdienstkreuz und mit der Würde, einzige Ehrenbürgerin ihrer Heimatstadt zu sein, sollte sich also auf diese Weise ins Unrecht gesetzt haben. Niemals hätte sie sich für jemanden eingesetzt, der sich eines solchen Fehltritts schuldig gemacht hätte. Ohne Zögern erklärte sie schriftlich an Eides Statt, niemals für mich in einer solchen Angelegenheit aktiv gewesen zu sein.

Parallel dazu ließ ich mir von der Landesregierung bestätigen, daß sich keinerlei Hinweis über ein solches oder ähnliches Ereignis in meinen Akten fand. Bevor ich jedoch den gerichtlichen Weg einschlug, wandte ich mich an den zuständigen Schiedsmann und bat ihn um einen Schlichtungstermin, zu dem auch meine Exfrau geladen wurde. Am Verhandlungstag brachte Cornelia einen beeindruckenden Aktenstoß mit. Während unseres Gesprächs behauptete sie wiederum, niemals gelogen zu haben, sie könne jedoch anhand ihrer Akten diverse meiner Lügen nachweisen. Genaueres wollte sie dazu nicht erklären. Als ich sie aufforderte, mir meine Lügen genauer zu erläutern, antwortete sie ebenso knapp wie geschickt: »Es hat sowieso keinen Zweck, mit dir darüber zu reden.«

Auch mein Angebot, mich für meine angeblichen Lügen zu entschuldigen, sollte Cornelia sie denn anhand ihrer umfangreichen Akten nachweisen können, blieb erfolglos. Sie schwieg sich aus, meinte lediglich noch, im Prinzip sei ja alles, was ich sagte und gesagt hätte, gelogen, und sie wisse genau, daß ich sowieso nicht das Format haben würde, mich bei ihr zu entschuldigen.

Ihre Behauptung, ich hätte mich an einer Schülerin vergangen, hielt sie aufrecht und machte damit den Weg für meine Klage gegen sie frei.

Nach diesem Schlichtungsversuch habe ich mich oft gefragt, ob sie wirklich an das glaubte, was sie von sich gab, ob wirklich die Phantasien in ihrem Kopf zur Realität geworden waren oder ob sie sich mit vollem Bewußtsein ins Unrecht setzte. Als Monate später wegen dieser leidigen Angelegenheit der erste Verhandlungstermin vor Gericht anberaumt wurde, ließ sie wiederum am Tag vorher wissen, sie sei krank. Beim zweiten Termin wurde sie erneut einen Tag vor der Verhandlung von einer Krankheit überwältigt. Entnervt schlug der Richter einen Vergleich vor. Meine Exfrau sollte versichern, ihre Behauptung in Zukunft nicht mehr aufzustellen. Durch ihre Rechtsanwältin, Frau Schulze-Müller, teilte sie dem Gericht mit, sie sei grundsätzlich zu diesem Vergleich bereit, allerdings nur mit der Klarstellung, mit diesem Vergleich nicht gleichzeitig die Richtigkeit ihrer Behauptung zurückgenommen zu haben. Auf diesen Schachzug konnte ich mich nicht einlassen, denn gerade die Richtigkeit dieser Behauptung wurde von mir angegriffen, sonst hätte ich wohl kaum die Klage angestrengt. Ich glaubte zwar nicht daran, daß die Gegenseite meiner Forderung nachgeben würde, diesen Zusatz wieder aus dem Vergleich herauszunehmen, doch zu meiner Überraschung ließ sie sich widerspruchslos auf meine Bedingung ein – es war klar, daß ich andernfalls auf einem Prozeß bestanden hätte. Ich war zufrieden. Aus meiner Sicht der Dinge gab Cornelia damit die freie Erfindung ihrer Behauptung zu. Endlich hatte ich etwas schriftlich, was meine Exfrau in gewisser Weise Lügen strafte. Ihr bislang stabiles Image bekam Risse.

Das Oberverwaltungsgericht hatte meinen Widerspruch in der Namensrechtssache gegen das Urteil der ersten Instanz angenommen. Herr Strate, der die Berufung auf meinen Wunsch hin angestrengt hatte, glaubte nicht so recht an einen Erfolg bei der neuen Verhandlung. Trotz seiner Skepsis blieben seine Schriftsätze ausgezeichnet. Zwischenzeitlich hatte das Berufungsgericht alle Beteiligten zu einer Stellungnahme aufgefordert. Die Tatsache, daß die Berufung nicht einfach abgeschmettert worden war, hatte mir immerhin gezeigt, daß es eine geringe Chance für eine günstige Entscheidung gab. Zwar glaubte ich nicht ernsthaft an einen positiven Ausgang, dazu hatte ich zu viele schlechte Erfahrungen mit Gerichten gemacht, doch hoffte ich im stillen darauf, wenigstens einmal auf ein Gericht zu treffen, das sich bemühte, den ganzen Wahnwitz auch mal aus meinem Blickwinkel zu sehen.

Cornelia hatte diesem Gericht mit ihrer Stellungnahme dasselbe brisante Schreiben zugesandt wie dem Familiengericht. Mit den Unwahrheiten darin hoffte sie vermutlich, die Richter beeinflussen zu können. Jetzt reichte es mir. Ich setzte mich hin und schrieb ebenfalls eine Stellungnahme. Diese Dinge bedurften dringend der Klarstellung. Zu diesem Zeitpunkt war noch keine Entscheidung bezüglich des Kinderunterhalts gefallen. Das Verfahren schwebte, doch sie erwähnte es in ihrer Stellungnahme nicht, sondern tat so, als würde ich aus Böswilligkeit den Unterhalt nicht bezahlen. Natürlich war sie durch die anderen Verfahren bestens über meine schlechte gesundheitliche Verfassung und meine noch schlechtere Finanzlage informiert. Aber sie versuchte ein Bild von mir zu zeichnen, wie man es vor diesem Hintergrund nur mit einer gewissen Charakterlosigkeit tun kann – ich als Asozialer der untersten Kategorie. In meiner neunseitigen Stellungnahme schilderte ich dem Gericht folglich anhand der diversen Gerichtsakten ihre Hinterlist und Heimtücke.

Darüber hinaus scheute ich mich nicht, meinem Unmut über meine schlechten Erfahrungen mit Gerichten Luft zu machen. Ich erklärte in meinem Schreiben, daß mein Ansinnen nicht nur ein Kampf um Rehabilitation sei, sondern gleichermaßen ein erbitterter Krieg gegen die Willkür der Gerichte. Ich ließ in diesem Schreiben jede Menge Dampf ab. Ich wollte nur noch hinausschreien, wollte wachrütteln, ein Tor aufstoßen, für das Verstehen meiner Situation. Es war keine Stellungsnahme, die sich an die üblichen Gepflogenheiten juristischer Auseinandersetzungen hielt, sondern es war eher eine verbale Explosion und zugleich ein Hilfeschrei an ein Verwaltungsgericht, bei dem ich aller Voraussicht nach auf weniger Verständnis hoffen durfte als bei Familiengerichten. Diese hatten sich täglich mit dem Elend deutscher Ehen auseinanderzusetzen – von den nüchternen Verwaltungsrechtlern auch nur einen wohlwollenden Blick auf diesen Schriftsatz zu erwarten war Träumerei. Doch mittlerweile war mir jegliches Kalkül egal. Ich hatte all meine aufgestauten Gefühle in die Tasten gehackt, und das hatte gut getan. Auf dem Weg über den kopfschüttelnden Herrn Strate ließ ich mein aufgebrachtes Machwerk an den zuständigen Senat am Oberverwaltungsgericht weiterleiten. Ich hatte es vermieden, ihn nach seiner Meinung darüber zu fragen.

Doch dann geschah etwas, das ich mir in meinen kühnsten Träumen nicht vorgestellt hatte. Etwa zwei Wochen nach meinem geharnischten Schreiben erhielt ich Post von Herrn Strate. Da das Namensänderungsverfahren derzeit das einzige war, in dem Herr Strate mich vertrat, konnte das nur der Beschluß des Oberverwaltungsgerichts sein, das über Weh oder Wohl der Berufung entschied. Nach meinem emotionsgeladenen Schrieb an das Gericht war mir klar, was mich erwartete. Mein Herz schlug nicht einmal schneller. Mit geübtem Handgriff riß ich den Umschlag auf und überflog den Schriftsatz. Schlagartig war es mit meiner Ruhe vorbei. Ich traute meinen Augen nicht und zwang mich, langsam noch mal von vorne zu lesen. Es war keine Halluzination. Kein Wort davon, daß der Senat meine Berufung abzulehnen gedachte. Im Gegenteil, hier wollte endlich ein Gericht fair sein und bestellte für dieses Verfahren einen Gutachter, um zu überprüfen, ob die Änderung des Namens meiner Tochter dem Wohl des Kindes förderlich sein könne.

Doch es war nicht irgendein Gutachter, den das Gericht bestellte, sondern ein Mann, dessen Name vor allem dann bei Prozessen auftauchte, wenn die Rechtslage höchst kompliziert war und deshalb Spitzenkompetenz verlangte. Und in diesem Zusammenhang gab es eben nur einen Namen: Professor Dr. Undeutsch von der Kölner Universität. Dieser Gutachter, der sogar über die Grenzen Deutschlands hinaus einen beachtlichen Ruf genießt, sollte meiner Tochter die Wahrheit entlocken. Damit waren alle meine Erwartungen bei weitem übertroffen worden. In der Vergangenheit hatte ich nie einen Grund gesehen, für irgendeine gerichtliche Entscheidung Dankbarkeit zu empfinden. Jetzt spürte ich sie – zusammen mit tiefer Freude darüber, daß dieses Gericht es sich nicht nehmen ließ, meinen Fall und mich ernst zu nehmen.

Das erste Mal während meiner langen Odyssee durch die rauhe See der Gerichtsbarkeit fühlte ich mich verstanden und aufgehoben – von einem Oberverwaltungsgericht, von dem ich mir nie eine ernstzunehmende Chance erhofft hatte.

Kaum hatte Geli die Wohnung betreten, hielt ich ihr begeistert das Schreiben unter die Nase. Keinen Augenblick gönnte ich ihr, sich von ihrer Arbeit zu erholen. Sie las den Brief und bemerkte erschöpft: »Toll, ist ja Klasse.« Sie gab mir einen flüchtigen Kuß. »Ich freue mich, ich freue mich wirklich für dich.« Viel mehr an Kommentar konnte ich nach ihrem anstrengenden Arbeitstag nicht erwarten.

Wenn Geli von der Arbeit erschöpft war, wirkte sie oft wie ein kleiner, zerbrechlicher Porzellanvogel auf mich, doch nur selten konnte ich ihr meine Zuneigung zeigen. Ich war sehr zurückhaltend geworden. Sie, die all meine Gefühle erobert hatte, bekam viel zu wenig davon zu spüren. Ich machte mir oft Vorwürfe deswegen, aber ich war damals zu verbarrikadiert, um das ändern zu können. Heute, in einer Zeit, in der sich viele Schwierigkeiten gelöst haben, in der ich wieder die Bedürfnisse anderer Menschen wahrnehmen kann, in der die Bäume endlich wieder grün und die Blumen wieder bunt leuchten, heute weiß ich, daß Geli ein Mensch ist, wie man ihn lange suchen muß. Doch ob wir letztlich all die bitteren Erfahrungen bewältigen werden, kann ich nicht sagen.

Cornelia war stark, rücksichtslos und kalt genug gewesen, mir über Jahre einen Kampf zu liefern, der nicht nur mich in die Knie gezwungen, sondern auch einen Großteil meines persönlichsten Umfelds niedergestreckt hatte. Doch irgendwann würde sie von ihrer eigenen Vernichtungsmaschinerie überrollt werden. Es konnte nur noch eine Frage der Zeit sein.

Meine anfängliche Freude darüber, daß das Oberverwaltungsgericht Prof. Dr. Undeutsch als Gutachter bestellt hatte, war im letzten halben Jahr verflogen. Solange hatte es gedauert, bis ich sein Gutachten endlich bekommen hatte. Der Umschlag war äußerst dick, und wieder einmal hatte ich ihn zunächst zur Seite gelegt. An enttäuschenden Inhalten hatte ich kein Interesse mehr. Sollte Geli lesen, ich konnte oder wollte nicht. Die zurückliegenden Ereignisse hatten mich überfordert. Nur schwer hatte ich Geli näherbringen können, daß meine Zurückgezogenheit nichts mit ihr zu tun hatte, sondern daß mein Phlegma lediglich die Antwort meiner Seele auf die zertrümmernden Fakten der letzten Jahre war. Nichts konnte mich motivieren oder erheitern. Dasselbe Gefühl hatte ich Jahre vorher schon mal kennengelernt. Langsam aber stetig war es erneut in mir hochgekrochen. In dieser Stimmung hatte mir nicht der Sinn nach einem Schriftsatz gestanden, der meiner Vermutung nach nichts besseres mit sich bringen konnte als unendlich viele andere Schriftsätze.

Abends begrüßte ich Geli mit einem knappen »Hallo«

Vorsichtig fragte sie: »Gibt's was Neues?«

»Nee«, antwortete ich knapp.

Mit einer Kopfbewegung auf den Umschlag deutend fragte sie: »Und was ist das?«

»Wahrscheinlich von Undeutsch«, gab ich schulterzuckend zurück, »ich hab's noch nicht gelesen.«

»Sieh's dir doch wenigstens an.«

»Wenn du wissen willst, was drinsteht, guck doch selbst nach. Mich nervt dieser ganze Mist«, antwortete ich gereizt. Wortlos nahm Geli den schweren Umschlag vom Tisch, öffnete ihn und schlug die letzte Seite des Gutachtens auf. Sie sah mich an und sagte bewundernd:

»Der hat sich offensichtlich eine Menge Arbeit gemacht. Dreißig Seiten!«

Die Untersuchungsergebnisse waren in der Regel am Schluß zusammengefaßt. Geli, die nahezu alle meine Schriftsätze kannte, überflog die letzten Seiten, sah mich wieder an und schüttelte bedauernd ihren Kopf.

»Ich hab's gewußt«, brummte ich, »es konnte ja nur danebengehen. Wahrscheinlich soll der Name zum Wohl des Kindes doch geändert werden. Was für eine Farce.«

Geli nickte deprimiert.

»Na ja, was soll's. Ist sowieso egal.« Trotzdem war ich enttäuscht. »Meinetwegen schmeiß das ganze Ding in die Mülltonne. Ich will gar nicht wissen, wie er seine Meinung begründet.«

All meine Hoffnungen waren mit diesem Ergebnis dahin. Geli ließ sich von meinen niedergedrückten Worten jedoch nicht beeindrucken, schenkte sich Kaffee ein und begann neugierig zu lesen. Geli sagte während ihrer Lektüre kein einziges Wort. Aus den Augenwinkeln blickte ich bisweilen zu ihr hinüber und stellte fest, daß ihre Miene großes Interesse, ja regelrechte Spannung widerspiegelte. Sie rauchte drei Zigaretten während ihrer Lesestunde und wirkte äußerst angespannt. Irgendwann hob sie den Kopf, legte das Gutachten beiseite, und sah mich wortlos mit einem Schmunzeln an. Fünf Minuten später war mein aufgesetztes Desinteresse dahin.

»Nun sag schon, was drinsteht.«

Sie zuckte mit den Achseln und frotzelte schnippisch: »Du willst es also wissen, ja?«

»Komm, sag schon«, drängte ich.

»Nein, lies selbst.«

»Bitte, Geli, nun rück schon mit der Sprache raus.«

Sie schwieg trotz meines Drängens und drückte mir nur stumm mit einem breiten Grinsen die Blätter in die Hand.

»Lohnt es sich überhaupt?«

»Das weißt du, wenn du es gelesen hast. Ich würde es an deiner Stelle lesen.« Bei ihren letzten Worten fing sie regelrecht an zu strahlen. Also nahm ich mir das Werk vor, und nach den ersten beiden Seiten hatte ich kein Gutachten mehr in den Händen, sondern einen Krimi.

Tatsächlich schätzte Professor Undeutsch im Ergebnis die Namensänderung vorteilhaft für Anna ein. Die Gründe allerdings, die ihn zu diesem Ergebnis geführt hatten, waren völlig andere, als die, die dem Gericht der ersten Instanz ausgereicht hatten, um meine Klage gegen die Namensänderung abzulehnen. In seinem Gutachten hatten diese Gründe nichts mehr mit meiner angeblichen Täterschaft zu tun, sondern waren lediglich im Wunsch der Mutter und ihrer Familie zu suchen. Und das stand in krassem Gegensatz zu Cornelias Behauptungen.

Meine Aufmerksamkeit richtete sich vor allem auf die Aussagen meiner Tochter, die hier in allen Einzelheiten festgehalten waren.

In all den vorangegangenen Jahren hatte ich vergeblich versucht, den schwarzberobten Herren das klarzumachen, was hier völlig unerwartet von einem der bedeutendsten Gutachter ohne mein Zutun herausgefunden worden war. Meine verzweifelten Versuche, den Gerichten die Augen dafür zu öffnen, daß meine Exfrau ihre Fäden – ob gewollt oder ungewollt – um Annas Geist und Herz gesponnen hatte, waren immer an der einseitigen Sichtweise gescheitert. Sie hatte meine Tochter durch ihre Fragerei beeinflußt – Anna hatte das in ihrer kindlichen Unbefangenheit selbst deutlich gemacht. Cornelia hatte ihr feines Netz gewoben und Anna dazu gebracht, ihren Vater abzulehnen.

> »Aus diesen Äußerungen der zur Zeit der Untersuchung 11,9 Jahre alten Anna geht deutlich hervor, daß das Kind völlig die Sichtweise der Mutter übernimmt und – wie sie selbst sagt – das reproduziert, was ihr von dieser über den leiblichen Vater berichtet worden ist. Auf diese Weise ist bei Anna eine negative Vorstellung vom leiblichen Vater entstanden [...] Demgemäß kann Anna auch nicht selbständig ein eigenes Bild vom leiblichen Vater entwickeln. Es bleibt ihr somit nichts anderes übrig, als die Meinungen und Sichtweisen der Mutter zu übernehmen [...] Das heißt, sie traut ihrem Vater offenbar jede Schlechtigkeit zu, wobei offen bleibt, ob es ihre eigenen Ängste und Sorgen sind, die dabei eine Rolle spielen, oder ob Anna möglicherweise Befürchtungen, die Personen in ihrem sozialen Umfeld hegen, unkritisch übernimmt.«

Bezüglich der Namensänderung wurde in verschiedenen Passagen des Gutachtens klar: Meine Exfrau hatte Dinge behauptet, die schlichtweg nicht der Wahrheit entsprachen. Sie hatte versucht, das Gericht glauben zu machen, die Namensänderung sei ganz allein ein Wunsch meiner Tochter, mit dem sie, die Mutter, nichts zu tun habe. Das Gutachten deckte diese und andere Unwahrheiten mehr als deutlich auf.

Niemals wäre ohne die Umsicht des Oberverwaltungsgerichts sichtbar geworden, daß meine Exfrau ihre Behauptungen nicht an der Realität, sondern an ihren Bedürfnissen orientierte, und niemals sonst hätte je ein Gericht herausfinden können, daß Anna nicht nur in diesem Punkt beeinflußt worden war.

Nach dieser Lektüre waren mein Unmut und meine Lethargie wie weggeblasen. Herr Strate, so war meine Überlegung, würde mit dieser Bestätigung meiner langjährigen Mutmaßungen vielleicht doch noch einmal zu überreden sein, meinen Fall fortzuführen. Wenn es in all den Jahren eine Chance gegeben hatte, das Ruder herumzuwerfen, dann war es mein erster Wiederaufnahmeantrag gewesen. Der Versuch war gescheitert. Mit diesem Gutachten hielt ich die zweite Chance in der Hand. Noch hatte ich allerdings nicht die leiseste Ahnung, wie ich sie nutzen konnte.

Mehrmals hintereinander las ich diese großartige Arbeit von Professor Undeutsch durch, überprüfte den Inhalt jeden Satzes, erforschte die kleinste Formulierung und versuchte mir nach und nach eine Strategie zusammenzubasteln.

Ich fand es lästig, daß man bei allen juristischen Angelegenheiten immer strategisch vorgehen mußte. Die hehren Meister des Rechts leben aber letztlich nur von ihrer Geschicklichkeit, von ihren Strategien, von ihren Schachzügen, mit denen sie versuchen, das Recht auf ihre Seite zu zerren. So wie ich Recht verstehe, sollte der strategische Aspekt bei diesem tragenden Element eines Staates eigentlich keine Rolle spielen. Doch die Realität hatte mich längst gelehrt: Justiz hat weniger mit Gerechtigkeit als mit einem Schachspiel zu tun.

Geli hörte sich geduldig all meine Überlegungen an, bestärkte mich in dieser Idee oder zweifelte an jener, aber vor allem genoß sie es, daß ich überhaupt wieder eine Gefühlsregung zeigte, nämlich tiefe Freude über eine klitzekleine neue Chance, den Gerichten einen Spiegel der Erkenntnis vorhalten zu können. Eventuell hatte ich auch eine neue Gelegenheit gefunden, endlich den Durchbruch zu schaffen, endlich meinem Ziel der Rehabilitation näherzukommen. Es blieb abzuwarten, was die Realität dazu zu sagen hatte. Bis das Urteil in der Namensrechtssache geprochen war, mußte ich mich gedulden.

Es war der 26. August 1993. Morgens war ich mit Geli zusammen aufgestanden. Morgenmuffelig schlürfte ich meinen Kaffee und grübelte vor mich hin. Gelis mutmachende Worte nahm ich kommentarlos zur Kenntnis.

»Vielleicht hast du doch wenigstens dieses Mal Glück.« Solche oder ähnliche Formulierungen perlten ohne Wirkung an mir ab. In zig Prozessen hatte ich Hoffnung gehegt, hatte mit Bauchschmerzen Gerichtssäle betreten, hatte vergebens auf positive Beschlüsse gewartet. Sämtliche strafrechtlichen Möglichkeiten waren schon lange ausgeschöpft, und ich glaube, hätte ich Herrn Strate noch einmal aufgrund irgendeiner laienhaften Idee gebeten, ein weiteres Verfahren für mich zu betreiben, er hätte sich verweigert. Mit Recht. Und wohl kaum, weil er weiterhin auf Honorare von mir hätte warten müssen, sondern weil einfach die Luft aus der Sache raus war.

Er hatte soviel versucht, hatte mir sein ganzes Können und Wissen zur Verfügung gestellt. Nichts hatte funktioniert, weil die Gerichte die Augen vor Argumenten verschlossen hatten – vor Argumenten, die bei objektiver Betrachtungsweise um ein vielfaches gewichtiger waren als ihre immer peinlicher werdenden Ablehnungen. Aus meiner unmaßgeblichen Sicht der Dinge war das ein Skandal. Nur, was nützte mir meine Ansicht über die Verworrenheit richterlicher Entscheidungen. Ich war nur Bernd Herbort, ein Straftäter, ein Kinderschänder. Meine Meinung zählte nicht, löste nicht einmal ein mitleidiges Lächeln aus, sondern trieb bestenfalls einen hochmütigen und verärgerten Ausdruck in die Gesichter.

Schon morgens waren die Temperaturen heute unerträglich. Während ich auf der Fahrt zum Oberverwaltungsgericht fast hundert Kilometer weit auf der schlecht ausgebauten Bundesstraße immer wieder hinter Treckern und Lastzügen festhing, rann langsam aber sicher die Zeit davon. Um zehn Uhr sollte die Verhandlung beginnen, und um halb zehn hatte ich kaum mehr als die Hälfte der Strecke hinter mich gebracht. Der Wettlauf war nicht mehr zu gewinnen.

Ich fuhr auf den Parkplatz einer Gaststätte und dachte nach. Ich war mir ziemlich sicher, daß das Gericht den Namen meiner Tochter ändern würde. Immerhin hatte kein geringerer als Professor Undeutsch die Namensänderung für sinnvoll erachtet – bezogen auf Annas familiäre Gegebenheiten. Also, was hatte ich da noch zu suchen? Entschlossen wendete ich den Wagen, um zurückzufahren.

Was hätte es gebracht, der Verhandlung beizuwohnen? Herr Strate konnte wegen eines anderen wichtigen Prozesses nicht an der Verhandlung teilnehmen, aber der Landkreis würde als formaler Kläger – Anna war offiziell Nebenklägerin und Cornelia deren Vertretung – von einem Justiziar vertreten werden, den ich bereits in der ersten Verhandlung kennengelernt hatte. Ein heller Kopf, mit wachem Verstand und sicher in der Auslegung der Gesetze. Ob Cornelia mit ihrer Anwältin erscheinen würde, war offen. Zwar hatte Herr Undeutsch die Änderung des Namens empfohlen, auf der anderen Seite hatte er jedoch unangenehme Dinge aufgedeckt, die gegen meine Exfrau sprachen. Das konnte bedeuten, daß sie der Verhandlung fernblieb.

Hin- und hergerissen entschied ich mich dann doch, meinen Wagen noch einmal zu wenden, und fuhr zum Gericht. Ich würde lediglich den Anfang der Verhandlung verpassen. Um zehn nach zehn war ich am Ortseingang der Stadt. Ein wunderschönes Fleckchen Erde – und wenn ich sonst hierhergekommen war, hatte ich mich immer gern von dieser Atmosphäre einfangen lassen, doch heute übersah ich die adrette Gediegenheit der Häuser, übersah die flanierenden Menschen, spürte das angenehme Flair dieser Stadt nicht. Getrieben vom Gerichtstermin, ließ ich mein Auto in einer Fußgängerzone stehen, durchaus im Bewußtsein, daß es entweder abgeschleppt werden oder zumindest bei meiner Rückkehr ein beachtliches Knöllchen an der Windschutzscheibe klemmen würde. Nachdem ich mir vom nächsten Passanten den Weg hatte beschreiben lassen, rannte ich los. Noch zweimal mußte ich nach dem Weg fragen, bis ich völlig außer Atem vor dem Portal des Gerichts ankam. Ich hetzte zum Sitzungssaal, drückte die Klinke der Tür – sie war verschlossen. Erst jetzt bemerkte ich den Vertreter des Landkreises. Weit und breit keine Cornelia und keine Rechtsanwältin. Es war bereits halb elf, und die Verhandlung hatte zu meinem Erstaunen noch nicht begonnen.

Ich war erleichtert. Zur Begrüßung nickte ich dem Justiziar des Landkreises zu. Sprechen konnte ich noch nicht, mein Dauerlauf zum Gericht hatte mich zu sehr aus der Puste gebracht. Einige Minuten später öffnete einer der Richter die Tür, ging zunächst auf den Justiziar zu, begrüßte ihn und reichte dann mir die Hand.

»Sie sind, wie ich vermute, Herr Herbort. Tut mir leid, daß Sie etwas warten mußten. Aber ab und zu dauern die Besprechungen doch länger als eingeplant.«

Natürlich hatte ich großes Verständnis dafür und gab mit einem freundlichen Lächeln zurück: »Kein Problem, das kann passieren.« Der Justiziar grinste über beide Ohren, ersparte sich aber freundlicherweise jeden Kommentar. Höflich bat uns der Richter in den Sitzungssaal, schaute auf die Uhr und erkundigte sich nach Annas Mutter und der Rechtsanwältin. Einer der Richter sagte:

»Warten wir noch einige Minuten. Ich frage kurz in der Kanzlei von Rechtsanwältin Schulze-Müller nach, ob wir noch mit ihrem Erscheinen rechnen können.« Er stand auf und verließ den Sitzungssaal. Drei Minuten später flog die Tür vom Richterzimmer auf, und er kam mit hochrotem Kopf in den Saal zurück. Er war äußerst aufgebracht: »Das ist mir ja noch nie passiert! Wo gibt's denn sowas!«

Er forderte den Jusitzsekretär auf, folgendes zu Protokoll zu nehmen:

> »Durch den Berichterstatter ist versucht worden, die Prozeßbevollmächtigte der Beigeladenen telefonisch zu erreichen. Nach telefonischer Auskunft des Büros der Prozeßbevollmächtigten sei die Prozessbevollmächtigte nicht im Hause. Die Bürokraft wisse, daß sie gesagt habe, sie brauche an der mündlichen Verhandlung nicht teilzunehmen.«

Das hörte sich nicht schlecht an, und ich verbuchte es auf meinem Habenkonto. Der Vorsitzende Richter bekundete vor Verhandlungsbeginn sein Unverständnis darüber, daß es nicht einmal Annas Mutter für nötig befunden hatte, der Verhandlung beizuwohnen.

Das Ganze dauerte knapp eine Stunde. Währenddessen versuchte der Vorsitzende mit leichtverständlichen Worten, mir die für die Beurteilung der Sache wichtigen Paragraphen zu erläutern. Er machte keinen Hehl daraus, dem Justiziar zu verdeutlichen, daß seine Chancen wider Erwarten recht ungünstig waren. Wenn ich das richtig sah, würde die Entscheidung gänzlich anders aussehen, als ich angenommen hatte.

Der Prozeß wurde dann tatsächlich zu meinen Gunsten entschieden. Bei der Urteilsverkündung zitterten mir die Knie, und kein Mensch, der nicht selbst einen Prozeß nach dem anderen verloren hat, kann ermessen, was ein gänzlich unerwartet gewonnener Prozeß bedeutet. Wenigstens das letzte, das meiner Tochter von mir geblieben war, wurde ihr nicht genommen. Mein Name.

Nach der Verhandlung kam der Justiziar auf mich zu und beglückwünschte mich. Damit hatte ich nicht gerechnet und war von dieser Geste angetan. Ich lud ihn zu einer Tasse Kaffee ein, und wir plauderten fast eine Stunde. Bei unserer Verabschiedung sah er mir fest in die Augen:

»Ich wünsche Ihnen wirklich Glück. Vielleicht eröffnet dieser Prozeß Ihnen neue Möglichkeiten für Ihre Rehabilitation. Ich wünsche Ihnen jedenfalls viel Erfolg. Bislang bin ich ja nur von Ihrer Exgattin über die Sache informiert worden, aber heute hat sich wieder einmal bewahrheitet, daß man wirklich beide Seiten kennenlernen sollte, bevor man urteilt. Alles, alles Gute.«

Im Weggehen bat er mich noch: »Falls Sie jemals rehabilitiert werden, lassen Sie es mich wissen. Geben Sie um Himmels willen nicht auf.« Kurze Zeit später tauchte er in der Menge unter.

Das Knöllchen war salzig. 80 DM. Ich zuckte nur mit den Achseln und ließ mir meine Freude und meine Genugtuung durch das flatternde Zettelchen hinter meinem Scheibenwischer nicht nehmen. Cornelia hatte eine gewaltige Schlappe eingesteckt, mit der sie sicherlich nicht gerechnet hatte. Zu gern hätte ich ihr Gesicht gesehen, wenn sie erfahren mußte, daß ihre Masche nicht bei jedem Gericht zog. Hätte sie irgendwann auch nur geahnt, welche Konsequenzen ihr Versuch nach sich ziehen würde, Annas Identität ändern zu lassen, hätte sie diesen Versuch wohl kaum gestartet.

Das Gericht hätte der Namensänderung natürlich zustimmen können, das war klar. Aber Professor Undeutsch hatte Dinge herausgefunden, die unerwartet ein ganz anderes Licht auf Cornelia warfen. Mit dieser Niederlage hatte sie ihren zweiten Fuß auf der Rutschbahn. Das Blatt fing an, sich zu wenden …

Am Abend gingen Geli und ich zur Feier des Tages in ein kleines griechisches Restaurant. Sie kam kaum zu Wort, so voll war ich mit der Entwicklung von Theorien, wie ich das Gutachten von Undeutsch und den gewonnenen Prozeß für meine Rehabilitationsbestrebungen nutzen konnte. Geli war wahrlich eine geduldige Zuhörerin.

Tag für Tag wartete ich nun sehnlichst auf die schriftliche Urteilsbegründung. Um endlich aktiv werden zu können, wollte ich erst die Urteilsbegründung lesen, um zu sehen, ob aus ihr noch weitere Punkte hervorgingen, die meinem angestrebten Ziel dienen konnten. Genau drei Wochen nach der Verhandlung, am 17. Januar 1994, wurde mir das Urteil zugestellt. Obwohl ich nichts zu befürchten hatte, empfand ich das Schriftstück als bedrohlich – gebranntes Kind scheut das Feuer.

Bevor ich den Umschlag öffnete, steckte ich mir eine Zigarette an und schenkte mir Kaffee ein. Das Gericht hatte sich viel Arbeit gemacht. Sechzehn Seiten! Gewohnheitsmäßig überflog ich das Schriftstück zunächst, konnte den Inhalt aber nicht richtig erfassen. Selbst bei genauerer Lektüre verstand ich vieles nicht, was da geschrieben stand. Die verwaltungsrechtliche Seite der Justiz war mir zu fremd. Sie hatte ihre eigene, seltsame Sprache. Eine Passage allerdings war mir bereits beim ersten Hinsehen deutlich aufgefallen. Mehrmals hintereinander ging ich über die Zeilen, bis ich allmählich den Inhalt verinnerlichte. Mein anfängliches Nichtverstehen hatte gar nichts mit den verwaltungsrechtlichen Formulierungen zu tun. Vom Wortlaut her gab es da nicht viel zu verstehen. Verstehen mußte man nur die Tatsache, daß diese Worte überhaupt dort geschrieben standen. Es war einfach zu schön:

> »Greifbare Anhaltspunkte dafür, daß diese Angaben des Klägers [das war ich] entgegen seiner Versicherung, sie seien für ihn verbindlich, nicht der Wahrheit entsprächen, bestehen nicht. Solche Anhaltspunkte sind weder vorgetragen noch sonst ersichtlich. Der Kläger hat in der für die Beurteilung der Rechtmäßigkeit der Namensänderung der Beigeladenen maßgeblichen mündlichen Verhandlung vor dem Senat den Eindruck eines Menschen hinterlassen, der ernsthaft und besonnen nicht nur um die Aufarbeitung seiner Vergangenheit bemüht ist, gleichviel, mit welchem strafrechtlichen oder moralischen Urteil diese belegt werden muß, sondern dem darüber hinaus auch daran gelegen ist, die Beziehung zu seiner Tochter, der Beigeladenen, unter Rücksichtnahme auf deren gedeihliche Entwicklung zu normalisieren.«

Ich war so gerührt, so bewegt. Ein Gericht glaubte mir! Mir! Für seine Entscheidung hatte das Strafrechtsurteil keine Bedeutung! Wie viele Unverfrorenheiten, wie viele Dummheiten hatte ich mir bisher bieten lassen müssen! Und jetzt das! Niemand wird sich vorstellen können, welche wundersamen Gefühle von mir Besitz ergriffen. Sie dehnten sich bis in die kleinsten Zellen meines Körpers aus. Ich schmolz nur so dahin. Ich war verstanden worden. Selbst in den nächsten Tagen ließen mich diese wenigen Sätze in regelmäßigen Abständen Glücksgefühle spüren.

Herr Strate freute sich sehr über das Urteil, aber er sah trotz dieses Erfolges und des Undeutsch-Gutachtens keinen konkreten Ansatzpunkt, um ein weiteres Wiederaufnahmeverfahren in Gang zu setzen. Das durfte doch nicht wahr sein. Fieberhaft dachte ich nach; ich wollte nicht den Hauch einer Chance unversucht lassen.

In der Strafprozeßordnung hatte ich gelesen, daß auch die Staatsanwaltschaft selbst ein Wiederaufnahmeverfahren zugunsten eines Verurteilten beantragen kann. Zumindest war das formaljuristisch möglich. Diese Überlegung hatte ich Herrn Strate gegenüber nicht erwähnt. Über so viel Verbissenheit hätte er wohl nur den Kopf geschüttelt, zumal er als Spezialist für Wiederaufnahmen und Revisionen die Sachlage bestimmt richtig einschätzte. Ich rief einige Anwälte an, die ich im Lauf der Zeit kennengelerrnt hatte, und brachte sie mit meiner blauäugigen Idee, mich direkt an die Staatsanwaltschaft zu wenden, zum Lachen. Trotz dieser wenig Mut machenden Reaktionen grübelte ich Tag für Tag über diese Möglichkeit nach.

Selbst, das war mir klar, konnte und wollte ich nicht zum Staatsanwalt gehen. Das mußte jemand anderer für mich übernehmen. Jemand, der einerseits das Wesen der Justiz kannte, aber andererseits nicht als Rechtsanwalt auftrat. Dafür kam nur eine Personin Frage: Professor Jopt. Er wußte nahezu über meine sämtlichen Verfahren Bescheid und war darüber hinaus selbst an vielen Gerichten als Gutachter tätig. Er kannte eine Reihe erschütternder Familientragödien und hatte viele beklagenswerte Kinderschicksale verfolgt. Er war ein Mann, der sich aufgrund seiner Passion in die menschliche Seite solchen Elends hineinversetzen konnte. Er war der Richtige.

Eine Woche später rief ich ihn an und schilderte ihm in aller Breite meine Überlegungen. Während meiner Ausführungen hakte er nach, versuchte sich ein Bild zu machen und verstand trotzdem nicht, was ich von ihm wollte. Zugegeben, so genau hatte ich ihm das auch nicht gesagt. Er hatte sich schon etliche Male mit mir unterhalten, hatte unentgeltlich seine Zeit für mich geopfert, hatte für mein damaliges Wiederaufnahmeverfahren einige Seiten geschrieben und hatte mich in zwei Familienrechtsprozesse begleitet. Mit der Sprache herauszurücken und ihn erneut um Hilfe anzugehen, fiel mir schwer. Selbstlos hatte er Einsatz gezeigt und konnte sicherlich seine knapp bemessene Zeit lukrativer verbringen, als sich mit meinen Problemen herumzuschlagen. Ich wollte sein Entgegenkommen nicht überstrapazieren. Dauernd redete ich während des Telefonats um den heißen Brei herum. Aber was sollte ich machen? Ich mußte meinen Wunsch endlich auf den Punkt bringen. Er kam mir zuvor.

»Sie sind mir vielleicht einer. Langsam wird mir klar, was Sie eigentlich wollen. Soll ich vielleicht dem Staatsanwalt die Sachlage unterbreiten und ihm das Gutachten und das Urteil des Oberverwaltungsgerichts zukommen lassen? Das ist es doch, um was Sie mich bitten wollen, oder?«

Ich war beschämt. Mein klägliches »Ja, das wäre schön« und meine bange Frage »Würden Sie das denn noch für mich tun?« kamen ziemlich kleinlaut über meinen Lippen.

»Na ja, in Ihrem Fall ... Ist ja wirklich eine schlimme Sache. Hm, ich werde mir Gedanken darüber machen. Versprechen kann ich Ihnen aber nichts«, sicherte er sich ab.

Ich hätte ihn umarmen können. Ich stammelte einige Worte des Dankes und versprach, ihm postwendend die entscheidenden Unterlagen zuzusenden.

Es gab nur einen Staatsanwalt, der für diesen mehr als irrsinnigen Versuch in Frage kam. Dummerweise war das derselbe, der bei meinem Strafprozeß die Klage gegen mich vertreten hatte. Das machte mir verdammt große Sorgen. Bei Licht betrachtet, konnte das eigentlich nicht klappen. Zu genau erinnerte ich mich an sein Plädoyer, zu präsent waren mir auch nach diesen fünf Jahren noch seine Worte und die Verachtung, mit der er sie mir entgegengeschleudert hatte. Doch die Einschätzung von Mißbrauchsbezichtigungen gegen Männer wurde in der letzten Zeit zunehmend kritischer. Immer öfter hörte man in der öffentlichen Diskussion von Fällen, bei denen Männer von einzelnen Frauen oder einschlägigen Frauengruppen fälschlicherweise bezichtigt wurden, sich an Kindern vergangen zu haben. Der Begriff »Mißbrauch des Mißbrauchs« tauchte auch in Deutschland auf. Man hörte von Fällen, bei denen es diesen Mißbrauchsjägerinnen schon gereicht hatte, aus einem Kinderbild den vergewaltigenden Phallus herauszuinterpretieren, wohingegen das Kind, wie sich dann zeigte, lediglich versucht hatte, den Kaktus mit roter Blüte aus Papas Kakteensammlung nachzumalen.

Diesen – Gott sei Dank wenigen – Frauen mit dem Hang zur unreflektierten Unterstellung wünsche ich aus meiner persönlichen Betroffenheit heraus, daß sie die gleichen Erfahrungen machen, die ich als Vater machen mußte, weil Kompetenzlosigkeit und Dummheit eine so fatale Allianz eingingen. Ich wünsche ihnen, zu erfahren, wie es ist, wenn ihnen ihre Kinder über Jahre hinweg genommen werden, weil irgendein Mensch sie aus hemmungslosem Eigennutz des schlimmsten Verbrechens bezichtigt hat, das vorstellbar ist.

Es dürften viele Kinder sein, die irgendwann die Lügen begreifen müssen, denen sie in ihrer Hilflosigkeit aufgesessen sind. Wenn sie vor Gram darüber nicht stumm werden, schreien sie es vielleicht hinaus, um das ihnen wiederfahrene Unrecht ertragen zu können und um anzuklagen, daß ihnen die Väter gestohlen wurden. Wo werden diese Frauen dann sein? Werden sie den erwachsenen Kindern dann zur Seite stehen? Werden sie die Größe besitzen, den Kindern ihre Fehler einzugestehen? Werden sie den Vätern gegenüber ein Wort der Entschuldigung finden? Oder werden sie sich in formatloses Schweigen hüllen?

Bei mir hat sich von den Frauen, die das Rad meiner und Annas Tragödie ins Rollen gebracht haben – eingeschlossen die Dame vom Jugendamt – noch nicht eine gemeldet, um eine Entschuldigung vorzubringen. Mit Verantwortung hat dieser von einigen praktizierte Übereifer nichts zu tun und schon gar nicht mit der gerade von solchen Frauen überstrapazierten Formulierung vom »Wohl des Kindes«. Aus meiner Sicht ist die Schändung von Kindern durch einen ungerechtfertigt bezichtigten Vater fast ebenso traumatisierend wie ein tatsächlich stattgefundener Mißbrauch.

Ich möchte nicht mißverstanden werden: Ich weiß sehr wohl zu würdigen und zu schätzen, daß das über viele Jahre tabuisierte Thema des Kindesmißbrauchs in den Blickpunkt des öffentlichen Interesses gerückt ist. Nur darf man nicht nach dem Grundsatz verfahren, lieber zehn Männer zuviel wegzusperren als einen zuwenig. Das sprengt den vorgegebenen Rahmen rechtsstaatlicher Maximen. Mir ist das Dilemma der Gerichte und Gutachter, die wirklichen Täter von den »gemachten Tätern« zu trennen, sehr wohl bewußt. Hier sind, im Interesse der Väter und der betroffenen Kinder gleichermaßen, alle an einem Verfahren Beteiligten gefordert, ein Höchstmaß an Kompetenz, Disziplin und Einfühlung aufzubringen, um die Wahrheit zu finden.

Ich habe Hochachtung vor den Männern und Frauen, die sich kundig und versiert in den Dienst der Aufklärung von Mißbrauchsverbrechen stellen, und ich finde es in höchstem Maße wichtig, die wirklichen Täter mit den rechtsstaatlichen Möglichkeiten zu verfolgen und harten Strafen zuzuführen. Mir ist auch klar, daß der Justiz bedauernswerterweise eine erhebliche Zahl von Tätern durch die Maschen gleitet, und das ist ein wahrlich hoher Preis, der für ein wenigstens bedingt taugliches Recht zu bezahlen ist. Für diesen unbefriedigenden Aspekt habe ich bei all meinen Überlegungen nicht die kleinste Lösung anzubieten. Ich fürchte, mit diesem Manko müssen wir in allen Bereichen der Strafverfolgung leben.

Dennoch sollte immer versucht werden, nicht blindlings auf alle loszuschlagen, die eines Mißbrauchs bezichtigt werden. Gerade in diesem höchst sensiblen Bereich muß man auch höchst sensibel mit der Wahrheitsfindung umgehen.

Einige Wochen später erfuhr ich von Herrn Jopt, daß dem Staatsanwalt die Unterlagen vorlägen. Herr Strate hatte für meine Bemühungen nur ein mitleidvolles Lächeln übrig. Den Versuch, einen Staatsanwalt zu bewegen, ein Wiederaufnahmeverfahren auf den Weg zu bringen, hatte es seines Wissens in der Bundesrepublik noch nicht gegeben – jedenfalls nicht mit Erfolg. Ich hatte keine Mühe, ihm das zu glauben. Schließlich mußte ein Staatsanwalt in einem solchen Fall erst einmal davon überzeugt werden, daß ein Kollege von ihm im Unrecht gewesen war. Und in meinem Fall handelte es sich auch noch um ein und dieselbe Person. Der Mann hatte schließlich vehement seine Überzeugung von meiner Schuld vertreten und hätte demzufolge seine eigene damalige Meinung revidieren müssen. Und selbst wenn ich in ihm Zweifel hätte wecken können, so war damit noch lange nicht gesagt, daß er genug Format und Courage haben würde, das zuzugeben und von sich aus den Fall wieder aufzurollen. So überzeugt wie mein Staatsanwalt von meiner Schuld gewesen war, konnte ich mir selbst nicht vorstellen, daß er mehr als ein Achselzucken für mein Ansinnen übrig hatte. Und bei Licht betrachtet, konnte ich ihm das nicht einmal verübeln. Was war ihm denn schon übriggeblieben, als sich auf das Gutachten des Herrn Beil zu verlassen?

Wochenlang, nein, monatelang wartete ich. Nichts ereignete sich. Immer und immer wieder dachte ich daran, den Staatsanwalt anzurufen, und malte mir in meiner Phantasie aus, was er sagen würde. Je mehr Zeit verstrich, um so sicherer wurde für mich seine ablehnende Haltung. Auch nach zehn Monaten hatte ich noch keine Nachricht.

Ich hielt es nicht mehr aus. Sollte der Staatsanwalt von mir denken, was er wollte, und sollte er sagen, was er wollte – ich brauchte Klarheit. Mehr, als mich unwirsch abkanzeln, konnte er nicht. Beherzt nahm ich den Hörer auf, wählte die Nummer des Gerichts und ließ mich verbinden. Mein Herz schlug mir bis zum Hals.

Endlich meldete sich die Stimme am anderen Ende der Leitung. Meine Anspannung war so groß, daß ich im ersten Augenblick vergaß, mich zu melden.

»Hallo, wer ist denn da?« klang es forsch aus dem Hörer.

»O, Verzeihung – Herbort, Bernd Herbort. Erinnern Sie sich noch an mich?« Entgegen meiner Erwartung klang mir eine ungewöhnlich freundliche Stimme entgegen.

»Ach, Herr Herbort, Sie sind's. Tja, es tut mir leid ...« Mir rutschte das Herz in die Hose. Jetzt kam genau das, was ich befürchtet hatte. Ich fühlte es und spürte, wie mir der Schweiß ausbrach. Ich hatte es gewußt – es konnte nicht funktionieren. Ich hätte mir am liebsten auf die Zunge gebissen. Doch dann beendete er seinen Satz, und ich glaubte meinen Ohren kaum.

»... das Gutachten von Herrn Professor Undeutsch liegt mir leider noch nicht vor. Ich warte täglich darauf. Sie können mir glauben, ich will diese leidige Geschichte auch vom Tisch haben.«

Ich begriff im ersten Moment überhaupt nicht, wovon er eigentlich redete, und fragte völlig hilflos: »Wie bitte, welches Gutachten?«

»Hatte ich Ihnen das noch nicht mitgeteilt?«

»Ich – ich weiß von nichts. Ich weiß von keinem Gutachten – von welchem Gutachten sprechen Sie denn?«

Freundlich klärte er mich auf: »Ich habe Herrn Undeutsch gebeten, eine Stellungnahme zu dem Gutachten ... Hatte ich Sie das wirklich noch nicht wissen lassen?« unterbrach er seinen Satz.

»Nein wirklich nicht«, beteuerte ich.

»Das tut mir leid. Also, ich habe aufgrund des Namensänderungsverfahrens und der Ergebnisse von Herrn Undeutsch ein Gutachten bei ihm in Auftrag gegeben. Es soll geprüft werden, ob das Gutachten von Professor Dr. Beil unter Berücksichtigung neuer wissenschaftlicher Erkenntnisse einer Überprüfung standhält und weiterhin eine Verurteilung zu stützen vermag.«

Ich war wie vom Donner gerührt. Mit Gänsehaut stand ich am Telefon und wußte nicht, ob ich in Ohnmacht fallen oder vor Freude losschreien sollte. Es war in den langen Jahren des verzweifelten Kampfes um mein Recht einer der bewegendsten Augenblicke. Er hatte tatsächlich ein weiteres Gutachten in Auftrag gegeben. Bei »meinem« Professor Undeutsch! Wahnsinn! Absoluter Wahnsinn! Leider war niemand in der Nähe, dem ich hätte um den Hals fallen können. Das war zuviel, um es alleine zu bewältigen.

Ich bekam gerade noch ein »Danke, ich bin Ihnen unendlich dankbar« raus, bevor ich vor Glück ins Telefon heulte.

»Ach, Herr Herbort, nun beruhigen Sie sich mal. Wir müssen ja als Staatsanwälte allen Hinweisen nachgehen – auch entlastenden«, kam es mitfühlend vom anderen Ende.

Das war er also, der mich im Gericht mit seinen schneidenden Worten so abgekanzelt hatte. Dessen Worte sich mir so ins Herz gebrannt hatten. Es war überwältigend. Verziehen waren seine harten Formulierungen, verziehen die Ungerechtigkeit, statt dessen fühlte ich eine Hochachtung vor diesem Mann, wie ich sie selten in meinem Leben einem Menschen entgegengebracht habe. Hier war ein Staatsanwalt über seinen eigenen Schatten gesprungen und bemühte sich auf eine völlig ungewöhnliche Art um Gerechtigkeit. Ich wußte, daß viele seiner Kollegen den Kopf über ihn schütteln würden, weil er eine Tradition brach. Als Staatsanwalt hatte er üblicherweise dafür zu sorgen, daß Menschen hinter Gitter kamen, und nicht mit einem Wiederaufnahmeverfahren Verurteilte freizukämpfen, deren Strafmaß er selbst beantragt hatte. Sicher, das Gesetz bot die Grundlage für seine Entscheidung, nur findet das Gesetz in der Regel *so* keine Anwendung. Dafür sind die Rechtsanwälte zuständig.

Bleibt zu hoffen, daß diese Premiere Schule macht, und auch andere Staatsanwälte vor dem Hintergrund entlastender Erkenntnisse über einen bereits Verurteilten von sich aus aktiv werden, um ihrer Aufgabe nach allen Seiten hin Rechnung zu tragen. Ich würde es all denen wünschen, die in ähnlichen Situationen sind, wie ich es so viele bittere Jahre war.

Heute ist dieser Staatsanwalt einer der wenigen Menschen, vor denen ich tief meinen Hut ziehe. Er hat einen Irrtum erkannt – der im übrigen viel weniger ihm anzulasten ist als einem Gutachter, der miserable Arbeit geleistet hat – und hat konsequent den Fehler korrigiert, so gut es ihm möglich war. Das bewundere ich.

Nach langen elf Monaten lag das 83seitige Gutachten von Professor Undeutsch schließlich vor. Erwartungsgemäß stellte er anhand der Aussagen meiner Tochter, der Entstehungsgeschichte der Anzeige und den Aussagen meiner Exfrau fest:

> »Bei der Aussage der Zeugin Anna handelt es sich nicht um einen spontanen Bericht des Kindes, vielmehr um Angaben, die von der Mutter, bei der sich der Verdacht, daß der Vater das Kind sexuell mißbraucht hat, bereits verfestigt hatte, in einer Mehrzahl von Befragungen aus dem Kind ›heraus-

gefragt‹ worden sind. [...] Mutter und Kind waren umringt von einem Kreis sehr mißbrauchsbewußter Kontaktpersonen. Die soziale Atmosphäre, in der die Aussage aus dem Kind ›herausgefragt‹ worden ist, war sehr suggestiv. Die Mutter hat ihrerseits dem Kind erzählt, daß sie Mißbrauchshandlungen des Vaters an ihm in früher Kindheit beobachtet habe. Ein solcher Nährboden und eine solche Entstehungsgeschichte der Aussage birgt die Gefahr in sich, daß das Kind allmählich durch die Mehrzahl der Befragungen, die von einer Vermutung ausgingen, zu dem Glauben gelangt ist, es sei Mißbrauchshandlungen durch den Vater ausgesetzt gewesen, auch wenn solche Handlungen an ihm in Wahrheit gar nicht stattgefunden haben.«

Weiter unten war zu lesen:

»Bei meiner eigenen Untersuchung [...] trat eine sehr starke Bereitschaft des Mädchens zur Parteinahme für die Mutter hervor. Es wurde deutlich, daß sich Anna hinsichtlich des Vaters die Sichtweise der Mutter völlig zu eigen gemacht hat. Es kann mit an Sicherheit grenzender Wahrscheinlichkeit angenommen werden, daß das 6,5 Jahre alte Mädchen nicht weniger beeinflußbar war [...] als im Alter von 11 Jahren. Es muß daher von einer hohen Beinflußbarkeit durch die Mutter ausgangen werden.«

Nachdem ich dieses Ergebnis gelesen hatte, war ich mir sicher: Es würde eine neue Hauptverhandlung geben. Verständlicherweise schlichen sich in diese Sicherheit immer wieder Zweifel ein. Schlechte Erfahrungen machen vorsichtig. Doch was sollte ein halbwegs faires Gericht gegen die Erneuerung der Hauptverhandlung einzuwenden haben, wenn diese für Cornelia niederschmetternde Aussage von einem so anerkannten Gutachter wie diesem gemacht wurde? Bei aller Skepsis Gerichten und deren Entscheidungen gegenüber: Ich war meiner Rehabilitation ganz nah.

Danach ging alles Schlag auf Schlag:

Am 13. Juli 1995 beantragte die Staatsanwaltschaft am Landgericht die Wiederaufnahme des Verfahrens zu meinen Gunsten.

Die Gegenseite hingegen beantragte am 29. August, das Wiederaufnahmegesuch als unzulässig zu verwerfen.

Knapp einen Monat später, am 22. September, beschloß das Landgericht: Das Wiederaufnahmegesuch ist zulässig.

Daraufhin ging meine Gegnerin am 13. Oktober in die sofortige Beschwerde am Oberlandesgericht.

Einen Tag darauf wurde die sofortige Beschwerde verworfen.

Endlich, am 17. Januar 1996, wurde vom zuständigen Landgericht die – wie es in der Juristensprache heißt –»Wiederaufnahme des Verfahrens und die Erneuerung der Hauptverhandlung« angeordnet. Freundlicherweise hatte mir das Gericht wieder Herrn Strate als Pflichtverteidiger zur Seite gestellt. Ich wußte, er war für mich da, und würde seine Sache wie immer gut machen.

Welche Gefühlsstürme mich bewegten, als ich den Beschluß über die Zulassung der Wiederaufnahme das erste Mal las, vermag ich auch heute noch nicht zu beschreiben. Wie viele Hürden hatte ich nehmen müssen, um auf diesem Papier in einem Satz komprimiert mein ganzes Sehnen und Hoffen zu lesen?! Ich war tief bewegt. Es war mir unmöglich, an einem Tag die Tragweite dieses Beschlusses zu begreifen. Geli und ich gingen an jenem Abend fürstlich essen. Sie hatte in den letzten vier Jahren einen entscheidenden Anteil dazu beigetragen, daß ich mich diesem unendlich kräftezehrenden Kampf gegen meine Widersacherin stellen konnte. Sie hat im Gegensatz zu vielen anderen Menschen bedingungslos zu mir gehalten, ohne auch nur ein einziges Mal Verständnislosigkeit für meine zielstrebige Verbissenheit zu signalisieren.

Cornelias Waffen waren stumpf geworden. Sie hatte verloren und konnte nur noch der formalen Besiegelung ihrer Niederlage entgegensehen.

Es war ein Witz. Vom selben Landgericht, das vor einigen Jahren mein erstes Wiederaufnahmegesuch abgelehnt hatte, war die Wiederaufnahme des Verfahrens jetzt zugelassen worden.

Von Cornelias Anzeige bis zu diesem Zeitpunkt war eine Ewigkeit vergangen. Fast acht Jahre! Eine Hölle lag hinter mir. Jetzt konnte ich das Licht am Ende dieser Hölle sehen.

Es war der 14. März 1996. Nach einer unruhigen Nacht riß mich der Ton des Weckers aus meinem kurzen, von wildesten Träumen geplagten Schlaf. Ich sah mich um und konnte meine Umgebung zunächst nicht einordnen. Schlagartig wurde mir dann klar, welcher Anlaß mich in diesem Zimmerchen hatte aufwachen lassen. Um neun Uhr war die Verhandlung anberaumt. Meine Verhandlung! In Windeseile war ich angezogen und ging frühstücken. Unkonzentriert schüttete ich Kaffee in mich hinein, versuchte einem Zeitungsartikel seinen Sinn zu entlocken und kämpfte erfolglos gegen die Flut meiner Gedanken an.

Der große Tag der Entscheidung war gekommen. Heute konnte sich all das verwirklichen, von dem ich acht Jahre lang geträumt hatte: Meine Freisprechung von dem Vorwurf, ein Kinderschänder, ein mieser Verbrecher, zu sein. Heute würde ich vielleicht die Früchte meiner Hartnäckigkeit und meines Glaubens an Gerechtigkeit ernten dürfen. Dieser Tag sollte die große Wende in mein verpfuschtes Leben bringen.

Kurz vor neun Uhr holte ich Herrn Strate ab, mit dem Herr Jopt und ich gestern abend in seinem Hotel zusammengesessen hatten. Beide hatten auf rührende Art versucht, mich abzulenken, und es hatte gutgetan, für eine Weile die Gedanken an das bevorstehende schicksalhafte Ereignis verdrängen zu können.

Kaum hatten wir das Gerichtsgebäude betreten, waren wir von Fotografen umringt. Ich kam mir nackt vor. Es wurden mir Fragen gestellt, ich sollte lächeln und mich nach rechts und nach links drehen und wieder lächeln, immer wieder lächeln. Ich fand es grauenhaft. Glaubten die, ich sei auf dem Weg zu einer Karnevalssitzung? Mir lief vor lauter Angst der Schweiß in Bächen am Körper herab, und ich sollte lächeln …

Freunde kamen auf mich zu, sprachen mir Mut zu, drückten mich an sich, wünschten mir Glück und beteuerten, ich würde als freier Mann aus dem Gerichtssaal gehen. Mir selbst stand wohl eher Verzweiflung im Gesicht. Geli war mit einem Bekannten zum Gericht gekommen, und es tat gut, sie als ruhenden Pol bei mir zu wissen. Das Getümmel ließ uns kaum die Zeit für einen kleinen Begrüßungskuß.

Kurz nach neun. Die Verhandlung vor der Großen Strafkammer war eröffnet. Drei Richter, ein Schöffe, eine Schöffin. Mir gegenüber Frau Schulze-Müller und der grauhaarige Staatsanwalt, daneben, nach außen hin kollegial vereint, Herr Undeutsch und Herr Beil. Eine unerträgliche Unruhe hatte von mir Besitz ergriffen. Meine Gedanken schwirrten wie ein Bienenschwarm. Es dauerte einige Atemzüge, bis ich begriff, daß ich angesprochen war. Zuvor hatte der Vorsitzende einige Worte über die Ungewöhnlichkeit dieser Verhandlung verloren. Knapp hatte der Staatsanwalt die ursprüngliche Anklageschrift verlesen, dann mußte ich auf die Fragen des Vorsitzenden antworten. Meine Stimme zitterte, meine Konzentration war auf dem Nullpunkt. Immer wieder schoben sich Bilder in meine Gedanken, die nichts mit den Fragen zu tun hatten, auf deren Beantwortung alle im Saal mit Spannung warteten. Nur langsam gelang es mir, mich zu sammeln und kontrollierter zu atmen. Meine Antworten wurden klarer. Der Richter machte einen sympathischen Eindruck. Präzise und freundlich formulierte er seine Sätze, unterbrach nur selten meine Ausführungen und hakte nur bei einigen mißglückten Formulierungen nach. Der Vorsitzende zeigte sich einfühlsam und ernsthaft bemüht, die wesentlichen Dinge ihrer Bedeutung entsprechend herauszuarbeiten und zu würdigen. In der Zuhörerschaft herrschte gespannte Stille.

Die Befragung dauerte knapp eine Stunde. Obwohl ich mich um höchste Konzentration bemühte, kann ich mich heute an keine der Fragen mehr erinnern, ich weiß nur noch, daß die Rechtsanwältin meiner Exfrau mich mit Fragen löcherte, ob ich mit meiner Tochter während unserer Besuchsstunden geschmust hätte, ob, wie und wo ich sie und sie mich angefaßt hätte. Sie versuchte, aus mir einen Täter herauszukitzeln, den es nicht gab, und als sie mehrmals Fragen wiederholte, auf die ich bereits deutlich geantwortet hatte, mußte sie sich von dem

Richter zurechtweisen lassen. Manchmal grinste sie mich hämisch an, wohl in der Hoffnung, mich verunsichern zu können. Ich fühlte mich ihr trotz meiner Anspannung haushoch überlegen. Ich hatte die Gerechtigkeit auf meiner Seite, sie war Handlangerin des Unrechts. Darin lag meine unschlagbare Stärke. Darüber hinaus hatte ich diesmal brillante Fachleute auf meiner Seite: Herr Undeutsch würde klare Position für mich beziehen, Herr Strate stand gut vorbereitet hinter mir. Der Staatsanwalt würde vermutlich einen Freispruch beantragen. Herr Jopt und viele andere auf den Zuschauerplätzen drückten mir die Daumen. Selbst einige Presseleute hatten mir Glück gewünscht. Dennoch beschlich mich immer wieder Skepsis und Unbehagen. Meine Erfahrungen hatten mich, gelinde gesagt, skeptisch gemacht, ließen für Augenblicke Phantasien entstehen, in denen ich mit gekauften Zeugen zu Boden gezerrt werden sollte. Anders, da war ich mir sicher, wäre der Prozeß für die Gegenseite nicht mehr zu gewinnen.

Nach meiner Befragung fühlte ich mich ausgelaugt. Obwohl wir erst am Anfang der Verhandlung standen, spürte ich, wie sich ein unangenehmer Schmerz in meinem Kopf ausbreitete.

Die folgende Zeugin war meine Exfrau. Als sie jetzt den Zeugenstand betrat, hatte ich keinerlei Gefühle mehr für sie übrig. Sie tat mir weder leid, noch verachtete ich sie. Der Zeitpunkt war gekommen, an dem sie die Folgen ihres Handelns zu tragen hatte. Selbst wenn sie damals – bestärkt von einigen Mitarbeiterinnen von Mandragora und der Mitarbeiterin des Jugendamts – aus ehrlicher Sorge um Anna den Weg zur Kriminalpolizei gewählt haben sollte, so hätte sie als verantwortungsbewußte Mutter lange vor dieser Verhandlung zu neuen Erkenntnissen kommen müssen. Aber nicht den zartesten Hauch von Einsicht hatte sie gezeigt. Wie vernagelt hatte sie sich allem verschlossen, hatte sich in immer mehr Halb- und Unwahrheiten verstrickt. In diesem Prozeß würde sie ihr Gesicht verlieren. Die Uhr ihres Eiertanzes mit der Wahrheit war jetzt und hier abgelaufen.

Cornelia war sichtlich nervös. In großen Lettern war auf der Rückseite ihres T-Shirts PEACE ON EARTH zu lesen – Friede auf Erden. Ich empfand das als Hohn angesichts der Gelegenheit, zu der sie dieses Kleidungsstück angezogen hatte. Hätte sie sich diesen Spruch auf ihre Lebensfahne geschrieben, niemals hätten wir uns in diesem Gerichtssaal treffen müssen, in dem es zwischen uns alles mögliche geben konnte, nur keinen Frieden.

Die Aufforderung an sie, sich zu ihrer ersten Befragung Annas zu äußern, ließ sie sichtlich nervös werden. Hilfesuchend sah sie sich zu Frau Schulze-Müller um, sah dann wieder den Vorsitzenden an und lieferte schließlich eine bemerkenswerte Neufassung ihrer ersten Version, die selbst meinen gerichtsgeübten Herrn Strate tief durchatmen ließ. Jeder der Anwesenden, der ihre Anzeige gegen mich gelesen hatte, war verblüfft und traute seinen Ohren nicht.

In ihrer Anzeige hatte sie den vernehmenden Kripobeamten folgendes zu Protokoll nehmen lassen:

»Auf das Ganze aufmerksam geworden bin ich unter anderem durch den Hinweis der Lehrerin beim Elternsprechtag am 01.02.88. Die Lehrerin sagte mir, daß Anna sich auffällig apathisch verhalte [...].
Außerdem wurde ich etwa zur gleichen Zeit von zwei Freundinnen darauf aufmerksam gemacht, daß Anna sich völlig verändert habe [...]
Aus dem Gespräch mit der Freundin und der Überlegung aller geschilderten Anhaltspunkte ergab sich für mich der Verdacht, daß Herr Herbort an Anna sexuelle Handlungen vorgenommen hat.
Ich habe dann mit Frau Ungemach vom Jugendamt D., die auch in der Selbsthilfegruppe ›Mandragora‹ tätig ist, telefoniert. Für sie war es keine Frage, daß mein Verdacht berechtigt sei.
Auf Anraten von Frau Ungemach habe ich dann mit der Psychologin des Arbeitskreises ›Mandragora‹, Frau Seelmann, gesprochen und ihr den Sachverhalt geschildert. Auch sie stimmte mir zu, daß ich mit meinem Verdacht richtig läge [...].

Auf Anraten von Frau Seelmann habe ich Anna direkt zu den Geschehnissen befragt. Das zog sich über mehrere Tage hin.«

Diese Aussage hatte Cornelia in der ersten Verhandlung in vollem Umfang bestätigt, doch jetzt erzählte sie etwas ganz anderes.

»Also Frau X., wie hat sich das damals verhalten, bitte erzählen Sie uns das noch einmal. Wie haben Sie zum erstenmal davon erfahren?« Der Richter sah Cornelia freundlich und abwartend an.

»Ich erinnere mich noch genau daran. Also, das war so: Eines Morgens hatte Anna plötzlich hohes Fieber. Ich habe mir natürlich Sorgen gemacht, nicht?«

Mitfühlend bemerkte der Richter: »Das kann ich mir vorstellen. Ich habe selbst Kinder und weiß, wie das ist. Aber,« hakte er nach, »was hat das mit der Sache zu tun? Ich verstehe nicht ganz. Würden Sie uns das erläutern?«

»Ja, also«, ermuntert durch die entgegenkommende Art des Richters, plauderte sie weiter, »das war wirklich ganz entsetzlich. Anna tat mir so leid. Ich habe sie natürlich dann nicht zur Schule geschickt. Kann man ja nicht machen, ein krankes Kind. Das ist nicht mein Ding. Also auf jeden Fall habe ich gespürt, daß noch mehr bei Anna nicht in Ordnung war. Das spürt man ja als Mutter, oder?«

»Sicher – nur, ich weiß immer noch nicht so recht ...«

»Ja, das kommt ja jetzt. Ich kann da kaum drüber sprechen. Fällt einem ja als Mutter schwer, wenn man das noch mal alles so hochholen muß. Das löst ja doch so einiges aus, verstehen Sie? Auf jeden Fall, brach es dann plötzlich aus Anna hervor. Ihr ganzer Körper flog hin und her. Sie hat so entsetzlich geweint. Das können Sie mir glauben, das hat mir als Mutter verdammt weh getan. Sie hat – es war so furchtbar –, sie hat mir dann die ganze Wahrheit erzählt. Es ist nur noch so aus ihr herausgebrochen. Sie können sich gar nicht vorstellen, was das für ein Kraftakt für das Kind war. Auch für mich natürlich und ...«

Abrupt unterbrach der Richter ihre Ausführungen. Er schien etwas verstimmt zu sein.

»Sagen Sie, Frau X., mit einer Sache komme ich nicht klar. Ich möchte Ihnen mal vorlesen, was Sie damals zu dieser Sache zu Protokoll gegeben haben. Sie werden mir zugestehen: Das hörte sich doch etwas anders an.«

Ohne Cornelia Gelegenheit zu lassen, ihren Wortschwall erneut aufzunehmen, las er die oben zitierte Passage aus der Anzeige vor. Auf den Gesichtern im Saal bildete sich zunehmend Unverständnis. Etliche Zuhörer schüttelten den Kopf.

»Wie erklären Sie sich diese Unterschiede zwischen ihrer damaligen Aussage, nach der Sie auf Anraten einiger Frauen das Kind über mehrere Tage befragten, und dem, was Sie uns hier unterbreiten?« Cornelia saß in der Klemme. Ihr Theaterstück war kein Publikumshit, sondern ein Flop. Diese Runde ging entschieden gegen sie. Jeder sah, daß sie lediglich versuchte, ihre Haut zu retten.

Was dann als Erklärung von ihr kam, war an Peinlichkeit nicht mehr zu überbieten. Während ihrer grotesken Ausführungen zupfte ich an Herrn Strates Robe und flüsterte ihm meine Empörung zu.

»Herr Strate, sagen Sie doch was dazu. Das kann man doch nicht ignorieren. Das, was die hier bietet, ist doch unerträglich.«

»Glauben Sie wirklich«, wisperte er zurück, »ich müßte zu diesem Schauspiel noch eine Erklärung abgeben?«

Bis heute begreife ich nicht, wie der Vorsitzende Richter so ruhig bleiben konnte. Ich an seiner Stelle wäre vor Wut geplatzt.

»Also, Frau X, können Sie uns diesen Widerspruch erklären?«

»Ja, wissen Sie, das muß ich hier mal in aller Deutlichkeit sagen. Verstehen Sie, das war wirklich das letzte. Als ich das gelesen habe – ich bin ja bald aus den Latschen gekippt. Der hat da irgendwas hingeschrieben, also, das können Sie mir glauben, das ist nicht mein Ding, hier die Unwahrheit zu erzählen, bestimmt nicht. Aber ich habe bald nicht geglaubt, was der geschrieben hat. Das hatte ich ja alles so überhaupt nicht gesagt. Der hat das einfach völlig anders aufgenommen. Das hatte ja nichts mit dem zu tun, was ich zu Protokoll ...«

Wieder unterbrach sie der Richter. Bis zu diesem Zeitpunkt war er äußerst behutsam mit Cornelia umgegangen. Umsichtig hatte er versucht, keine Schärfen entstehen zu lassen. Jetzt, so schien es, war es allmählich mit seiner Geduld vorbei.

»Wollen Sie uns damit etwa deutlich machen, daß der Polizeibeamte etwas komplett anderes wiedergegeben hat, als Sie ihm erzählten?« Selbst der Staatsanwalt schüttelte nur noch mit dem Kopf, und durch den Zuschauerbereich ging ein leises Raunen. »Wir arbeiten mit den Kollegen von der Polizei schon etliche Jahre zusammen, aber daß man dort etwas anderes ins Protokoll schreibt als das, was ausgesagt wird, habe ich noch nicht erlebt.« Der Richter holte tief Luft und fragte dann gefaßt weiter: »Wie erklären Sie sich dann, daß unter der Anzeige steht: ›Gesehen, gelesen und unterzeichnet, Cornelia X.‹ Das ist doch Ihre Unterschrift, oder?«

»Ja, sicher habe ich das unterschrieben. Ich war so geschockt von dem, was da geschrieben stand, da habe ich einfach unterschrieben.«

»Und Sie hatten keine Einwände?«

»Habe ich doch gesagt, ich war total überrumpelt. Das können Sie mir ruhig glauben. Ich habe keinen Grund zu lügen.«

Für einen Augenblick lehnte sich der Richter zurück, und man spürte, wie er versuchte, ruhig zu bleiben. Er war wirklich bewundernswert. Diese Selbstbeherrschung hätten wohl nur die wenigsten an seiner Stelle aufgebracht. Die Zuschauer konnten sich nicht mehr zurückhalten. Die Stimmen wurden lauter. Und in den Wortfetzen klang deutlich Empörung mit. Das, was Cornelia zum besten gegeben hatte, konnte man nicht wortlos hinnehmen.

Der Richter ordnete nach dieser kläglichen Rechtfertigung eine Pause an. Während sich alle leise diskutierend erhoben, brachte Cornelia einen Satz über die Lippen, der an Unglaublichkeit nicht mehr zu überbieten war. Mit leiserer Stimme, aber immer noch für nahezu jeden im Saal hörbar, sagte sie zu ihrer Rechtsanwältin: »Das ist doch völlig egal, was ich damals gesagt habe. Wichtig ist doch das, was ich hier sage.« Dieser Satz wurde später sogar in einer Zeitung zitiert.

Nach der Pause wurde Cornelia noch kurz von Herrn Strate befragt.

»Frau X., erinnern Sie sich noch daran, wie sich die Begrüßungen und Verabschiedungen zwischen Tochter und Vater gestalteten?«

Fast trotzig kam es von ihr zurück: »Wie soll das schon gelaufen sein?«

»Ist Ihnen dabei nicht irgend etwas Ungewöhnliches aufgefallen? Versuchen Sie, sich zu erinnern.«

»Was soll mir da denn aufgefallen sein? Ich kann mich nicht mehr erinnern. Worauf wollen Sie überhaupt hinaus?«

»Das werde ich Ihnen dann schon erklären, Frau X. Beantworten Sie bitte meine Frage. Hat Ihr Exmann Ihre Tochter zum Beispiel geküßt, wenn er sie abgeholt und zu Ihnen zurückgebracht hat?«

»Das kann ich nicht sagen. Woher soll ich das denn wissen? Ich war doch immer im Haus, wenn der da«, sie machte mit ihrem Kopf eine abfällige Bewegung in meine Richtung, »sie geholt oder zurückgebracht hat.«

»Soweit ich mich erinnere, Frau X., wollen Sie damals sehr wohl beobachtet haben, wie sich die Begrüßungen und Verabschiedungen zwischen Tochter und Vater abspielten. Zumindest haben Sie dazu präzise Aussagen gemacht. Ich darf Ihnen das vielleicht einmal vorlesen.«

Herr Strate blätterte in seinen Akten, um die besagte Passage zu finden. Der Richter wußte genau, welche Stelle der Anzeige gemeint war und kam ihm zu Hilfe. »Herr Rechtsanwalt, wenn Sie erlauben, zitiere ich die Passage. Ich habe sie gerade vor mir.«

»Danke, Herr Vorsitzender.«

»In Ihrer Anzeige vom 16. Februar 1988 ist wörtlich zu lesen, ich zitiere:

›Außerdem war mir aufgefallen, daß mein geschiedener Mann Anna jeweils ausgiebig mit Zungenküssen begrüßte und verabschiedete, wenn sie bei ihm war. Das Kind versuchte das später auch bei mir.‹«

Cornelia schwieg eine Weile und bemerkte dann noch dünn: »Ich kann mich daran nicht erinnern. Ich war doch in der Regel im Haus.«

Herr Strate ging nicht weiter auf diesen eklatanten Widerspruch ein. Der sprach für sich. Er fragte nur noch zum Abschluß: »Sagen Sie, Frau X., waren Sie sich eigentlich nicht klar darüber, welche Folgen Sie mit so einer Anzeige auslösen würden?«

»Nein, wieso? Was soll die Frage?«

»Wie alt waren Sie denn zu dem Zeitpunkt der Anzeige?«

Trotzig antwortete sie: »Weiß ich nicht.«

Herr Strate blätterte in seinen Akten und bemerkte beiläufig: »Ich meine, irgendwo gelesen zu haben, daß Sie eine akademische Bildung besitzen.« Deutlich war in der Stille das Rascheln seiner Papiere zu hören. In diesem Moment war er Dramaturg. Langsam sah er Cornelia wieder an und meinte:

»Gut, dann will ich Ihnen sagen, wie alt Sie waren: Dreißig Jahre. Genau dreißig Jahre waren Sie alt, Frau X. Und mit dreißig wußten Sie noch nicht, was eine solche Anzeige anrichtet?«

Dann kam ihre Antwort. »Ich habe mir so gedacht, ich zeige den mal an. Ich mache das mal so. Die Polizei wird schon wissen, was sie zu tun hat. Dafür ist sie ja da.«

Ich bekam den Mund nicht mehr zu. Herr Strate schenkte sich vor dem Hintergrund dieser bravourösen Aussage jede weitere Frage. Auch das Gericht hatte genug gehört, und der Staatsanwalt wollte auch nichts mehr wissen. Alle wußten genug. Cornelia wurde als Zeugin entlassen und verließ mürrisch den Saal. Vorbei war die Peinlichkeit, und hörbar ging ein Aufatmen durch den Saal.

Der Richter wandte sich wieder an mich. »Herr Herbort, ich weiß, das wird jetzt nicht ganz einfach für Sie werden, aber ich fürchte es wird Ihnen nicht erspart bleiben.« Und die Anwältin fragte er: »Wollen Sie Anna wirklich vernehmen lassen? Wollen Sie sich das nicht doch noch einmal überlegen?«

Mit einem unangenehmen Lächeln meinte Frau Schulze-Müller: »Wir wissen, daß das für Anna nicht leicht sein wird. Aber wir haben uns dazu entschlossen, weil wir glauben, daß es unverzichtbar ist, daß sie ihre Aussage noch einmal wiederholt.«

Wie war das noch mit dem Brief an das Gericht gewesen, in dem Cornelia etwas von mütterlicher Fürsorge und Verantwortung geschwafelt hatte? In dem sie dem Gericht begreiflich zu machen suchte, sie könne das alles dem Kind nicht mehr zumuten? Und jetzt zogen sie Anna wie einen Trumpf aus der Tasche, machten ein Kind zum Zünglein an der Waage, hatten plötzlich keinerlei Bedenken mehr, das Mädchen zum Mittel ihrer abwegigen Strategie zu machen. Welch eine Kälte hatte sich in diesen Gehirnen nur breitgemacht? Ich war entsetzt.

Noch einmal fragte der Richter eindringlich: »Sie wollen das Kind also tatsächlich vernehmen lassen?«

»Ja. Das hat sich die Mutter reiflich überlegt.«

»Na ja, Frau Rechtsanwältin, Sie sind an dieser Entscheidung wohl nicht ganz unbeteiligt.«

Der Richter tat sich sichtlich schwer, dieses gefühllose Ansinnen nachzuvollziehen: »Dann können wir wohl nichts machen. Also, Herr Herbort, wie Sie sehen, kommen wir nicht darum herum.«

Ich sah den Richter nur noch flehend an. Und ich spürte, es tat ihm leid. Doch was sollte er machen? Die Mutter hatte die Erlaubnis zu dieser verbalen Vergewaltigung gegeben. Ich mußte es hilflos hinnehmen. Aber wenn meine Tochter schon gezwungen wurde, wieder mal vor Fremden ihr Innerstes umzukrempeln, dann wollte ich sie auch sehen. Nur ein einziges Mal.

Der Richter bedeutete mir, daß die Mutter meinen Wunsch keinesfalls akzeptieren würde. Ich sollte bei Annas Vernehmung nicht anwesend sein, darauf hatte Cornelia bestanden.

Wie ein Aussätziger fühlte ich mich, als ich ins Richterzimmer abgeschoben wurde. Ich sperrte meine Ohren auf, aber der Raum hatte eine Doppeltür und ich konnte nichts, aber auch gar nichts verstehen. Nur zwei Holzbretter trennten mich von der Erfüllung meiner Sehnsucht. Wie ein Tiger im Käfig wanderte ich auf und ab, mein Herz klopfte wild, erbittert kämpfte ich gegen Tränen der Wut und Ohnmacht an.

»Kommen Sie bitte.« Der Beisitzer bat mich zurück in den Verhandlungssaal. Als ich die Gesichter sah, stockte mir bald das Blut in den Adern. Niemand lächelte, niemand schaute mich freundlich an. Nichts war aus den starren Gesichtern zu lesen. So angespannt waren in diesem Moment meine Gefühle, daß ich wie im ersten Prozeß die Anwesenden nur noch als Puppen wahrnahm. Hölzern saßen sie auf ihren Plätzen und verzogen keine Miene.

»Sie dürfen wieder Platz nehmen, Herr Herbort.«

Langsam entspannte ich mich und nahm meine Umgebung wieder real wahr. Es saßen wieder Menschen da, und ich wartete mit äußerster Anspannung und unerträglichen Kopfschmerzen auf die Worte des Vorsitzenden. Er war wirklich ein Mann, der Vatergefühle nachvollziehen konnte. Ruhig und anteilnehmend schilderte er mir meine Tochter, erzählte mir von ihrer Schule, beschrieb mir genau ihr Äußeres und schuf langsam in meiner Vorstellung ein Bild von Anna. Er war ein Richter, wie ich ihn mir nie hätte träumen lassen.

Zur Sache hatte Anna erwartungsgemäß nicht viel zu sagen gehabt. »Das Komische« sei wohl im Badezimmer geschehen, hatte sie gemeint. An die angeblichen Handlungen hatte sie keinerlei Erinnerungen. Irgendwann, so erklärte der Vorsitzende, habe sie gar nichts mehr sagen wollen. Alles in allem war die von Anna gemachte Aussage ohne Bedeutung, da sie keinerlei Anhaltspunkte enthielt, aus denen meine Täterschaft auch nur annähernd hätte abgeleitet werden können.

Dann wurde Barbara, meine ehemalige Freundin, in den Zeugenstand gerufen. »Erzählen Sie uns bitte: Wie waren die Wohnverhältnisse, in denen Sie mit Herrn Herbort gelebt haben?«

Ohne ständig unterbrochen zu werden wie im ersten Prozeß, antwortete sie präzise und wortgewandt auf die Fragen, beschrieb Annas und meine Begegnungen, sprach darüber, wie sie selbst unsere Zusammentreffen empfunden hatte und daß wir, bis auf eine Ausnahme, alle Besuchswochenenden gemeinsam gestaltet hatten. Und dieses Ausnahmewochenende war es gewesen, über das wir uns so gestritten hatten. Hierzu stellte ihr der Vorsitzende eine Frage.

»Hatte Ihr damaliger Freund etwas dagegen, Sie allein wegfahren zu lassen?«

»Nein, prinzipiell natürlich nicht. Aber es war eben Annas und Bernds Besuchswochende.«

»Ich verstehe nicht so recht. Wieso war das ein Grund, sich heftig zu streiten?«

»Es gab zwischen uns eine Vereinbarung, daß wir die Besuchswochenenden immer zusammen verbringen wollten, um mit Anna und meinem Sohn gemeinsame Unternehmungen zu machen. Das hatte absolute Priorität. Doch an diesem einen Wochenende wollte ich aus irgendeinem Grund zu meinem Vater fahren. Da hat es eben Streit gegeben, weil Herr Herbort deswegen stocksauer war.«

Bei dieser Erläuterung stutzte der Vorsitzende. Denn immerhin war es vor dem Hintergrund, daß ich angeblich darauf aus gewesen war, sexuelle Handlungen an Anna vorzunehmen, purer Widersinn, wenn ich Barbara daran hinderte, wegzufahren. Es wäre einleuchtender gewesen, wenn ich dafür gesorgt hätte, möglichst oft mit Anna allein zu sein. Hier lag ein eklatanter Widerspruch, an den auch ich bei all meinem Grübeln nie gedacht hatte. Jetzt wurde er offenkundig.

Frau Schulze-Müller konnte sich bei ihrer Befragung keine Meriten verdienen. Ihre Frage, ob Barbara nicht während Annas Besuchen ab und zu in der Küche der kleinen Wohnung Kaffee gekocht habe, konnte natürlich nur bejaht werden. Triumph erschien auf dem Gesicht der Anwältin. Somit, so schlußfolgerte sie, habe doch der Angeklagte bestimmt zehn Minuten lang die Gelegenheit gehabt, seine Tat auszuführen.

Barbara sah irritiert den Vorsitzenden an – ihr praktischer Verstand versagte bei dieser Vorstellung. Auch der Richter blickte ob dieser Logik erstaunt drein. Dann fragte er Barbara sichtlich verwundert: »Hatten Sie keine Kaffeemaschine?«

»Natürlich hatten wir eine Kaffemaschine. Und mit Sicherheit habe ich nicht zehn Minuten daneben gestanden, um zu sehen, wie der Kaffee durchlief, während Bernd mit seiner Tochter unbemerkt im Badezimmer verschwand, um sich an ihr zu vergehen. Das ist doch völlig absurd!« Sie war richtig ungehalten.

Selbst meine Eltern hatte das Gericht als Zeugen geladen. Als sie mit ihren knapp achtzig Jahren den Saal betraten, tat mir das Herz weh und ein unbändiger Haß auf Cornelia stieg in mir hoch. Alles hatte sie meinen Eltern genommen: Ihre Lebensfreude, ihre wohlverdiente Ruhe nach einem arbeitsreichen Leben und ihre einzige Enkelin. Wie sehr hatten sie gelitten, wie tapfer hatten sie mir zur Seite gestanden! Nun antworteten sie präzise und gefaßt auf die fast warmherzig gestellten Fragen des Richters, der es sich nicht nehmen ließ, meiner Mutter ein Kompliment über ihr Aussehen zu machen. Meine Eltern bestätigten, wie auch schon Barbara, daß ich regelmäßig mit Anna zum Essen bei ihnen gewesen war. Somit konnten die von Cornelia angegebenen Zeiten nicht stimmen. Alle Zeugenaussagen fügten sich schlüssig zusammen.

Kaum war die Verhandlung nach der Mittagspause wieder eröffnet, spürte ich wieder diese seltsame und angstmachende Distanz zu meiner Umgebung und hatte größte Mühe, das nachzuvollziehen, was Herr Undeutsch jetzt in wohlgesetzten Worten erläuterte. Zwei Stunden lang kommentierte er scharfsinnig, präzise und schlüssig sein Gutachten, und ließ sich auch durch Einwände der Rechtsanwältin nicht aus der Fassung bringen. Er legte einen Vortrag hin, der einem spannenden Krimi glich. Mit Beispielen lockerte er seine wissenschaftlichen Ausführungen auf und stellte, für jeden nachvollziehbar, die Unwahrscheinlichkeit meiner angeblichen Tat dar.

Nach den Ausführungen von Herrn Undeutsch wurde Herr Professor Dr. Beil, der Gutachter, dessen Untersuchung zu meiner Verurteilung geführt hatte, in den Zeugenstand gerufen. Er war nach einem zehnstündigen Verhandlungsmarathon der letzte Zeuge.

Langsam, fast unterwürfig, mit Blick auf seinen Kollegen Undeutsch, gab Herr Beil sein Statement ab. Und er sagte etwas, womit niemand gerechnet hatte.

»Vor dem Hintergrund dessen, was ich hier heute in eindrucksvoller Weise erfahren habe«, er räusperte sich nervös, »und vor dem Hintergrund der von meinem Kollegen Undeutsch so ausführlich dargelegten Argumente sowie nicht zuletzt vor dem Hintergrund der neuesten wissenschaftlichen Erkenntnisse, die mir«, er sah Herrn Undeutsch bestätigungheischend an, »damals, Herr Kollege Undeutsch, noch nicht bekannt waren, muß ich sagen, daß ich nicht mehr zu meinem Gutachten stehen kann.«

Bis dahin hätte man eine Stecknadel fallen hören können, aber diese letzten Worte brachten Bewegung in die Stille. Gemurmel breitete sich aus. Das war sensationell! Selbst der Richter schien seinen Ohren nicht zu trauen und fragte ungläubig: »Wie darf ich das verstehen, Herr Professor? Meinen Sie damit ...« Und als sei ihm seine Frage unheimlich, fing er den Satz noch einmal an. »Wollen Sie damit sagen, Sie nehmen Ihr Gutachten in vollem Umfang zurück?«

Als Herr Beil antwortete, spürte jeder deutlich, wie schwer ihm das fiel: »Das habe ich damit gemeint. Ich kann an meinem Gutachten nicht mehr festhalten.«

Das war mein Freispruch!

Das Publikum konnte sich nicht mehr zurückhalten, überall wurde gemurmelt und geraunt. Der Prozeß war gewonnen. Von den Plädoyers bekam ich kaum noch etwas mit. Ich nahm nur durch einen Schleier wahr, wie der Staatsanwalt »daher beantrage ich den Freispruch« sagte, wie sich Frau Schulze-Müller ohne Erfolg in der hohen Schule der Argumentation übte und wie Herr Strate alle entscheidenden Punkte der Verhandlung zusammenfaßte. Kurze Zeit später zog sich das Gericht zur Beratung zurück. Es dauerte nur wenige Minuten, bis die Richter und Schöffen wieder erschienen. Beim Schreiben dieser letzten Zeilen bekomme ich immer noch eine Gänsehaut. Es ist alles noch so nah. Dieser Moment, diese entscheidenden Sekunden, in denen die ganze Welt hinter den Worten des Vorsitzenden Richters zurückwich:

> »Das Urteil der Zweiten Großen Strafkammer des Landgerichts in P. vom 11. Mai 1989 wird aufgehoben. Der Angeklagte wird freigesprochen.«

Ich bekam fast keine Luft mehr, spürte, wie sich meine Hände zu Fäusten ballten, wie Tränen in mir hochstiegen. Ein rauschartiger Zustand erfaßte mich, und dann weinte ich laut vor Glück, vor Erschöpfung und in unendlichem Stolz darüber, etwas Außergewöhnliches geschafft zu haben. Aus den Augenwinkeln registrierte ich, daß auch einige Zuhörer schnieften und sich die Augen wischten. Nach dem Schlußwort des Vorsitzenden spürte ich nebelhaft, wie ich gedrückt, umarmt und geküßt wurde, wie mir Glückwünsche um die Ohren schwirrten, wie Blitzlichter aufleuchteten. In meinem Kopf war nur eins: Ich war voll rehabilitiert! Nach acht Jahren Kampf ein freier Mann!

Dreizehn Prozesse hatte ich hinter mich gebracht, über zwanzig Richter hatten sich in den letzten Jahren mit mir auseinandersetzen müssen, mehr als zehn Anwälte hatte ich in den diversen Prozessen und auf Nebenschauplätzen bemüht, etliche Staatsanwälte hatten sich mit meinem Fall auseinanderzusetzen gehabt, sechs Gutachter hatten ihre Stellungnahmen abgegeben – alle zu meinen Gunsten –, hunderte von Arbeitsstunden hatten Richter, Anwälte, Staatsanwälte und Justizangestellte für mich aufbringen müssen und zigtausend Mark an Kosten waren entstanden. Menschen waren zerstört, Familien waren unerträglich belastet worden – und all das hätte verhindert werden können, wenn eine Mutter sich nicht verschlossen hätte, wenn man mir und meiner Tochter zehn Minuten geschenkt hätte, um vor Fachleuten miteinander reden zu können. Zehn Minuten standen gegen acht Jahre, in denen ein Kind und sein Vater sich nicht in den Arm nehmen durften.

Ob das In-den-Arm-nehmen in Zukunft wieder möglich sein wird – ich kann es nicht sagen. Diese Entscheidung liegt nicht in den Händen von Richtern, Staatsanwälten oder Psychologen, sondern einzig und allein an Annas Möglichkeiten, einen Weg zurück zu finden. Und das wird schwierig. Denn, so hatte sich ein Richter einem Magazin gegenüber geäußert: »Leider hat Anna inzwischen ›lernen‹ müssen, ihren Vater zu hassen …«

Ich wage kaum, an meine Tochter zu denken. Bei all meiner stillen, großen Liebe zu ihr schäme ich mich, keine Lösung gefunden zu haben, die ihr die Begutachtungen und Gerichtsprozesse erspart hätten. Ich bete darum, daß sie irgendwann verstehen wird, wie meine Realität aussah, und daß ich meinen Kampf auch für sie geführt habe.

Nachwort

Prof. Dr. Uwe Jopt, Universität Bielefeld

Keine Frage – sexueller Mißbrauch gehört zu den schlimmsten Verbrechen, die man einem Kind antun kann. Und erst recht, wenn der Täter *als Vater* zugleich in einer engen emotionalen Beziehung zu ihm steht. Denn die doppelte Besetzung als bedrohliche, angsteinflößende Person zum einen, als geliebter und mit Gefühlen von Liebe, Vertrauen und Geborgenheit verbundener Elternteil zum anderen, machen es dem Kind nahezu unmöglich, das erlittene Trauma jemals zu verarbeiten. Was bleibt ist eine lebenslange Zerrissenheit, die seine gesamte Lebensqualität nachhaltig beeinträchtigt: seine Beziehungs- und Liebesfähigkeit, seine Sexualität, letztlich die gesamte Persönlichkeit sind für immer irreversibel geschädigt.

Die ganze Schwere dieses Verbrechens an der Seele eines Kindes spiegelt sich in der gravierenden sozialen Ächtung eines Kinderschänders, der selbst im Gefängnis auf der untersten Stufe der sozialen Leiter – verachtet sogar von Mördern und anderen Kriminellen – rangiert. Und was seine Bemühungen, zumindest beruflich wieder Fuß zu fassen, angeht: Sobald er im Vorstellungsgespräch den Grund für seine Vorstrafe nennt, kann er der Erfolglosigkeit seiner Bewerbung sicher sein.

Im Hinblick auf die Verwerflichkeit der Tat sind alle diese Konsequenzen nur angemessen. Doch eben deshalb kann man es sich mit der Wahrheitsfindung, der Aufdeckung des tatsächlich Geschehenen, auch nicht schwer genug machen. Denn eine zu Unrecht erfolgte Verurteilung zerstört nicht nur das Leben eines unschuldigen Menschen. Aufgrund der gravierenden Folgen für seine Vater-Beziehung (meist wird sie abgebrochen) zahlt in diesem Fall auch das Kind selbst einen psychischen Preis, der seinem wirklichen Mißbrauch kaum nachsteht.

Deshalb Zweifel am Wahrheitsgehalt kindlicher Aussagen aus Prinzip? Das wohl nicht, denn wir wissen, daß bewußt falsche Beschuldigungen mit einem Anteil von etwa fünf Prozent äußerst selten sind. Doch *Wahrheit* und *Wirklichkeit* sind, das gehört heute zum Standardwissen, gerade auf dem Feld des Mißbrauchsverdachts eben nicht automatisch gleichzusetzen. Denn insbesondere Kinder sind hochgradig *suggestibel,* d. h. empfänglich für die *Erwartungen,* die die sie umgebenden Erwachsenen – Mutter, Jugendamt, Diagnostiker in Beratungsstellen oder auch Gutachter – gegenüber ihrem (Aussage-)Verhalten haben.

Und Erwartungen, subjektive Überzeugungen, Vorurteile schleichen sich in keinem anderen Fall leichter und schneller ein als beim Verdacht des sexuellen Mißbrauchs. Da fällt es selbst Fachleuten oft schwer, sachlich und objektiv zu bleiben. Mit der Konsequenz, daß vor lauter Sorge, das vermeintlich mißbrauchte Kind auf jeden Fall schützen zu müssen, eine ernsthafte und gründliche Überprüfung eines lediglichen *Verdachts* gar nicht mehr stattfindet. Diese Gefahr besteht insbesondere dann, wenn die Helfer sich der gefährlichen Grundposition verschrieben haben, wonach jedem Kind blindlings und immer zu glauben sei.

Denn dabei bemerken sie nicht, daß sie mit einer solchen Einstellung im Nu entschieden mehr sind als lediglich *Registratoren.* Vor lauter Aufdeckungseifer nehmen sie überhaupt nicht wahr, daß *sie selbst* es sind, die das Kind auf subtile und unbewußte Weise dahin steuern, auch solche »Tatschilderungen« abzugeben, die lediglich auf ihren Erwartungen, nicht jedoch auf wirklich Erlebtem beruhen. Doch wenn ein Kind erst einmal »gelernt« hat, was für seinen Befrager »richtige« Antworten sind, und deshalb von Dingen berichtet, die so in Wahrheit nie stattfanden – »lügt« es dann? Natürlich nicht. Das was es erzählt, das ist vielmehr seine *subjektive Wahrheit,* ein von keinem Kind mehr aufzuschlüsselndes Gemisch aus Erinnertem und Suggeriertem.

Solche unbemerkten Steuerungen kindlichen Aussageverhaltens finden sich verstärkt dann, wenn Eltern sich getrennt haben. Denn damit einher geht fast immer ein abgrundtiefes wechselseitiges Mißtrauen, wobei – vor dem Hintergrund der eigenen Selbstwahrnehmung als »Opfer« des partnerschaftlichen Scheiterns – dem Expartner als dafür verantwortlichen »Täter« bereitwillig jede nur denkbare Schlechtigkeit zugetraut wird. Da kann dann schon die gerötete Scheide ausreichen, um einen schrecklichen Verdacht zu wecken. Deshalb sind seriöse Gutachter immer dann, wenn der Mißbrauchsverdacht erstmals in diesem Zusammenhang auftritt, ganz besonders vorsichtig.

Dabei geht es weniger um die Befürchtung, daß hier möglicherweise vorsätzlich eine Behauptung in den Raum gestellt wurde, die ein sicheres Mittel ist, um den Vater vom Kind fernzuhalten. Solche Motive von Boshaftigkeit oder Rache stehen nur in wenigen Ausnahmefällen dahinter. Allein das durch tiefsitzendes Mißtrauen begründete »Für-möglich-halten« reicht völlig aus, damit das gezielte Be- und Nachfragen einer in höchstem Maße besorgten Mutter seine suggestive Wirkung entfalten kann. Und wenn dann auch noch durch andere »Experten« – die ihr Bekenntnis zur bedingungslosen Parteilichkeit für Kinder mit dem Auftrag, ein mögliches Verbrechen aufzuklären verwechseln – in ihrem Anfangsverdacht bestärkt wird, dann kann schnell zur vorschnellen »Gewißheit« werden, was eigentlich erst aufzuklären gewesen wäre.

Vor diesem Hintergrund ist die Überprüfung eines Mißbrauchsverdachts eine der schwierigsten gutachterlichen Aufgaben, die um so unlösbarer ist – die Wahrheit läßt sich einfach nicht mehr feststellen –, je häufiger und gezielter das Kind zuvor bereits von Personen mit eindeutiger Erwartungshaltung befragt wurde. Entsprechend suchen Gutachter heute nicht mehr wie früher nach Beweisen für die *Glaubwürdigkeit* des Kindes, sondern nur nach Belegen für die *Glaubhaftigkeit* seiner Aussage. Wobei deren *Entstehungsgeschichte* eine zentrale Rolle spielt.

Doch so verfahren zwar viele, aber leider längst nicht alle Diagnostiker. Denn weil Mißbrauchsgutachter bis heute nicht systematisch für ihre schwierige und verantwortungsvolle Arbeit ausgebildet werden – allein die Behauptung, über einschlägigen Sachverstand zu verfügen, reicht für ihre Bestellung völlig aus –, sind im Einzelfall immer wieder erschreckende Defizite im Hinblick auf die Problematik kindlicher Suggestibilität sowie in bezug auf die zahlreichen methodischen Probleme gekonnter Aufdeckungsarbeit überhaupt anzutreffen. Wobei es unglücklicherweise ausschließlich Sache des Gerichts ist, vor seiner Verwertung jedes Gutachten zunächst gründlich fachkritisch zu würdigen.

Denn was kann das für ein ernsthafter Kontrolleur sein, der die Überprüfung eines Mißbrauchsverdachts ja gerade deshalb an einen vermeintlichen »Experten« delegierte, weil es ihm selbst am entsprechenden Fachwissen fehlt? Da kann es niemanden überraschen, wenn die gesetzlich geforderte Kontrolle in der Praxis entweder gar nicht oder nur höchst oberflächlich vorgenommen wird; mit der Folge, daß Gutachter im Kindschaftsrecht ernsthafte Kritik kaum zu befürchten und somit schlichtweg Narrenfreiheit haben. Die meisten gerichtlichen Auftraggeber folgen ihren Diagnosen blindlings, ganz gleich, welche fachlichen Defizite auch immer ihnen nachgewiesen werden *könnten*.

Das allein ist schon schlimm genug. Völlig unfaßbar wird es jedoch, wenn die fachkritische Überprüfung eines Gutachtens nicht vom Gericht – weil es gar nicht prüfen will oder dies auch nicht kann –, sondern von anderen Fachkollegen erfolgt. Denn statt diese Beurteilungshilfe dankbar anzunehmen – meist sind die analysierenden Kollegen selbst anerkannte Gutachter, nur eben nicht im gegebenen Fall –, fühlen sich die Gerichte durch solche unerbetene Hilfe nur daran gestört, »ihrem« Gutachter unwidersprochen zu folgen. Verärgert verweigern sie deshalb einfach jede sachliche Auseinandersetzung mit dem »Störenfried«.

Das bekam auch Bernd Herbort schmerzhaft zu spüren: Selbst vier (!) Überprüfungen von anerkannten Fachkollegen, die unabhängig voneinander dem zu seiner Verurteilung führenden Gutachten erhebliche Mängel bescheinigten und es als gerichtliche Entscheidungshilfe für völlig unbrauchbar hielten, reichten nicht aus, um die Gerichte wenigstens zur Nachprüfung zu veranlassen, ob ihr Auftragsgutachter möglicherweise nicht doch Fehler gemacht haben könnte. Mit dem lapidaren Hinweis, daß ja keiner der Kritiker mit dem Kind selbst gesprochen habe, wurden sie schlichtweg vom Tisch gefegt. Dabei mißverstanden die Juristen völlig, daß es diesen Fachleuten gar nicht um die Frage der Glaubwürdigkeit des Kindes ging, sondern ausschließlich um die wissenschaftliche Würdigung des methodischen Vorgehens eines – wie sich später dann doch noch herausstellte – fachlich unqualifizierten Kollegen.

Diese totale Ignoranz, dieser Verzicht auf jedes ernsthafte Bemühen um die Suche nach einer Wahrheit, die nur der wirklich kennt, der bei der Tat dabei war, dieser nur noch als verantwortungslos zu bezeichnende Umgang mit einem Verdächtigten, der seine Unschuld niemals »beweisen« konnte, weil sich das Nichtgeschehene nuneinmal nicht beweisen läßt, all das kann nur Betroffenheit und Angst auslösen. Könnte doch jeder von uns leicht morgen selbst in dieses Räderwerk geraten.

Mich persönlich macht so viel Dilettantismus allerdings in erster Linie wütend. Grenzenlos wütend auf einen Justizapparat, der nur noch ein hohles Verbrüderungsritual mit »seinem« Gutachter vollzieht und somit dafür sorgt, daß an dieser Stelle der Rechtsstaat regelrecht aus den Angeln gehoben wird. Wo so schematisch und achtungslos mit Menschen umgegangen wird, wird als richterliche Wahrheitsfindung nur noch schlecht getarnt, was tatsächlich einem Wiederaufleben der Inquisition gleichkommt.

In dubie pro reo, dieses fundamentale Grundprinzip jedes Rechtsstaates ist da zur Absurdität verkommen, wo der *Zweifel* – höchster Ausdruck menschlichen Geistes, wie von Menschlichkeit überhaupt – beerdigt wurde. Darüber kann auch nicht hinwegtrösten, daß Bernd Herbot neben seiner ungeheuren Energie, mit der er – trotz vergeblicher Einschaltung selbst des *Europäischen Gerichtshofs für Menschenrechte* – dennoch weiter um seine Rehabilitierung kämpfte, ein schier unglaubliches *Glück* hatte, damit seine Verurteilung am Ende doch noch als Justizirrtum entlarvt werden konnte.

Denn welcher Psychologe engagiert sich schon so sehr für einen Verurteilten, daß er – wo nichts mehr zu gehen scheint – ausgerechnet jenen Staatsanwalt im persönlich erbetenen Gespräch von der höchst mangelhaften Beweisaufnahme des Strafgerichts zu überzeugen versucht, der den vermeintlichen Täter seinerzeit selbst anklagte? Welcher Ankläger sonst hat jene menschliche Größe wie dieser Paderborner Oberstaatsanwalt, der, obwohl weiterhin von dessen Schuld überzeugt, meine fachlichen Bedenken gegen das zur Verurteilung führende Gutachten dennoch so ernst nahm, daß er schließlich sogar *von sich aus* (!) – ein auf dem Feld des sexuellen Mißbrauchs in der deutschen Rechtsgeschichte beispielloser Vorgang – eine Wiederaufnahme des Verfahrens betrieb, weil er einfach wieder »ruhig schlafen« wollte?

Und was wäre wohl heute, wenn da schließlich nicht der fachlich hochrangige Nestor der Forensischen Diagnostik, Prof. Dr. Udo Undeutsch, gewesen wäre, der so überzeugend das Auftragsgutachten seines universitären Kollegen disqualifizierte, daß dieser sich – eine beschämendere Demontage eines Gutachters habe ich noch nie erlebt – nur noch kleinlaut von seiner »Expertise« distanzieren konnte? Übrigens ein Schritt, den er mir gegenüber noch ein Jahr zuvor – damals hatte ich den Kollegen allerdings nur um seine Zustimmung für eine Neubegutachtung gebeten – voller Empörung ob solcher Zweifel an seiner Fachkompetenz zurückgewiesen hatte.

Hätte es nur einen dieser um professionelle Redlichkeit bemühten Menschen nicht gegeben – Bernd Herbort wäre den Makel des Kinderschänders bis an sein Lebensende nicht losgeworden.

Jedoch: Der Gedanke, Recht und Gerechtigkeit könnten in einem Rechtsstaat allein von solchen Zufällen abhängen, ist unerträglich. Deshalb müssen Gerichte endlich begreifen, daß Gutachter auch nur ganz normale Menschen sind, die ebenso Fehler machen können, wie sie auch. Warum nur trägt man dieser Trivialität auf dem Feld des Gutachterwesens nicht längst ebenso Rechnung, wie es für die Justiz selbst schon immer selbstverständlich gewesen ist, denn dort gibt es Instanzenzüge nur deshalb, weil man eben weiß, daß sich die Abstraktion Gericht »vor Ort« aus ganz konkreten – niemals unfehlbaren – Menschen zusammensetzt? Wie ließe sich noch überzeugender als durch das vorliegende Beispiel dokumentieren, daß es schnellstens auch einen »gutachterlichen« Instanzenweg geben muß, um Fälle wie diesen zukünftig zu verhindern?

Bernd Herbort hat Glück gehabt, denn heute ist er ein freier Mann. Doch alle die Demütigungen, seine Verzweiflung und die anhaltenden Schmerzen, die er als unschuldig Verurteilter über viele Jahre hat aushalten müssen, diese Traumata, die sein Leben grundlegend veränderten und fast zerstört hätten, sie sind nicht justiziabel. Dafür gibt es keine Wiedergutmachung.

Dafür nicht und auch nicht für die weitere Grausamkeit, fortan mit dem Wissen leben zu müssen, daß er allein der Fahrlässigkeit und Leichtfertigkeit einer (un)heimlichen Allianz von Richtern mit einem inkompetenten Gutachter den emotionalen *Verlust seiner Tochter* verdankt. Mag die heute widerrufene Stigmatisierung als Kinderschänder vielleicht eines Tages verarbeitet sein, die nie wieder nachholbare Teilhabe am Größten, was Liebe ausmachen kann, am Leben und Heranwachsen des eigenen Kindes, dieses seelische Trauma jedoch wird ihn für den Rest seines Lebens nicht mehr loslassen.

Bernd Herbort hat Glück gehabt. Was für ein »Glück« (!?).

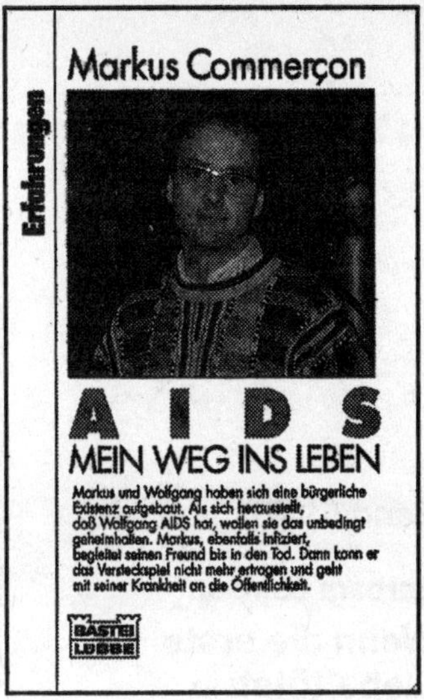

Band 61363

Markus Commerçon

AIDS
Mein Weg ins Leben

Markus ist schwul, und er hat AIDS. In diesem Buch erzählt er von seiner Kindheit, dem jahrelangen Ringen um seine sexuelle Identität, von seiner Ausbildung zum Bäckermeister und von Wolfgang, seiner großen Liebe. Gemeinsam eröffnen die beiden in einer süddeutschen Kleinstadt ein Bäckereifachgeschäft und bauen ihr Traumhaus. Als Wolfgang an AIDS erkrankt, beginnt ein Versteckspiel, das beide sehr viel Kraft kostet. Nach dem Tod des Freundes verkauft Markus sein Geschäft und bricht sein Schweigen. Offen und direkt schildert er, wie die Krankheit sein Leben verändert hat, erzählt von Trauer, Wut und Mutlosigkeit, aber auch von Stärke, Kraft und den positiven Erfahrungen, die er gewonnen hat. Markus sagt: »Ich bin der festen Überzeugung: Könnte jeder AIDS-Kranke die Kraft, die er für das Versteckspiel aufbringt, für sich selbst verwenden, würde er länger leben.«

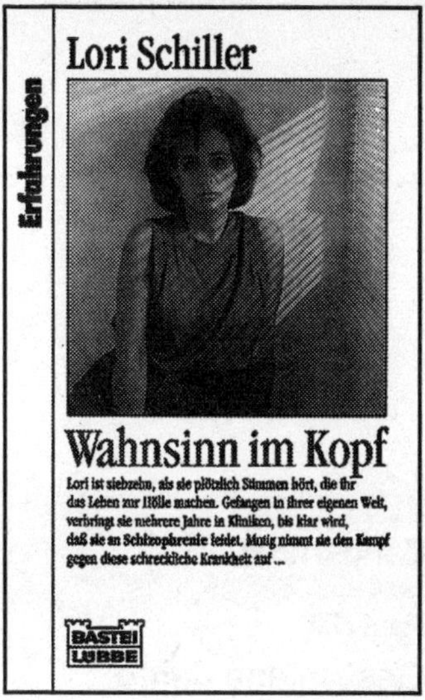

Band 61377

Lori Schiller

Wahnsinn im Kopf

Als Lori siebzehn ist, ändert sich ihr Leben schlagartig: Stimmen dringen zu ihr und verschaffen sich ungebeten Gehör. Sie machen Lori Vorwürfe, stacheln sie auf und stiften sie zu Taten an, die ihr vorher nie in den Sinn gekommen wären. Zuerst versucht Lori, die Stimmen einfach zu ignorieren, doch schon bald kann sie den Schein der Normalität nicht mehr länger aufrechterhalten. Ihre Familie ist entsetzt über ihr verändertes Verhalten, und die behandelnden Ärzte können die Ursachen und Symptome nicht richtig einordnen.
Gefangen und isoliert in ihrer inneren Welt, verbringt sie mehrere Jahre in einer geschlossenen Abteilung, bis eine Ärztin und eine Therapeutin ihr endlich helfen können. Ihnen gelingt es, ihrer Parientin neues Selbstvertrauen zu geben für den Kampf gegen die Schizophrenie. Wird Lori es schaffen, mit ihren Ängsten, den Aggressionen, den Stimmen und ihrer Krankheit fertigzuwerden?

BASTEI LÜBBE

Band 61206

Paul Hill

Gestohlene Jahre

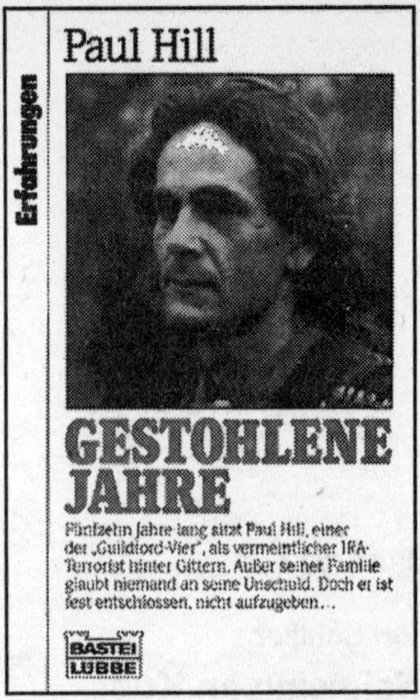

»Wenn es in England die Todesstrafe gäbe, wären Sie zum Tode verurteilt worden.« Mit diesen Worten beginnt der größte Justizskandal der englischen Geschichte: Der 21jährige Paul Hill und drei seiner Freunde werden wegen Bombenanschlägen auf zwei Pubs zu lebenslanger Haft verurteilt. Doch sie sind unschuldig.

Paul Hill rebelliert. Immer wieder beteuert er seine Unschuld. 1640 Tage sitzt er in Einzelhaft. Erst fünfzehn Jahre später stellt sich heraus, daß sein Geständnis erpreßt und die Beweise manipuliert waren. Doch die Zeit, die Paul Hill gestohlen wurde, kann ihm niemand wiedergeben.

BASTEI LÜBBE